健康服务类专业建设
多方协同治理模式
创新与实践

贾让成　祁义霞　李　龙◎等著

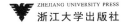

ZHEJIANG UNIVERSITY PRESS

浙江大学出版社

图书在版编目（CIP）数据

健康服务类专业建设多方协同治理模式创新与实践 /
贾让成等著. —杭州：浙江大学出版社，2018.9
ISBN 978-7-308-18476-2

Ⅰ.①健… Ⅱ.①贾… Ⅲ.①医疗卫生服务－教育模
式－研究－高等职业教育 Ⅳ.①R197.1

中国版本图书馆 CIP 数据核字（2018）第 176156 号

健康服务类专业建设多方协同治理模式创新与实践

贾让成　祁义霞　李龙　等著

责任编辑	杨利军	
文字编辑	郝　娇	
责任校对	陈静毅　夏湘娣	
封面设计	海　海	
出版发行	浙江大学出版社	
	（杭州天目山路 148 号　邮政编码 310007）	
	（网址：http://www.zjupress.com）	
排　　版	浙江时代出版服务有限公司	
印　　刷	虎彩印艺股份有限公司	
开　　本	710mm×1000mm　1/16	
印　　张	14	
字　　数	245 千	
版 印 次	2018 年 9 月第 1 版　2018 年 9 月第 1 次印刷	
书　　号	ISBN 978-7-308-18476-2	
定　　价	49.8 元	

序

　　《健康服务类专业建设多方协同治理模式创新与实践》一书，即将付梓。作者嘱我作序，我有感于此书做了极其有益的探索且现实意义重大，欣然应允。

　　在教育体系中，职业教育是与经济社会发展联系最为密切的一种教育类型，然而与普通教育相比，职业教育的发展仍然不尽如人意，其重要的原因之一是教育管理主体的单一性与运行的单向性。因此，如何将略显超前的治理理念应用到如今的职业教育发展国情之中就显得尤为重要。即通过职业教育从管理到治理的全方位转变，在权力让渡与互惠互利的指导原则下，建立职业教育治理主体之间的平等竞争、合作协商的伙伴关系，构建多元善治的新格局，从而既能解决职业教育治理过程中面临的种种棘手问题，又能在提高职业教育治理效率的同时降低职业教育治理的成本。

　　围绕职业教育治理体系创新与建设的全新课题，本书作者以健康服务类专业为研究重点，历时一载有余，将微观的专业建设放置于宏大的社会经济转型、健康产业兴起的背景之中，借鉴教育生态学学科的理论基础，以职业教育治理体系为研究视角，在揭示健康服务类专业政校行企协同合作达到多元善治目的的同时，探究并初步阐明了职业教育专业治理的基本机理和运行模式，同时也提出了高等职业院校，尤其是行业特色鲜明的职业院校在社会转型期应承担的独特历史使命和社会功能。为了更好地阐述职业教育治理现代化的路径与方法，本书呈现的两条主线及其分析框架的脉络格外清晰：一是专业服务领域，从卫生到健康；二是专业建设模式，从管理到治理。在此基础上，提出了高职教育健康服务类专业治理的新范式。

一、专业服务领域维度，从卫生到健康，从"以治疗疾病为中心"到"以维护健康为中心"

健康既包括躯体健康的生物学含义，又包括心理健康和社会关系健康的社会学含义。在我国的社会活动术语中，"卫生"与"健康"经常被通用甚或混用。事实上，一门科学的发展进步往往伴随着相关专业术语的不断创造，深溯词源往往可触摸到其发展、进步的脉搏，并从源头上发掘其重要的现实意义。"卫生"在中国传统语境中常有"保卫生命，维护身体健康"的意思。而《辞海》对健康的定义为，"人体各器官系统发育良好、功能正常、体质健壮、精力充沛"，并"具有良好的劳动效能"。1946年，世界卫生组织（WHO）对健康提出了多维度的定义，即健康是指生理、心理及社会适应三个方面全部良好的状况，而不仅是指没有疾病或者不虚弱。从"健康"含义的变迁中可以清晰地看出，健康既有生物学含义，也有社会学含义。

对健康含义的客观理解，推动了医学模式从"以治疗疾病为中心"转变为"以维护健康为中心"。17世纪以来，细胞学、解剖学的发展支撑着医学一直停留在单纯的生物医学模式，健康的范畴仅限于躯体维度。直至1977年，美国罗彻斯特大学精神病学、内科学教授恩格尔（George L. Engel）正式提出了"生物—心理—社会医学模式"（bio-psycho-social medical model），他认为导致人类疾病的不只有生物因素，而且还有社会因素和心理因素，治疗方法除传统的生物学方法以外，还应当包括社会科学方法和心理学方法。这一观点的问世实现了对生物医学传统模式的超越。当今在全球化发展背景下，重大传染病仍会带来新的威胁；社会工业化进程、人们生活方式的改变，促使着慢性非传染性疾病对健康的威胁也日益加大。与此同时，社会转型期的压力，生态环境、生产和生活方式变化对民众健康的影响也愈加突出。因此，人们不仅要更加重视疾病的预防和早期控制，重视健康的维护，而且要进一步理解促进健康不仅需要医疗卫生的生物学干预，还需要社会学干预；不仅需要医学还需要社会学、生态学以及心理学等多学科的理论与手段的应用与融合，即多领域、多学科、多部门合作已成为"健康"原则的基本内涵。

2013年国务院出台的《关于促进健康服务业发展的若干意见》和2015年党的十八届五中全会公报，均阐明了发展健康事业已上升为国家战略；2016年全国卫生与健康大会的召开和《"健康中国2030"规划纲要》的颁布，以及随之出现的一系列积极的政策信号，清晰的政策导向，均表明我国未来必将大力驱动健康产业快速发展。然而，与蓬勃发展的健康产业相匹配的教育层次结构、人才规格结构、专业门类结构迄今却未健全。因此,建立及健全健康服务类职业教育治理的新体系,是当下职业教育发展领域的当务之急,也是卫生类职业院校义不容辞的历史使命。

二、专业建设模式维度,从管理到治理,从一元控制到多元善治

当前,我国正经历着全面而快速的社会转型。社会职能分化的加速,社会人口流动的加快,使社会结构呈现多元与多维的模式。而社会结构的变化,将直接影响职业教育结构的变化;产业结构的调整,也要求职业教育专业门类结构和课程结构与之相匹配;劳动力层次结构的变化,又决定着职业教育的层次结构和人才规格的结构。

纵观职业教育发展的历史,职教运行始终要有一定的制度框架与治理模式,要解决职业教育的现实问题,最终也将依赖政策、制度及模式的创新。伴随制度变迁,以治理方式的革新来实现对主体权力关系的调整是最重要的环节。目前,我国职业教育法律法规尚不健全,整体结构还不完善,校企合作也有待深入,教育与行业需求的契合还有空间,加之多头管理和政出多门以及教育资源缺乏整合等问题的客观存在,更增加了提升职业教育内涵的难度。在职业教育治理结构中,性质、权责差异较大的多元主体参与其中,利益驱动和利益契合将是主要动力,因此遵循"权责明晰"的契约精神会成为关键的要素。

回顾2000年前后的教育体制改革,众多卫生学校由卫生行政部门主管划归教育行政部门主管。隶属关系的变更,虽然克服了传统体制下"条块分割"的弊端,但是也失去了体制性的联系,致使被誉为"最成功的、典型的现代职业教育"的卫生职业教育,在人才培养、科技合作、服务岗位等多方面的优势均遭削弱,加之健康服务业的准公共产品属性,又决定了政府与市场的职能定位和功能分工。所以,创新合作机制,解决行业特色型院校与原行业部门沟通渠道和机制逐步弱化的问题,重构政府、行业、社会与学校的关系,促进信息流、物质流、能量流的合理流动,激发办学活力,已成为当下卫生职业院校发展中亟需解决的问题。

三、健康服务类专业治理范式,从一元单向到多元互动

宁波卫生职业技术学院通过构建专业体系、搭建合作平台、建立运行机制,探索了健康服务类专业治理的新范式。通过对传统医学类专业改造、调整以及开设新专业,建立及健全了对接区域健康服务业的专业体系。通过主动联络市卫生局、民政局、贸易局、教育局等,发起成立卫生行业和健康服务行业

两个职业教育教学指导委员会,建立区域协同咨询组织。推进政府、行业、学校协作,与市民政局合作成立全国首家老年照护与管理学院、浙江省首家家政学院。推进政府部门和养老机构、高层次研究机构、校内优势特色学科协同,成立宁波健康养老协同创新中心。推进学校与学校协同,组建浙江省健康服务类中、高职一体化教育联盟。同时创新了"遵照章程、平台共建、人员互聘、经费共筹"的运行机制。宁波卫生职业技术学院对健康服务类专业建设与治理的这一系列行之有效的探索,是社会转型期高职院校的创新体现,也是院校自我蜕变、寻求发展的真实写照。

职业教育改革与发展的经验阐明,多元主体是职业教育治理结构中的关键要素,虽然一些工科类职业院校已有相应的改革与研究,但针对健康服务类专业多方协同治理的理论研究与实践探索,迄今尚没有系统的论述。本书从全面系统地分析健康服务业与区域经济发展的关系、专业建设模式演变和进化的过程入手,运用协同治理理论,建构了健康服务类专业多方协同治理模式的框架内容、运行机制和绩效评价,并从国家、区域、院校三个维度,从治理主体能力、协同治理平台建设、政策保障体系的变迁和专业与产业的契合四个方面,全视角展现了健康服务类专业治理的实践和阶段性成效。在"健康中国"上升为国家战略之时,系统地开展这样一项重要的应用性学术研究工作,正是该书的实用价值体现和现实意义所在,值得职业教育工作者关注与借鉴。

是为序。

浙江省现代职业教育研究中心教授　　胡野

2018 年 4 月

前　言

一、问题的渊源

进入 21 世纪后,健康产业的发展开始引起社会各界的重视,美国经济学家保罗·皮尔泽在《财富第五波》中提出,健康产业将成为继 IT 产业之后的全球"财富第五波"。2013 年,国务院出台的《关于促进健康服务业发展的若干意见》提出,开放社会资源、发展健康服务业的目标、任务和举措。健康产业被作为我国经济发展转型升级、提质增效的重要推手,一时之间相关的研究和讨论风生水起,各种观点众说纷纭,主要涉及两大方面:一方面是针对产业本身的发展建设;另一方面,则是针对产业发展的重要因素——高素质的健康服务技能型人才的培养。健康服务类专业和课程体系应该如何建设才能真正满足新形势下相关产业发展的需求?这些都是当下健康服务技能型人才培养过程中首先要回答的问题。

笔者长期从事经济管理博弈研究和卫生职业教学管理,在上述两个方面的研究和实践上具有得天独厚的优势条件。自 2010 年以来,一方面,我们尝试从多元博弈、协同的角度对健康产业开展研究,前后主持完成了浙江省哲学社会科学规划"长三角区域合作研究"专项课题"健康产业作为长三角区域战略性新兴产业的研究"、宁波市哲学社会科学规划课题项目"促进宁波现代健康服务业发展的机制与对策研究""宁波生产性服务业与制造业互动发展对策研究"等研究项目,在研究长三角及宁波市健康服务产业的建设特征及趋势的基础上,对产业的结构、组织、发展、布局和政策等方面进行了分析,提出长三角地区现代健康产业"多方协同、合作创新"发展战略,同时在研究当下高素质专业人才队伍的培养培训现状及其在产业发展中的地位和影响之后,提出专业人才的应有素质、能力要求以及培养的路径建议——政校行企合作培养。

另一方面,作为卫生类院校教育研究和教学管理者,我们也从工作的角度出发,思考在健康产业发展的背景下,健康服务类专业应该如何建设。为此,先后主持承担了宁波市职业教育综合改革试点重点项目"卫生职业教育与行业对接一体化育人平台建设"、宁波市服务型教育重点建设专业建设项目"现代健康服务专业群"等教育教学研究和实践项目。前者着重思考在培养适应健康服务产业发展需求的人才过程中,如何建构一个有活力、可长效的健康服务类专业建设模式,后者则从实践层面将前者的研究成果在健康服务类专业建设中加以具体应用试验,试图寻找一条可在相近专业建设中推广的普适道路。通过不断借鉴国内外相关工作的先进理念和做法,通过研究和实践的不断完善,健康服务类专业"多方协同治理模式"逐渐清晰。

回顾我国的职业教育,随着校企合作和产教融和理念的深入,从 2005 年开始,许多职业院校和教育专家借鉴国内外先进的理念和成功的经验,锐意进取,大胆创新,积极开展校企合作视角下的职业教育专业和课程建设的实践和研究,市场和社会逐渐进入职业教育领域,校企合作、协同、治理、利益共同体等新理念也逐渐演化成实践,参与主体逐渐呈现多元化,专业和课程建设运行机制也在实践中逐渐丰富。随着研究和实践的深入,我们认为不管是产业发展提出的人才培养的外在要求,还是职业教育发展的内在规律使然,多元协同治理已经成为健康服务类专业建设的重要手段。同时,我们意识到必须将相关的实践经验上升到理论水平,形成职业教育专业和课程建设的特色模式;通过多方协同治理模式具体的应用实践,提出模式运作的程序和路径,使其具有普适性的应用价值。

2014 年,教育部、国家发展改革委员会、财政部、人力资源和社会保障部、农业部、国务院扶贫办六部门编制并出台《现代职业教育体系建设规划(2014—2020 年)》,将加快培养医疗服务、健康服务等现代服务业人才作为重点任务。健康服务作为新兴的、将在经济转型中扮演重要角色的行业,正处于专业设置和发展、课程开发和建设的起步阶段,政府、企业和院校都对它保持着很高的热情。如果在起步阶段就能用科学的、负责的态度,充分利用各方的热情,通过实践和创新,提炼出一套关于健康服务类专业建设的模式,大到对社会经济发展,小到对相关专业的建设等均将起到事半功倍的促进和示范作用。

上述这些因素成为撰写本书的动因和努力的方向,促使我们整理国内外已有的研究和实践成果,总结梳理国内其他相关的工作成果,借鉴国外先进理念和经验,进一步开展相关工作。

二、相关的研究

协同治理思想诞生于 20 世纪 90 年代的欧洲，联合国全球治理委员会将其定义为，协同治理覆盖个人、公共和私人机构，管理他们共同事务的全部行动，它是一个连续性的调和各种矛盾和由此产生冲突的过程，并在这个过程中产生多元主体间的合作（陈振明，2003）。2007 年，国际大学协会（International Association of Universities）召开的主题为"高等教育治理"的国际会议标志着教育治理研究和实践的开始，我国的协同治理理论研究在 2010 年以后逐渐兴起，较多的研究侧重于理论学层面和宏观应用方面（刘伟忠，2012），针对教育领域专业和课程建设的应用性研究相对少而且比较分散，涉及可操作性治理模式探索尤显不足。总结已有的研究，主要有以下成果。

第一，社会参与高等教育治理已经成为职业教育进一步发展的新理念，加强产教融合、校企合作，在专业设置、人才培养目标拟订、课程体系建设、培养过程设计等方面应该充分发挥行业、企业的作用，使其成为职业教育的工作指针（周光礼，2014）。从 2000 年的《教育部关于加强高职高专教育人才培养工作的意见》、2005 年的《国务院关于大力发展职业教育的决定》、2006 年的《教育部关于全面提高高等职业教育教学质量的若干意见》，到 2010 年的《国家高等职业教育发展规划（2010—2015 年）（征求意见稿）》，逐步明确了应将专业建设纳入产业发展的体系中，不能孤立地从学校教学角度进行专业建设。2014 年 6 月，教育部等六部门发布《现代职业教育体系建设规划（2014—2020 年）》，再次明确现代职业教育必须坚持产教融合发展，推动专业设置与产业需求、课程内容与职业标准、教学过程与生产过程对接，实现职业教育与技术进步、生产方式变革以及社会公共服务相适应，促进经济提质增效升级；建立政府、企业和其他社会力量共同发挥办学主体作用，公办和民办职业院校共同发展的职业教育办学体制。毋庸置疑，这是从国家政策层面对教育领域中以校企合作为代表的多方协同治理模式具体应用的再次肯定。

第二，专家学者从理论研究层面，结合地区实际，比照国外发展做法经验，针对协同治理中的多元主体的关系和运作研究，梳理政府、社会、学校等主体的作用和责任，提出协同治理的目标、机构、规则和构架路径。刘剑虹等（2013）认为，政府应该在教育治理中用政府协调机制代替以行政决策为主的政府管理模式；蓝洁（2014）提出，打破主从观念，重新建立政府、市场、社会、学校各个主体之间基于"对话""交往"和"理解"的平等关系，是职业教育治理体系向现代化演进的基本方向，她还提出了治理框架、内容和实现路径；张建

(2014)则提出需要从以下四个方面推进教育治理体系的现代化:构建教育治理体系的法治基础;促进教育治理体系的制度创新;构筑互动有序的教育治理结构;提升教育治理行动者的能动性。但目前,尚未见到针对专业和课程建设的协同治理模式研究,多数学者的研究主要集中在专业设置、专业建设影响因素或专业评估等方面,且研究成果缺乏操作层面的指导,多是指出一种理念或一个方向,如有学者提出以校企合作为平台建立专业建设指导委员会,协调构建人才培养目标、课程体系、教学评价体系等,这些观点相对比较粗糙,体系上也不完整(邢晖,2014)。由此来看,要科学、合理地进行具体专业的建设并使其可持续发展,亟需一个科学、系统的建设方案。在课程开发和建设方面,许多专家在借鉴国外经验后提出"多元整合型""基于工作过程导向""CBE 模式"等有代表性的课程观,并通过实践应用取得了一定成果。

第三,各院校从自身实际出发,逐渐探索出各自专业建设在校企合作上的经验和运作模式,如深圳职业技术学院提出"政校行企四方联动、产学研用立体推进"的专业建设理念,认为政策、物质、制度、认识、组织、队伍是协同建设的要素(赵建峰,2014)。滨州职业技术学院形成了"职业岗位—职业能力—职业能力目标—学习目标"的课程开发途径,建设完成"基于工作过程导向"的创新型系列教材。虽然这些探索成果是协同治理的雏形,但研究和实践大多还处于松散的经验状态,缺乏深层次的思考和充分的总结提炼,尚未形成完整的治理模式体系,尚未建构可以普遍拷贝的技术路径,尚未建立可持续发展建设的机制。

三、撰写的思路

本书以利益相关者理论为逻辑起点,围绕健康服务类专业建设的多方协同治理模式,本着"从实践中来,到实践中去"的原则,从"演进""建构""应用""展望"四个层面在六个章节中进行阐述。

第一,模式的演进。模式的演进包含两个方面,首先是分析健康服务产业发展及其人才需求现状和趋势,厘清健康服务与卫生服务的区别与联系,明确健康服务类专业建设的重要意义及存在的问题。其次针对存在的问题,借鉴国内外先进的专业和课程建设经验,梳理、比较、总结高职大类专业建设的各种模式,提出选择构建健康服务类专业建设的多方协同治理模式的理由和意义。

这一部分内容具有溯源性和先导性特征,通过对纵向历史和横向现状的比较研究,使读者对健康服务行业、协同治理、多元利益相关等的前后因果有基本的认识,并逐渐演进出一个结论:多方协同治理模式是职业教育发展到现有阶段的规律的选择。该部分内容主要在第一、二章中体现。

第二,模式的建构。模式的建构也包括两方面内容。一是框架的建构,在进一步分析阐述多方协同治理模式概念和内涵的基础上,以康复治疗技术、护理(老年护理)、医学美容、家政服务与管理、幼儿发展与健康管理等专业建设的实证研究为基础,梳理其中涉及的多元利益相关者的类别、作用、地位等,提出健康服务类专业建设多方协同治理模式的框架。这个框架从内部结构(主体是院校内开展专业建设的部门和人员)和外部结构(主体是政府、行业、企业、院校等)两部分着手建构,通过分析内、外结构自身主体因素和其互相联系、互相作用的方式,形成完整的治理框架体系。二是机制的建构,在前一部分内容的基础上,从可持续性发展的视角,在动力机制、联动机制和保障机制等方面总结并固化多方协同治理模式的长效运作机制,并分析影响长效机制发挥作用的积极或消极的因素,继续从演进的角度分析该模式进一步发展的方向。

这一部分内容是全书的核心所在,是对多方协同治理模式的整体论述,主要在第三章中体现。

第三,模式的应用。至此,本书从"演进"和"建构"两个方面回答了以下问题:健康服务类专业建设为什么选择多方协同治理模式?什么是多方协同治理模式?模式治理的对象有哪些?模式的长效机制是什么?模式将会如何进一步发展?那么,"应用研究"在哪里呢?

基于实证研究基础的应用研究,是对前述"演进"研究和"建构"研究的具体应用和落脚点,是对可普适推广的路径的先期检验。本书将忠实记录近几年全国各地相关健康服务类专业建设的多方协同治理模式的应用探索,并在相应章节中采用案例介绍和分析的方式加以呈现,使其与相关理论阐述和建构设计的内容紧密结合,使读者能结合实践案例,增加对多方协同治理模式的认识。

这一部分内容主要在第四、五章中体现。

第四,模式的展望。展望部分主要是根据前面章节对专业治理模式"演进""构建""应用"的阐述,立足当前专业多方协同治理的现实困境,汲取国外专业治理的先进经验,着眼于专业多方协同治理现代化,构建政府、行业企业、高校、社会多主体参与、权责明确、高度协同的专业治理体系,提升专业治理能力。

这一部分内容主要在第六章中体现。

目 录

第一章 健康服务类专业的新使命

第一节 健康观念的新发展

健康是人们一直关注的话题，没有人能否认健康对我们生活的重要意义，随着经济发展和社会进步，人们逐步加深了对自身健康的认识。

一、对健康概念认识的转变

我国古代表示健康的称谓有"无疾、康健、无恙、康泰"，它们的内涵都是指人体处于平定、安宁、无疾病的状态，古人为了探索达到这种状态的秘密，创立了中国古代生命观的基础元气学说，它把自然和生命理解为阴阳二气运行变化的产物，由此认为人体健康的本质是气，阴阳二气在人体内外不停地流动运行、人体内阴阳二气的平衡与和谐，就是健康状态的基本表现形式。因此中国古人通过养生而达到健康长寿，就是利用各种方法使失调的阴阳不断复归平衡，尽可能维持人体的阴阳平衡状态，并在这种认识之下，形成了具有中国文化特色的健康养生方法体系(张萍等，2008)，这些对健康的认识和追求健康的方式一直延续到现代社会，并在去伪存真的基础上被不断发扬光大。

(一)现代的健康理念

现代健康概念是西方的医学进入中国后由英文词语"wellness"和"health"逐渐演化而来的，wellness表示身体的保健，health表示一种人体各方面健康的状态。传统健康概念通常被简单扼要地定义为"机体处于正常运作状态,没有疾病"。通常,人们认为疾病是身体机能或功能的下降,可能带来不适、疼痛和死亡,因此传统健康就是预防疾病,侧重于保健的概念。但是随着人们对健康认识的更加深入,健康概念扩大到维持一种状态,《辞海》中对健康概念的定义为:"人体各器官系统发育良好、功能正常、体质健壮、精力充沛,并具有健全的身心和社会适应能力的状态。通常用人体测量、体格检查、各种生理和心理指标来衡量。"

从历史发展来看,健康的概念演进经历了三个阶段。

第一个阶段是传统的健康概念,认为人的身体没有疾病或不适就是健康。经典的健康概念是传统意义上人们对健康的认识,这种健康的观念的存在和以前的社会生活及医疗水平密切相关,生理或躯体上的疾病带来的痛苦或劳动能力的减退会对个体的社会参与产生巨大影响,因此自然而然形成了早期或者传统的健康观念。

第二个阶段把健康概念从生理健康扩展到了心理健康。1948年,世界卫生组织(WHO)首次提出健康概念:"健康不仅是没有疾病,而且包括躯体健康、心理健康和社会良好适应状态。"其把原来单纯的没有生理或躯体疾病的概念扩展到心理和社会适应能力,使得健康的概念更加完善。1974年,WHO对健康的定义是:"健康不仅仅是无疾病或无体弱的状态,而是人的肉体、精神与社会康乐的完美状态。"1978年,WHO又在《阿拉木图宣言》中重申:"健康不仅是疾病和体弱的匿迹,而且是身心健康、社会幸福的完美状态。"

第三个阶段继续扩大了健康范畴,使其包括了躯体、心理、社会适应和道德健康等几个层面。1989年,WHO就在以前的健康概念中添加了道德健康这一要素。到了1990年,WHO又重新颁布了健康的定义:"一个人只有在躯体、心理、社会适应和道德四个方面都健康,才算是完全的健康。躯体健康就是生理健康。心理健康就是人格完整,自我感觉良好,情绪稳定,积极情绪多于消极情绪,有较好的自控能力;能够保持心理上的稳定,能自尊、自爱、自信,有自知之明;在自己所处的环境中有充分的安全感,能保持正常的人际关系,能受到他人的欢迎和信任;对未来有明确的生活目标,能切合实际地不断进取,有理想和事业上的追求。社会适应健康就是自己的各种心理活动和行为能适应复杂的环境变化,为他人所理解和接受。道德健康就是不以损害他人的利益来满足自己的需要,有辨别真伪、善恶、美丑、荣辱、是非的能力,能够按照社会公认的准则行事、支配自己的言行,愿为人们的幸福做贡献。"可以说,这时健康的概念已经非常全面了。

　　健康概念的发展变化随着人们对健康认识的深入而发展变化。人们对健康的认识从不生病逐渐演化为"治未病",到现代提出的整体的、积极向上的健康观——"全面健康"(即躯体健康、心理健康、社会适应健康和道德健康)。健康概念的发展变化,说明了人们对生活质量和对健康的重视程度的不断提高。

　　为了更加明确健康概念,WHO 根据健康的定义,提出了健康的十条标准:

　　(1)精力充沛,能从容不迫地应付日常生活和工作的压力而不感到过分紧张。

　　(2)处事乐观,态度积极,乐于承担责任,事无巨细不挑剔。

　　(3)善于休息,睡眠良好。

　　(4)应变能力强,能适应环境中的各种变化。

　　(5)能够抵抗一般性感冒和传染病。

　　(6)体重得当,身材均匀,站立时头、肩、臂位置协调。

　　(7)眼睛明亮,反应敏锐,眼睑不发炎。

　　(8)牙齿清洁,无空洞,无痛感;牙龈颜色正常,不出血。

　　(9)头发有光泽,无头屑。

　　(10)肌肉、皮肤富有弹性,走路轻松有力。

　　美国社会医学家、心理学家 Aaron Antonovsky[①] 提出了"有益健康原则"。由此,我们可以把现代健康理念概括为:"健康是身体、精神和社会各方面感觉完全舒适的一种状态。提高健康水平,就是要通过不懈努力的过程令所有的人都能够更大程度地自主决定健康状态,并且有能力变得越来越健康。"图 1.1 直观地表现了每个个体在该理念下的状态,可以看出,健康和疾病并不是彼此隔绝的两种事物,它们是一个统一体中的两个组成部分。根据个体情况的不同,每个个体都处于这种"健康—疾病"统一体中的某个阶段,现代健康的目标是:建立个体自有的抵抗力,使人们保持健康状态,并以此推动"健康—疾病"统一体朝着"健康舒适"的方向发展。

---

　　① Aaron Antonovsky(1923—1994),美国裔以色列社会活动家、学者。主要研究方向为压力与健康之间的关系。他曾在耶路撒冷的以色列应用社会科学研究所和希伯伦大学的医药社会系任职,代表性著作为《健康、压力和应对》,他发展了健康与疾病理论,并提出了"有益健康原则"。

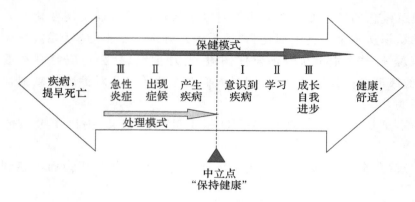

图 1.1 "健康—疾病"统一体中的保健模式(埃贝勒,2010)

(二)从经济学的角度看健康

提起对健康观念的认识,除了心理和生理的角度,现代的人们也有意无意地从经济学的角度对健康进行诠释。

1. 健康是一种耐用商品

健康伴随着人的每个阶段。一方面在不断地进行储备,这个我们可以看作是健康的投资;另一方面在不断地进行消耗,这可以看成是健康的消费;青年阶段的健康储备可能在人一生当中都在受用,而随着年龄的增加,这种储备或者使用价值越来越低,因此可以从经济学角度把健康看作是一种耐用品,当健康储备下降且健康投资跟不上时,人开始出现衰老,直至死亡。这种耐用商品的投资和消耗受遗传、生活方式、工作、环境、教育及人生态度等各种因素影响。

经济学家 Grossman(1972)将这些因素作为健康生产要素,构建了健康生产函数 $H = f(M, LS, E, T, S)$,其中,H 代表健康;M 代表医疗保健服务;LS 代表生活方式;E 代表教育;T 代表时间;S 代表其他因素。这个函数提醒人们:健康是可以生产出来的,不断消耗的健康储备是可以弥补的。当教育、工作时间、遗传等因素难以改变时,医疗保健和其他健康服务的投入能够促进健康生产;也就是说当人们面临着弥补健康储备消耗的困境时,自然引起对健康服务的需求。但在市场经济环境下,健康服务的需求必然与其价格相对应,也受到使用者可支配收入的影响。不像一般的耐用商品,人们对有些健康服务的需求随价格变动很大,比如说保健、休闲等,价格低了就多消费一些,价格高了就少消费一些,但有些健康服务如医疗卫生服务,是刚性需求,价格弹性很低,所以政府构建的基本医疗保障就很重要。

2. 健康是人力资本的投资

一般商品的生产靠人的劳动和物质资本,企业生产也是劳动和物质资本双重作用下的价值升值过程。从劳动生产要素的角度看,为什么工作时间一样的人们,所获得的收入、工资不一样呢?我们知道物质资本的股息收入,而资本被划分为人力资本和物质资本,那么人力资本能不能获得收益呢?其能否解释工资的差别呢?答案是能,这与人力资本的投入之一——健康有关。

依据已有的人力资本理论,劳动者的人力资本存量主要由健康、知识、技能和工作经验等要素构成。杜本峰(2005)就提出:虽然上述要素的增进都会提高个人的生产率,即改善个人获得货币和生产非货币产品的能力,但唯有其中的健康存量,决定着个人能够花费在所有市场活动和非市场活动上的全部时间,每个人通过遗传都获得一笔初始健康存量,这种与生俱来的存量随着年龄渐长而折旧,但也能由于健康投资而增加。这就说明人力资本与健康有关系,不同的人健康存量不一样,人力资本也不一样,收入当然不一样。

健康在人力资本中的作用与知识、技能和工作经验等其他因素在人力资本中的作用不同,其主要体现在以下两方面。

第一,健康是人力资本中的基础。健康的积累过程就是人力资本的积累过程,没有健康的身体,个体能力再强、工作效率再高,最终也无法完全发挥出来,所以健康资本是其他形式的人力资本存在且正常发挥其功效的先决条件,或者说健康是人力资本的载体,健康与否影响人力资本的质量。

第二,人们对健康的投资有滞后性。从经济学的角度看,社会中的个体为了获得更高的人力资本股息,必须不断增加人力资本的数量,这就存在投入与产出的问题,个体肯定会在健康、知识、技能和工作经验等人力资本要素中,选择边际收益较高的资本进行投资。当一个人年轻时,健康投资的边际收益较少,其原因一方面是身体本来健康,投资获益小,另一方面是知识、技能的缺乏,在知识、技能上的投资边际收益会更高,因此人们年轻时会花费更多的时间和金钱在知识、技能的训练上;而到人们进入中年甚至老年的时候,其在健康和知识、技能上的投资边际收益正好倒了过来,由于已储备充足的知识、技能,其投资边际收益下降,通俗讲就是此时去读书培训也很难再增加收入,但是身体健康状况已下降,花更多的时间、金钱在健康上带来的边际收益将大大增加,此时,人们才意识到健康的重要性,因此人们对健康的投资有滞后性。

(三)大健康观

健康关系人的生老病死过程,更广泛地来讲,健康关乎人的衣食住行以及人的生老病死的所有范畴,因此我们必须抛弃原来没有痛苦和疾病就是健康的那种狭隘观念,从不断促进人朝着安宁舒适的状态发展的角度,重新定义新的健康观念,即大健康观。大健康观必须包含以下三个方面的内涵。

第一,健康不再是一种单纯的状态,而是一个不断优化的过程。人类最早是把疾病的对立面看作健康,而对疾病的定义是痛苦和不舒适的状态,因此早期的观点视健康为一种状态;而在现代健康观念提出的"健康—疾病"统一体中,健康是不断朝着安宁舒适的状态优化和发展的过程,是不断与各种消极因素斗争而维护健康发展的过程,这种过程的优化不仅仅体现在身体物理机能上,也反映在人的心理和意识状态上,因此健康变成了无止境的,没有最好只有更好的,伴随人一生发展的过程。

第二,健康是不断积累的人力资本投资。没有健康的身体,就不能更好地工作。健康影响人们的工作,进而影响人们的收入,影响人们在工作时间和精力上投资的回报。从这个角度讲,花一定的时间和精力在健康促进上就是投资健康,就是人力资本的不断积累,它的回报是工作效率的提升或将健康对工作的影响降到最低。当然,更重要的是健康带来的有形回报(即个人医疗花费的下降)和无形回报(即生活品质的提升),这种投资边际收益随着人们年龄的增长而快速增加,想象一下,20岁和70岁的人在健康方面的投资(资金、时间和精力)所获得的回报差别是巨大的。因此,人们促进健康的过程就是增加或者积累人力资本的过程。

第三,健康的观念促使积极的、健康的生活方式。社会的不断发展使得人们的生活变得越来越复杂,技术的提升和分工的专业化使工作压力增大、生活节奏加快,再加上各种环境造成的不稳定感,人们迫切需要一种新的健康和舒适的生活方式,这些包括身体和精神上的舒适感,精神放松,精力充沛,拥有活力,保持青春、自信和愉快等,这些健康的观念必然促使人们追求积极健康的生活方式。以上述观点来看待衣食住行以及人的生老病死的过程,就是大健康观。

在大健康观下,与健康领域相关的制药、食品、医疗器械、保健、养生、休闲、运动、金融投资等各个领域都属于大健康产业。可以说大健康产业是健康观念被扩大以后形成的健康关联产业的集合。

近年来,我国对健康产业发展逐步重视起来,先后发布了《健康中国2020战略研究报告》《国务院关于促进健康服务业发展的若干意见》《"十三五"健康产业科技创新专项规划(征求意见稿)》《医疗机构设置规划指导原则(2016—2020年)》《关于推进医疗卫生与养老服务相结合的指导意见》《"健康中国2030"规划纲要》等重要文件,大力扶持并推动我国健康产业的发展,规范并加快培养符合市场需求的高素质的健康管理师,为健康产业不断输送优质人才。我国健康产业市场已经形成了餐饮、美容、养生、有机食品、功能食品、医疗和养老等完善的基础行业,正在通过整合资源、优化产品、优化客服、优化模式,逐渐建立完整的健康产业服务体系。从健康消费需求和服务提供模式角度出发,大健康产业初步形成了医疗型和非医疗型两大门类。其中,医疗型是健康产业的核心产业。以大健康观为前提,与健康直接或间接相关的生产和服务领域具有技术含量高、市场环境特殊、"社会—经济—生态"效益显著等特点。这就与传统的以"治病"为主体的医疗医药"小健康"产业区别开来。大健康产业涵盖医疗、保健、康复、研发、孵化、科教、商务会展、有机农业、休闲旅游等领域,是一个健康综合体的概念。未来生命科学和生物技术将成为健康产业体系的核心内容。

二、健康产业发展的背景

人们对健康的认识和需求与所处的社会和经济背景密切相关,根据美国心理学家马斯洛的需求理论,在基本生理需求尚未得到满足的情况下,不可能产生美容保健等更高层次的需求,因此健康产业的发展有深厚的经济和社会基础。以德国为例,20 世纪 80 年代以来,随着人均寿命的不断增长以及出生率的降低,德国的年龄结构从"金字塔形"转向了"水珠形",人们对健康的需求快速增加,健康产业发展的基础由此而来。德国健康产业的发展带动了本土新医药、生物技术、医疗设备制造、节能环保等产业的发展,也促进了德国在上述健康产业方面与其他欧洲国家的区域合作。

健康产业是我国 21 世纪的核心产业,其发展的背景有以下几点。

(一)中国人口统计学的变化

中国曾经是世界上人口增长最快的国家之一,现在是世界上人口最多的国家,也是世界上老龄化最快的国家,将来会是老龄化最严重的国家,中国人口统计学的变化巨大且影响深远。

中华人民共和国成立后,我国经历了人口快速发展期,这为 20 世纪 80 年代以来的人口红利打下了基础。进入 20 世纪 90 年代特别是 21 世纪后,我国人口老龄化进程明显加快,社会人口结构迅速向老龄化发展。根据国家统计局公布的资料,到 2010 年第六次人口普查时,我国 65 岁及以上人口达到11883 万人,占总人口的 9%,这意味着我国已经进入老龄化国家行列。2016 年年末,我国大陆人口 13.83 亿人,占世界总人口的 20%,占亚洲总人口的 30%。

从我国老龄人口统计变化及发展来看,首先是我国进入老龄化社会的速度非常快,西方国家一般需要 30 年左右,而我国只用了 18 年。根据国家统计局预测,到 2020 年 65 岁以上的老年人口将占比 12%,比 2000 年高 5 个百分点,而且老龄化趋势还在加深,到 2050 年,65 岁以上老年人口将达 25%,这给社会和经济的发展带来前所未有的挑战。其次,当前我国老年人口的数量非常庞大,2014 年人口变动情况抽样调查资料显示,65 岁及以上人口 13755 万人,占我国总人口的 10%,占世界老年人口的 25%,占亚洲老年人口的 40%。

如果把这两个方面和经济发展、出生人口结合起来看,更能显示出人口统计学变化的影响之大。当前我国的经济增长方式从重速度向提质量转变,但出生率下降,人口红利逐渐消逝,经济增速放缓是必然趋势,在经济还没有发展到很高的水平时,突然来了老龄化,即"未富先老"的问题,这既是挑战,但从另一方面讲也是健康产业发展的大机遇。可以说,中国人口统计学的变化是我国 21 世纪健康产业发展的最大背景。

(二)居民健康需要的增加

人们在年轻的时候,将人力资本投资于教育、知识、专业技能的获得中,这样可以获得高收入,当 40 岁以后,在这些方面的投入很难再增加人力资本,而健康作为工作和生活时间、个人精力、其他人力资本质量等的决定因素,会越来越重要,所以 40 岁以后人们主要倾向于将人力资本投资于健康中。不同年龄段的人对健康服务的产品需求不一样,40～50 岁的人为了保持青春,愿意追求年轻人的文化,喜欢时尚、化妆、体育运动和旅游;50～60 岁的人开始感觉体力下降,愿意保持生命的活力,喜欢健身、化妆和保健型的旅游;60～70 岁的人身体技能下降,越来越多地倾向于维持健康身体,他们喜欢药物治疗、食疗和旅游;70 岁及以上的人注重养老和维持机械生存的需要,有时需要使用一些特定的设施和产品。这些健康需求随着人们生活水平的提高和社会结构的变化而引发,在人口统计学结构巨变的中国将会非常迅速地发展。

(三)人们消费观念的改变和收入水平的提高

美国心理学家马斯洛认为人的需求是有层次的,它把需求分为生理需求、安全需求、社交需求、尊重需求和自我实现需求五类,依次由较低层次到较高层次排列(见图 1.2)。

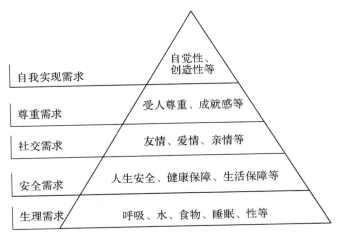

图 1.2 马斯洛需求层次理论

我们从健康的源泉——吃饭来看,20 世纪七八十年代,人们只要能吃饱就可以,现在人们要求吃好、有营养,注意保持体形,预防"三高";当人们消费观念改变和收入水平提高的时候,高层次的需求如充满信心,生活方式、身体状态等更加健康的要求就出现了,这必将带动健康产业的发展。

（四）社会经济发展的需要

发展健康服务业拉动经济增长,提供大量就业机会,调整经济结构。我国当前的经济总量已经超过日本,成为世界第二,可人均收入还远远落后于发达国家,健康服务业的巨大市场是我国经济持续快速增长的新动力。权威机构和相关采样监测数据表明,2013 年我国健康管理服务业的规模在 100 亿元左右,但其衍生的健康服务市场呈快速增长态势,近几年,国内健康管理服务市场年增长率为 20%～30%,发展前景非常广阔(杨海江,2009)。

健康服务业分布广泛,涉及的子行业多,很多健康服务业是劳动密集的服务业,因此发展健康服务业能够提供大量的就业机会。

三、大健康观下的健康产业及趋势

（一）健康产业

健康产业是一个有着巨大市场潜力的新产业,目前涉及医药产品、保健用品、营养食品、医疗器械、健康管理、生命技术等多个与人类健康紧密相关的生产和服务领域,它具有以下特征。

首先,健康产业是新康德拉夫经济周期中的主导产业,具有先导性。它是未来世界经济发展的必然趋势(见图1.3)。

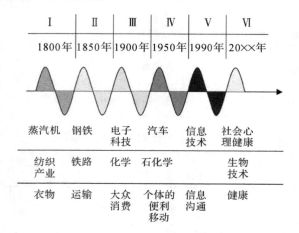

图.3　康德拉夫经济周期表下的产业发展趋势(埃贝勒,2010)

其次,健康产品是居民收入达到一定程度后的消费热点,可实现经济的倍增性和可持续性。依据人力资本理论,劳动者的人力资本存量主要由健康、知识、技能和工作经验等要素构成。长三角地区一直是我国经济发展水平最高的区域之一,人均收入水平较高,产业基础较好,有利于地区健康产业的协调发展。

最后,健康产业辐射性强,是发达国家经济的支柱产业。据世界银行有关专家测算,在过去的50年里,世界经济增长的8%~10%要归功于人群的健康,健康产业成为发达国家经济的支柱产业。西方发达国家健康产业规模相当庞大,以美国为例,健康产业是美国的第一大产业,美国健康医疗产业达到1.4万亿美元,占全美GDP的14%,同时健康产业也带动了其他产业,如诊断试剂、制药设备、物流行业、包装行业、辅料工业、银行保险业等的发展。

(二)健康产业发展趋势

由此可见,健康产业是世界经济发展的潮流和趋势。2010年9月,国务院发布的《关于加快培育和发展战略性新兴产业的决定》指出:"根据战略性新兴产业的特征,立足我国国情和科技、产业基础,现阶段重点培育和发展节能环保、新一代信息技术、生物、高端装备制造、新能源、新材料、新能源汽车等产业。"各地也因地制宜,在优势产业的基础上发布了各自的战略性新兴产业,比如浙江的战略性新兴产业包括新一代信息技术、新能源、生物与现代医药、智能装备制造、节能环保产业、海洋新兴产业、新能源汽车、物联网、新材料和核电关联产业等;广东把推动新一代信息技术、生物、高端装备与新材料、绿色低碳、数字创意等定位为战略性支柱产业;北京的战略性新兴产业包括新一代信息技术、生物、节能环保、新材料、新能源汽车、新能源、航空航天、高端装备制造等产业。从总体上看,各地区产业发展方向就是信息、生物、装备、制造、材料等专业领域,而健康产业与其中的生物产业、新医药产业、海洋产业、生物育种等均有关,将健康产业与信息、环保、新材料、装备制造等领域结合,不断关注改善人们的生活和健康状况,形成"健康+"产业融合路径(见图1.4),将推动健康产业快速发展。

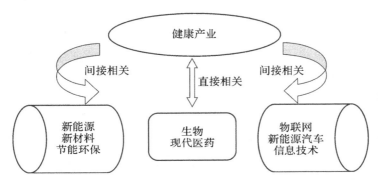

图 1.4   健康产业与我国各地区新兴产业之间的关系

发展健康产业对发展我国各地的战略性新兴产业有三个方面的带动作用。首先,目前已经存在的健康相关新兴产业市场大都可以从中获益,尤其是健康预防及其细分市场领域,比如随着我国人口年龄"金字塔"的转型,生物技术、医药市场、健康环保纷纷开始壮大;其次,借助健康服务领域的不断创新发展,新的市场空间应运而生,比如健康相关的设备制造和基因保健技术的应用等;再次,由于人们意识上的转变,以往那些健康因素并不起主导作用或者只起到从属作用的市场,也逐渐发展成为健康产业的市场。

从产业发展的角度看,新兴产业是指那些因科技发展和技术创新而出现的新行业、新组织和新业态,比如移动互联技术催生的移动互联网产业、基因技术创新发展的器官再生等新产业。新产业的发展其实是从知识转化为技术,然后技术形成产品,最后服务于社会和全人类的过程。当前的信息技术、生物技术、航空技术、新材料技术都是新产业发展的热门领域,也是未来的朝阳行业,因此它们都有一个响亮的名字叫战略性新兴产业。2010年,《国务院关于加快培育和发展战略性新兴产业的决定》认为:"战略性新兴产业以重大技术突破和重大发展需求为基础,对经济社会全局和长远发展具有重大引领带动作用,是知识技术密集、物质资源消耗少、成长潜力大、综合效益好的产业。"发展新兴产业有利于满足社会的需求,能增加有效供给,是提高全社会效率、增强综合国力的需要,而健康产业具备新兴产业的特征。

由此来看,发展健康产业必将是推动我国战略新兴产业区域合作培育和发展的一条重要途径。

在我国经济发展水平较高的几个区域,人均收入水平高、产业基础较好,有利于地区健康产业的协作发展。以浙江省为例,浙江省人均收入一直以来排在全国前列,2016 年浙江省全体居民人均可支配收入 38529 元,城镇常住居民人均可支配收入 47237 元,农村居民人均收入超过万元大关,农村常住居民人均可支配收入 22866 元,均处在全国前列,已经达到中等发达国家水平。发达国家的经验表明,随着消费水平的增加,人们维护健康的支出将大幅提高,2016 年我国人均卫生总费用 3351.7 元,比 2010 年的 1440.3 元增长了1.3 倍,年均复合增长率达到 14.7%,但该费用远低于美国的 9403 美元,同时也低于德国、法国、英国、日本、意大利、巴西、俄罗斯等世界其他主要国家,这说明我国的医疗服务市场规模仍有较大的提升空间,因此从市场的角度来讲,现代健康产业发展蕴藏着巨大契机,这为我国各地区培育市场热点、完善产业体系、企业投资建设健康产业提供了千载难逢的机遇和发展空间。

发展健康产业能够把我国的经济转型升级与保障民生和实现社会管理有机结合起来,有助于实现社会的和谐发展。健康产业一方面综合了新医药、生物技术、先进医疗设备制造、健康环保和新材料利用等战略性新兴产业,发展健康产业能够促使我国战略性新兴产业的区域合作,促进地区经济的转型升级;另一方面能够满足人们快速增长的健康需要,能够更有效地保障民生和实现社会管理。

从上面的论述可以看出,我国健康产业的发展时机已经成熟,健康产业能够成为促进我国区域合作的战略性新兴产业,但由于市场还处在初级阶段,与发达国家存在较大差距,需要我国各地区政府的主动引导和协调发展,促进地区健康产业率先发展,借此推动我国区域内其他战略性新兴产业区域的培育和发展。

第二节　医疗卫生与健康服务产业新分野

健康是人全面发展的基础,是社会的第一资源,是社会文明最重要的标志之一。一个国家的经济发展水平和能力,在很大程度上取决于人口的数量、质量以及人力资本的利用程度。因此,关注健康,以国民健康促进经济增长,既符合以人为本、改善民生、全面建成小康社会的发展目标,又可以扩大内需,提升人力资本质量,促进经济转型升级。只有人人树立健康观念,人人参与防病治病,建立科学文明的生活方式,国民的健康素质才能提高,社会才能实现和谐可持续发展。但是人类一直处在健康—生病—健康这样的循环过程中,这就产生了对医疗卫生保障的需求,由此形成了围绕生老病死的健康产业链。

一、健康经济与健康产业链

(一)健康经济

健康经济由人们对健康产品的需求和市场对健康产品的供给构成(见图1.5),主要包括技术含量高的生物医药、医疗设备等战略性新兴产业,以及大量以改善健康为目的的中高端服务业,主要涉及药品自主研发、医用耗材、医疗器械和大型医疗仪器等新兴战略性支柱产业,保健用品、健康营养食品、健身用品等健康产品制造产业,养生保健、健康管理、家庭健康护理、老年健康护理、休闲健身、健康文化创意、综合性养老养生园区等健康产品服务产业。

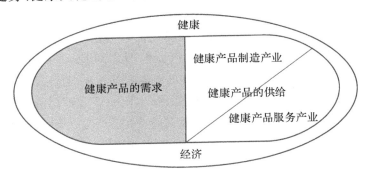

图 1.5　健康经济构成

因为健康与人力资本是不可分割的,是人力资本中最重要的组成部分,要使人力资本充分发挥作用,就要求人们重视人力资本及人力资本投资,更要注意健康投资。健康投资包括人们为了获得良好的健康而消费的食品、衣物、健身时间和医疗服务等资源,人们健康需求的基础由此形成。同时,随着人们需求的增加,越来越多的企业会为消费者提供各种各样的健康产品(包括有形的产品和无形的服务),逐渐地扩展健康产品产业链,形成了以健康产业为主的健康产品供给市场。

发展健康经济,能够加速释放消费需求,创造就业机会,促进产业结构调整和经济发展方式转变,实现经济增长提质增效。同时,发展健康经济,企业不断提供满足人们更高需求的产品和服务,有助于促进产业升级和结构转型。人们生活水平的提升形成了对教育、健康、娱乐等产品庞大的市场需求,这为大力发展以疾病预防、健康促进和养老为目的的健康产业以及以健康为导向的健康经济提供了契机。对当前中国的经济结构调整来讲,通过转型升级释放内需潜力已成为保证经济持续增长的当务之急。

(二)健康产业与健康产业链

从产业划分看,健康产业分为两类。一是经营性活动,即以产品为主导的健康产业,我们称之为健康制造产业;二是服务性活动,以服务为主导的健康产业,我们称之为健康服务产业。在经营性活动方面,健康产业包括这些产品的生产经营,如医药、保健品、食品饮料、医疗器械、中药材、医用材料、原料中间体、制造设备、包装材料、化妆品、体育健身用品等与健康相关的所有产品。在服务性活动方面,健康产业主要包括医疗服务、健康管理服务、体育健身、营养保健、康复疗养、休闲娱乐、老年监护、咨询服务、人才服务、培训考试等服务。其中,医疗服务产业以医疗服务机构为主体,健康管理服务产业以个性化健康检测评估、咨询服务、调理康复和保障促进等为主体。

在产业经济学中,产业链是指各个产业部门之间基于一定的技术经济关联,并依据特定的逻辑关系和时空布局关系客观形成的链条式关联关系形态(龚勒林,2004)。产业链是在一定地域范围内,同一产业部门和不同产业部门在某一行业中具有竞争力的企业及其相关企业,以产品为纽带按照一定的逻辑关系和时空关系,连接成具有价值增值功能的链网式企业战略联盟(刘贵富和赵英才,2006)。

我们把基于提供优化健康过程中产品和服务的各产业部门,以及健康产品、服务需求和供给市场连接起来的产业链条称为健康产业链,它指的是一切由防治疾病和促进、维护以及恢复健康所形成的具有健康服务性质的行业结构体系(见图1.6)。从健康消费需求和服务提供产业链角度看,健康产业链的终端是健康消费,主要包括医疗卫生服务业、护理照护服务业和营养保健类服务业等产业群;健康产业链的中端是属于产品流通和信息服务的健康服务业群,主要是各种保健品、药品、医疗器械等产品的研发、加工、包装、仓储、配送以及信息处理;健康产业链的最前端是产品的制造、原材料加工、药材种植等工农业产业群。

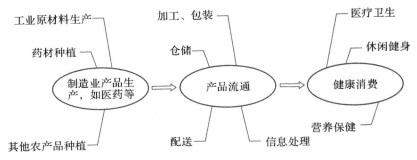

图 1.6　具有健康服务性质的行业结构体系

郑继伟和马林云(2013)在《区域视角下的健康发展战略选择——以浙江为例的实证研究》一书中提出:"从产业功能角度讲,健康产业所涉及的各相关产业共同形成了一个维持、修复、促进健康的健康产业链和产业体系(见图1.7),其中医疗服务、医疗设备、制药等属于传统意义上的健康产业,其主要目的是治疗疾病、修复健康。保健品、健康体检、健康管理、健康教育等是医疗卫生的延伸产业,其中,维持健康和修复健康在健康产业链中属于前端产业。健康食品的生产与销售则属于影响健康的最前端产业,涉及农业种植、食品加工、餐饮服务等多个环节,横跨了传统的第一、二、三产业。体育健身、健康养生、美容美体等产业的目的在于实现更高层次的健康,是健康产业链的后端产业。同时,健康产业的运行也离不开信息、资金等的流动,因此还有与之相关的健康信息、健康保险、健康理财等,属于健康产业体系中的辅助性产业。"

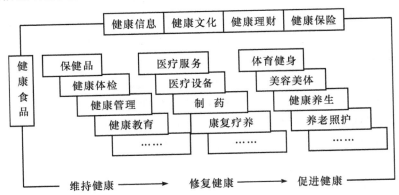

图 1.7　健康产业链和产业体系

随着人们对健康概念认识的深化,健康产业能够纳入的行业越来越多,产业链不断延伸和整合,新兴产业的加入扩大了健康产业的范围。与传统健康产业的范围相比,大健康产业除了医院医疗、药品和医疗器械以外,还延伸到养老产业、健康旅游、健康管理、康复护理、高端营养品研发制造、高端器械研发制造等新出现的产业分支,它们共同组成了完整的大健康产业链。同时,大健康产业要实现传统医疗产业发展模式的转变,即从单一救治模式转向"防—治—养"一体化防治模式,有待传统健康观念的彻底改变。应注重提高中国国民健康素养,实现从疾病管理到健康管理理念上的转变。这也加速了大健康产业链由医疗卫生领域向健康市场渗透,延长和壮大了健康产业的链条。

二、健康服务业的内涵及发展

(一)健康服务业的内涵

2013 年国务院下发《关于促进健康服务业发展的若干意见》(以下简称《意见》),作为我国首个健康服务业的指导性文件,它的出台对我国健康服务业的发展具有重要意义。《意见》中明确提出了健康服务业的内涵和外延:"即以维护和促进人民群众身心健康为目标,主要包括医疗服务、健康管理与促进、健康保险以及相关服务,涉及药品、医疗器械、保健用品、保健食品、健身产品等支撑产业。"同时,《意见》还对相关子行业界定如下。

医疗服务是健康服务业的关键环节和核心内容。尽管健康服务业的内涵丰富、外延宽泛,医疗服务以及提供医疗服务的医疗机构始终是发展的核心所在,没有优质的医疗服务作为支撑,其他衍生、外延服务难以持续发展。要切实落实政府办医责任,坚持公立医疗机构面向城乡居民提供基本医疗服务的主导地位。同时,广泛动员社会力量发展医疗服务,努力扩大医疗服务供给,提高服务效率。

健康保险是健康服务业发展的重要保障机制。人民群众的健康需求能否转化为消费,很大程度上取决于购买力,国内外的经验表明,健康服务业的长足发展需要成熟的健康保险体系来保障。近年来,随着医改的深入推进,我国基本形成了覆盖城乡居民的全民医保体系,但商业健康保险发展仍然相对滞后,健康保险保费占卫生总费用的比重仅约 2.8%。发展健康服务业,需要在完善全民基本医保的基础上,加快发展商业健康保险,建立多层次的医疗保障体系。

健康管理与促进主要面向健康和亚健康人群,内涵丰富,发展潜力巨大。随着人民群众生活水平的不断提高,对健康服务的需求正在从传统的疾病治疗转为更加重视疾病预防和保健,以及追求健康的生活方式,对健康体检、健康咨询、健康养老、体育健身、养生美容以及健康旅游等新兴健康服务的需求都在快速增加。发展健康服务业,需要在不断加强基本医疗卫生保障的基础上,不断发现新机遇,并针对市场需要,创新服务模式,发展新型业态,不断满足多层次、多样的健康服务需求。

支撑性产业涵盖对医疗服务、健康管理与促进、健康保险服务形成基础性支撑及所衍生出来的各类产业,主要包括药品、医疗器械、保健用品、健康食品等研发制造和流通等相关产业,以及信息化、第三方服务等衍生服务。这些产业普遍存在多、小、散、乱的问题,需要进一步提高科技水平,通过支持健康相关产品的研制和应用,加快发展并形成健康服务业产业集群,增强市场竞争力。

在《意见》界定的上述健康服务业中,包括了医疗服务、健康管理与促进、健康保险服务形成基础性支撑及所衍生出来的各类产业,如药品、医疗器械、保健用品、健康食品等研发制造和流通等相关产业,但严格来讲健康服务产业应该是以服务为主导的健康产业,是现代服务业的重要组成部分,所以我们按服务业的属性归类如下产业群(见图1.8)。

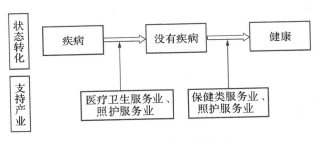

图 1.8　健康服务业范围

(1)医疗卫生服务业。医疗卫生服务是各类医院、疗养院、卫生院、社区医疗活动、门诊部医疗活动、计划生育技术服务活动、妇幼保健活动、专科疾病防治活动、疾病预防控制及防疫活动和其他卫生活动的总称。

(2)照护服务业。照护服务包括医疗照护服务和非医疗照护服务。医疗照护服务包括在医院、诊所或家庭内进行的退热、输液、输氧、排气、消炎、导尿等治疗护理;督促病人用药,正确服用,观察药物不良反应的用药护理;化验标本的正确采集,做各类检查时的诊察护理等。非医疗照护服务包括对老年人的日间照护、身心障碍者的居家照顾、婴幼儿的保姆托育和孕妇产前产后的照顾服务等。

(3)保健类服务业。保健类服务包括医疗保健服务和非医疗保健服务。医疗保健服务包括健康管理、医疗美容、医学检验等,以及为满足保健需要而产生的医疗服务。非医疗保健服务包括按摩推拿、刮痧、足疗、拔罐、药浴、香熏等中医养生理疗服务;茶疗、瑜伽、健身等传统保健技艺服务;引自国外先进的桑拿、舍宾、温泉浴等。

(二)健康服务业的发展

健康服务业的发展与一个国家和地区的经济发展密切相关。西方发达国家以健康服务业等为核心的现代服务业是其经济发展的重要组成部分,服务业在经济结构中的比重占 60%～70%,建立了强大的治疗康复、医药研发、养老服务等成熟产业,带来了巨大的社会和经济效益;但如我国一样的发展中国家,一方面,由于经济水平和人均收入较低,人们对健康的认识不足等因素影响,社会健康需求总体不足,另一方面,受产业规模小、服务质量差和市场供给有限等因素的制约,使得我国除医疗卫生服务外,健康管理、非医疗保健和照护等其他健康服务产业发展较慢,而这些行业是我国健康服务产业发展的重点。

那么当前我们应该如何促进健康服务业的发展呢? 根据 2013 年国务院总理李克强主持召开的国务院常务会议的部署:促进健康服务业发展,重点在增加供给,核心要确保质量,关键靠改革创新。一要多措并举发展健康服务业。放宽市场准入,鼓励社会资本、境外资本依法依规以多种形式投资健康服务业,加快落实对社会办医疗机构在社保定点、专科建设、职称评定、等级评审、技术准入等方面同等对待的政策,使社会力量成为健康服务业的"劲旅"。统筹城乡、区域健康服务业资源配置,促进均衡发展。二要加快发展健康养老服务。加强医疗卫生支撑,建立健全医疗机构和老年护理院,康复疗养等养老机构的转诊与合作机制,发展社区、农村健康养老服务。三要丰富商业健康保险产品。支持发展与基本医疗保险相衔接的商业健康保险,鼓励以政府购买方式,委托商业保险机构开展医疗保障经办服务,使面向全民的"健康网"更加牢固。

三、健康服务业的分化

产业分化指的是处在萌芽中的新产业经过充分的发育后从原有产业中分离出来,分解为一个独立的新产业的过程。产业分化是生产力发展和社会分工深化的必然结果。当一个产业发展到一定程度,就会开始萌发新产业,出现新技术、新工艺、新产品。在社会需求或市场竞争的压力下,这些新技术、新工艺、新产品从原产业中独立出来,新的产业就会应运而生,这种分化分立的方式在产业形成中经常出现,如工业从农业中分离,电子工业从机械工业中分离,石化业从石油业中分离,均属这种形式。

我国的健康服务业就是在医疗卫生产业的分化、延伸下发展起来的,现在健康服务业的概念包括了医疗卫生服务、健康管理、非医疗保健、家庭护理照护等子行业。当然,现有的健康服务业还将进一步分化,最终会演化出多少子行业很难预料,但是从大的框架上来讲,健康服务业的分化可分为两类,即专门治疗疾病的医疗卫生服务业和为促进健康的健康服务产业。这种分化是如何产生的呢?

(一)科学技术提升带来健康服务业的分化

健康服务业与科学技术的发展密不可分,现代疾病治疗手段和疗效相比十年、二十年前已有非常大的改变,各种医药技术、电子信息技术、生命科学技术迅速地占领和拓宽了医疗服务,也大量延伸出了各种非医疗的健康技术和服务。

李玉梅(2007)认为,医学科技的新发展,特别是人类基因组计划的完成,以及整合生物学、系统生物学的兴起,使得人类可以对疾病进行更加有效的早期预防和早期干预,从而产生了预测性、预防性和个体化(predictive, preventive and personalized,3P)的医学模式。3P医学模式,对解决长期困扰人类的癌症、糖尿病、神经和精神疾病等慢性、复杂性重大疾病的预防、诊断和治疗问题具有突破性意义,开辟了慢性疾病的早期预防和早期治疗的新途径,由此逐渐出现了治疗和早期预防的分化。

IT和互联网技术正在从产品和服务两个方面改造医疗和健康服务业,利用更加便捷的医疗器械、更加智能的辅助设备,借助远程、语音、人工智能等手段,医生随时能够和服务对象沟通交流。在这样的科技浪潮下,必然出现更加智慧的医疗服务体系、多样化的养老服务体系、新型的健康管理体系,这都将是科学技术提升所分化出来的健康服务业。

科学技术的提升和渗透,引导了研发、应用医疗等知识密集型职业,也会不断创造操作和服务型劳动密集的岗位,科技的研发和应用主要面向的是医疗服务水平的垂直提升,操作和服务是面向新需求的横向拓展,这些新产业连接了健康产业链的上下游,也促使医疗卫生服务向高技术化发展,促进健康服务业扁平化发展。

(二)产业资本密集带来健康服务业的分化

产业资本密集到一定程度同样会引起产业的分化,高集中度产业的资本密集程度高,而低集中度产业则劳动密集程度高,高集中度产业用资本替代劳动,促进产业集中度的提高,低集中度产业则是用劳动替代资本,促进产业集中度的提高,两类产业都将利用自己的比较优势,一并带来产业的分化。

　　健康服务产业中的医疗卫生服务需要投入大量的设备、器材、技术和知识,就像新建一座比较完善的医院需要大量的资金、场地、设备、药品、医生、技术,缺少其中任何一个都不可能提供有效的医疗服务,因此它是一种高集中度产业。医疗卫生服务业的突出特点是技术高、规模大、功能全,它聚集了资本密集型组织的各种要素,同时又把劳动密集型的产业如养老、家政、养生、旅游休闲等健康服务产业排斥在门外。因此,健康服务业内部的资本密集性必将带来医疗卫生服务业和劳动密集型的健康服务业的分化,医疗卫生服务企业高度集中化、大而全,劳动密集型的健康服务业企业低集中化、小而散。

　　(三)市场需求的加速带来健康服务业的分化

　　人类对疾病治疗的医疗服务需求是无止境的,但受到技术、资本和人力资源的限制,需求增长缓慢。从历史发展来看,医疗卫生领域的技术创新和应用周期是 10～20 年,也就是说一项医疗科技从研究、发现、转化到临床应用,至少要 10 年时间才会拓展出新技术的行业,然后进入产业的融合期。基于上述原因,可以预见在人口和健康水平都比较稳定的社会里,医疗服务的增长是比较缓慢的。从实际来看,世界卫生组织的数据表明,发达国家医疗卫生花费支出增长缓慢,2003—2013 年,德国医疗费用占总 GDP 比重从 10.9％上升到11.3％,美国从 18.1％上升到 20.7％ ,英国从 7.8％上升到 9.1％,日本从17％上升到 20％,考虑到发达国家经济增长缓慢或者衰退,这些数据表明其医疗服务增长是缓慢的。根据我国卫生统计年鉴,2006 年和 2016 年相比,我国医疗卫生机构从 30.9 万家增长到 98 万家,其中医院从 19 万家增加到 29万家,每年平均增长率分别为 11.7％和 5.2％。卫生人员从 562 万人增加到1117 万人,其中卫生技术人员(包括执业医师、注册护士、药师、检验师)从 462万人增加到 845 万人,年均增长率分别为 9.8％和 8.3％。尽管我国人均收入增长较快,城镇化进程加快,人民的健康需要等发展情况都比较快,但医疗服务业并没有大幅快速增长。医疗资源不足且分布不均衡,看病难和看病贵等问题不能得到有效解决,就是因为我国医疗服务业受到资本、技术、人力资源等各方面条件的限制。

　　另外,我国人口老龄化的加速,人均收入的提升和人们消费观念的转变,将促使非医疗的健康服务产业快速发展。我国老龄化社会的特点是老年人口比例高、基数大。2016 年,我国 60 周岁及以上人口 23086 万人,占总人口的16.7％;65 周岁及以上人口 15003 万人,占总人口的 10.8％,该分布比国际上通用老龄化社会的标准分别高 6.7％和 3.8％。截至 2016 年,中国是世界上唯一的老年人口过亿的国家,根据全国老龄工作委员会办公室公布的数据,到 2020 年我国老年人口将达到 2.48 亿人,老龄化水平将达到 17％。再加上我国人均收入有了大幅提升,特别是在经济发达地区已经达到中等发达国家水平,人们也更加注重健康和健康地生活,这将促进健康养老、保健、健康管理等方面需求的爆发式增长。

一方面医疗服务需求增长缓慢,另一方面照护服务、保健类服务需求快速增长,加速健康服务业的分化。

（四）健康领域公共产品和私人产品的分离带来产业分化

经济学根据产品或者服务的属性,将其分为公共产品和私人产品。公共产品(public goods)和私人产品(personal goods)是相对概念。公共产品是指能为绝大多数人共同消费或享用的产品或服务,是具有消费或使用上的非竞争性和受益上的非排他性的产品,如国防、公安、司法等方面所具有的财物和劳务,以及义务教育、公共福利事业等。其特点是一些人对这一产品的消费不会影响另一些人对它的消费,具有非竞争性;一些人对这一产品的利用,不会排斥另一些人对它的利用,具有非排他性。一般由政府或社会团体提供。私人产品是指那些具有效用上的可分割性、消费上的竞争性和受益上的排他性的产品,一般由企业提供。(萨缪尔森和诺德豪斯,2013)

从另一个角度来看,医疗卫生服务是有层次的,而且这个层次是随社会、经济和科技发展不断变化的。可以按照与马斯洛需求层次理论类似的方法,对人类健康服务的需求进行划分:最基本的需求是生理上的需要,人类需要放心的食物、干净的空气和清洁的水源,保证基本的睡眠等,如果上述需要得不到满足,人类就无法生存;第二层次的需求是安全上的需要,体现在健康服务上,人类需要有最基本的医疗和健康服务体系保障自己的生老病死,随着社会结构的变化,家庭养老的弱化,社会化的养老保障体系也成为安全需要之一;第三层次的需求是健康上的需要,从基本保障上升为预防和促进人的健康,从治已病转化到治未病,从身体健康上升到心理及其他全面健康,各类健康管理、健康保险、休闲运动、护理保健等等服务需求也由此催生出来;第四层次的需求是人类自我完善、追求至高至善的健康需求,表现为人类在健康概念上的不断探索,健康观念的创新,对服务于健康的科技的不断追求,等等。正如前所述,不同国家和地区经济、社会发展不一样,表现出来的健康服务需求不一样,美国、日本等发达国家医疗保障水平高,人们更多的健康需求体现在第三、第四层次,而我国等发展中国家还在追求基本医疗服务全覆盖,更加贫穷的国家,连基本的食物、水等基本健康需要都无法满足。但同时这种层次性在同一个国家和地区内也会交叉出现,比如我国地域广泛,地区间文化和社会发展有一定差异,经济发展也不平衡,因此上述各层次的健康需求均存在。

但从产品属性的角度看,在健康产业内,既有公共产品比如基本医疗服务,又有可以完全市场化的私人产品比如养老服务、健康管理、高端医疗服务,等等。我国过去二十多年的医疗服务一直在走市场化改革之路,试图用市场、供需、价格来配置医疗资源,取得了不小的成绩,这在一定程度上提升了资源配置的效率,但市场机制在医疗卫生领域调节资源配置的作用有限,垄断、信息不对称、道德风险、外部效应等经济现象反映在医疗市场上就是看病贵、看病难和公平性、公益性缺失等问题。今后,我国医疗体系的改革是提供基本医疗服务公共产品化,应该把最基本的医疗保障作为公共产品提供给社会,而其他健康服务完全市场化,并以建立自由市场的方式促进其效率。在这样的背景下,公共产品性质的基本医疗与私人产品性质的其他健康服务产业必然会加快分化。

四、医疗卫生服务与非医疗健康服务产业

根据上面的理论分析,科技提升、资本积聚、需求增速和产品属性分离等原因将健康服务业分化为专门治疗疾病的医疗卫生服务产业和促进健康的非医疗健康服务产业。

根据我国现有的体系,我们把专门治疗疾病的医疗卫生服务组织和机构组成的行业,称为医疗卫生服务产业,其公共产品属性多一些;把促进健康的健康服务产业,称之为健康服务产业,其私人产品属性多一些。正如北京大学国家发展研究院刘国恩教授指出的,医疗卫生服务需求的前提是生病,这个需求的弹性小、服务特殊性强、市场机制作用受限。而健康服务产业是以医疗卫生服务为中心的前移和后延,生病不是前提,而需要少生病、生小病、晚生病,消费者福利增加了,这个市场需求弹性相对大,市场机制作用很大。

(一)医疗卫生服务产业

医疗卫生服务产业,即提供公共产品属性的基本医疗服务,以及提供私人产品性质的高端医疗和其他医疗性服务,其中包括了公共卫生服务体系、医疗服务体系、优生优育服务体系。根据产业分化理论,技术密集、知识密集和资本密集造成了产业集中现象,基本医疗服务和高端医疗服务往往是在同一组

织或体系里实现的,这一体系就是我国的医疗卫生机构,它指的是从国家卫生(或卫生计生)部门取得《医疗机构执业许可证》,或从民政、工商行政、机构编制管理部门取得法人单位登记证书,为社会提供医疗保健、疾病控制、卫生监督服务或从事医学科研和医学在职培训等工作的单位。

在我国,基本医疗卫生服务主要涉及常见病和多发病等小病,包括对患者进行检查、诊断、治疗、康复护理等方面的服务,以及与之相联系的其他服务,如提供药品、医用材料器具、救护车、病房住宿等。基本医疗卫生服务面向的主体最广泛,在整个医疗卫生物品中所占的比例也最大。相对于大病而言,小病需要使用的医疗资源和资金要少得多,并且,对某些小病的及时治疗,可以起到预防和推迟大病的效果,以提高资源的利用效率,因而,此类服务具有社会效益高、经济效益低的特点,其供给状况主导着人们的健康质量。当然,也正是因为这类医疗卫生服务具有准公共产品的特征,是一个容易出现市场失灵的领域,所以也需要国家的介入与积极作为。从各国的实践来看,一般先由政府"兜底",超出的部分再由个人和家庭来承担。但是准公共产品的混合属性决定了这部分物品既具有鲜明的正外部性,又因其盈利前景和竞争能力比较好,私人部门完全能够通过经营这部分准公共产品获得成本补偿并实现部分利润,因此,这类医疗卫生产品的供给,可以在政府主导下引入市场机制,发挥私人部门的效率优势,同时也可以动员社会的力量进行广济善助。对此,一方面要政府充分发挥公共性医疗机构,包括妇幼保健院、疾病预防控制中心等的作用,对公众接受基本医疗服务提供"兜底"保障,提高公众对此类产品的可及性,确保其公益性质;另一方面,又需要引入私人部门的竞争,并通过政府有效的监管,对基本医疗服务中由个人和家庭承担的那部分进行有效的资源配置(张清慧,2009)。

高端医疗服务的特点是高技术、高服务,服务对象主要是高收入、高保障、高社会阶层以及对服务标准要求较高的高端人群。从我国现有的高端医疗服务来看,主要有三种发展形态:一是以合资或合作方式开设的私营连锁的高端全科医院和专科医院,涉及领域有妇儿、眼科、牙科以及肿瘤治疗等领域,当然因我国医疗监管存在的问题,其中有些此类医院的服务质量也存在不少问题;二是公立医院中的高端服务,比如知名专家的专项服务、特殊医疗照护服务等,但因我国公立医院的公共属性,此类医院的发展受限;三是近年来发展较快的高端医疗旅游,由中介机构介绍到美国、日本、新加坡等地的私立医院享受高端服务的一种形态。高端医疗的形式日益多样化,并向专业化发展,具有很大市场潜力。高端全科医院由于规模有限,在竞争力上很难超越公立医院。

从我国的高端医疗发展来看,一开始是由于便捷的服务和舒适的环境吸引各类患者,但以后的高端医疗肯定需要在更高的技术、更先进的设备和更专业的人才和服务方面吸引患者。由此来看,与眼科、牙科、妇儿相比,肿瘤、心脑血管、健康管理、康复医疗等高端专科医院的数量还很少,相信以后市场需求会有很大增长空间。

(二)非医疗健康服务产业

健康服务产业从病患医疗卫生服务业中"漂移"出来,它以促进人们健康为目的,提供系列性的服务和解决方案,涵盖了投资理财、养老照护、营养安全、保健养生、运动健身、旅游休闲、文化娱乐、健康管理、健康信息、绿色环保、终端流通、健康咨询等行业,是几乎涉及每个人的身体、精神及社会适应性的庞大产业。

从产业分化可以看出,非医疗或者医疗辅助健康服务产业具有知识技术要求较低、操作技能性强、劳动密集、产业集中度低、企业小而散的特点,是现代服务业的重要内容和薄弱环节。近年来,国家两会关注度比较高的一些关键词,如医疗卫生、医药生物、中医药事业、保健养生、健康管理、健康教育、食品安全及其和大健康产业相关和延伸的养老服务、老龄产业、体育强身,等等,大部分属于健康服务产业。

当前,非医疗或者医疗辅助健康服务产业主要由以下产业类别组成。

(1)健康管理行业。健康管理行业由三个大的基本服务模块构成,即健康检测与监测、健康评估与指导、健康干预与维护,三个模块在同一个信息平台上运行,通过不断的跟踪服务形成一个健康管理服务的封闭循环。健康管理最早是由美国的保险机构为了降低医疗费用而形成的一种提前干预、促进健康的技术和理念,但后来随着业务的发展和扩大,逐渐形成了一套技术标准和服务模式,并被主流社会认可和接受,得到了体检中心、保险公司、健康产品厂商等的关注,并逐渐融合形成了完整的产业链和运营体系。健康管理行业在我国刚刚起步,服务的技术和模式还比较低端,目前国内从事健康管理的专业公司超过3000家,健康管理行业协会等行业管理和"健康管理题"等人才发展的机制也逐步完善,随着与各类社会保险的结合和与"互联网+"等的发展融合,健康管理产业发展前景非常可观。

(2)健康信息业。健康信息业主要是为信息化与公共卫生、医疗卫生、健康管理的深度融合提供技术性服务的产业,涉及各类个人健康信息归并、整合和共享的数据库建设,基层医疗卫生机构管理信息系统建设,远程医疗服务系统、区域影像信息系统等的开发与应用,以及在线健康管理服务、健康信息服务业务、健康养老(妇幼保健等)信息服务等信息技术在健康服务领域的应用的新业态,等等。

(3)保健养生行业。养生是为休养生息、保护健康而开展的服务,有保养、调养、补养之意,除保健品和保健器械市场提供的服务之外,还包括中医"治未病"、养生会所、健康咨询等(郑继伟,2013)。保健的范围更广,包括保护和增进人体健康,防治疾病,医疗机构所采取的综合性措施如中医按摩推拿、针灸、中医保健教育等,也包括由传统的单纯化妆美容到保健品再到针灸理疗的美容养生行业,以及健康餐饮行业。其中,健康餐饮行业改变了原有的思路和模式,改为销售健康和文化。

(4)养老照护行业。养老照护行业是我国进入老龄化社会必须马上建立的服务产业,按照国家提出的目标是建立以居家为基础、以社区为依托、以机构为支撑的养老服务体系,包括以老年生活照料、家政及护理、老年产品用品、老年健康服务、老年体育健身、老年文化娱乐、老年金融服务、老年旅游等为主的养老服务业。根据《国务院关于加快发展养老服务业的若干意见》,到2020年,全国机构养老、居家社区生活照料和护理等服务将提供1000万个以上就业岗位,涌现一批带动力强的龙头企业和大批富有创新活力的中小企业,健全服务网络。

(5)体育健身行业。体育健身行业包括学校体育、大众体育、娱乐体育和医疗体育等。随着大众体育锻炼意识的不断提高,诸如游泳、瑜伽、羽毛球、乒乓球、器械、形体锻炼等健身项目的体育健身场所不断涌现,也有用体育手段治疗疾病、恢复和改善机体功能的医疗体育,如医疗体操、气功、太极拳等。近几年,我国体育健身俱乐部的数量和规模都有大幅度提高,城市居民用于个人健身的消费每年以30%的平均速度递增,明显高于全球20%的平均速度。另外,健身企业经营在纳税方面同样得到国家政策的相应倾斜和保护;体育健身产业在我国还属于处在成长初期的新兴产业,它是一项前景广大的朝阳产业,具有巨大的市场潜力。

(6)旅游休闲行业。旅游休闲行业是指围绕人们观光和休闲的主要目的而形成的吃住行游购娱一体的旅游产业链。从健康的角度看,它是人类健康促进的主要手段,是社会发展水平达到一定程度后产生的必然需求,正是我国现阶段发展服务业的重要力量。当前旅游休闲业正以前所未有的速度与其他产业相互融合,涌现出了休闲旅游、工业旅游、文化旅游、运动休闲旅游、老年养生旅游、房车旅游、中医药养生文化旅游等一系列旅游新业态、新产品,同时在"旅游＋"背景下的宁波产业融合过程中,功能融合是产业融合发展的重要表现,其实质是实现当地居民与游客共享资源,实现一种常态的宜居、宜游、宜业共存空间的过程。当前,休闲旅游已不单纯是一个产业问题,还考虑了与其社会功能以及当地居民的生活需求相融合的问题,即把"旅游＋"的融合产品以旅游为载体和平台,带动人气集聚,形象提升、服务民生,因此,旅游休闲行业跟整个国家的健康体系发展有密切关系。

（7）健康金融行业。健康金融行业包括与健康相关的金融服务,如由健康保险、健康理财、以房养老等形成的健康金融产业,它是健康产业与金融行业的融合,比如通过将保险人员培训成为健康管理人才并获得相关资质,提高从业人员素质,增强团队凝聚力,实现由保障经济向真正保障健康转变。

（8）康复训练行业。康复训练行业是为使病、伤、残者在体格上、精神上、社会上、职业上得到康复,消除或减轻功能障碍,帮助他们发挥残留功能,恢复生活能力、工作能力,重新回归社会的一种服务性行业。提供康复训练的机构有医疗卫生临床康复中心、康复医院、老年康复中心、老年康疗中心、疗养院、护理院及康复指导管理机构、残疾人康复协会、红十字会、志愿者机构等。康复训练服务不仅仅指疾病治疗后的身体功能康复,更涵盖心理精神康复、社会交往康复、职业能力康复等。

（9）医药连锁行业。药品是一种特殊商品,既有市场商品的属性,也有公共产品的属性,其销售和使用需要医生、执业医师及其他专业技术人员的指导和监督,因此传统商品销售的渠道不能适应现代药品流通的需要。当前我国药品销售渠道较广的是医院和零售商,而在"互联网＋供应链"背景下,药品零售正在向连锁化发展,这是产业整合的必然趋势。目前,我国零售药店约有50多万家,其中连锁化药店不到40％,与发达国家相差较大,医药连锁行业空间巨大,经营和技术相关人才匮乏。

第三节　健康服务业发展对人才培养的新要求

随着人们对健康认识和重视程度的加深,健康需求快速增加,带动了现代健康服务市场的发展。健康产业既包括新技术产业化形成的健康产业,又包含了用新技术改造传统产业形成的新产业,以及由于新的消费需求产生商业机会促成的新产业,它们都具有战略性新兴产业的特征,其特点之一就是产业间融合,比如形成的各种类型的"健康＋"和"＋健康"产业,这些产业发展对人才提出了新要求。

　　浙江省处于我国长三角地区和沿海经济带,其经济比较发达、人均收入较高,在健康服务产业基础、发展动力、市场保障和促进联合方面均有优势,本节通过对浙江健康产业发展状况进行分析,提出现代健康服务业发展对人才培养的新要求。

一、浙江健康服务业发展现状和瓶颈

(一)浙江健康服务业发展现状

1. 浙江健康服务业发展迅速,总量增长较快

　　健康服务产业发展快慢、规模的大小与一个地区的经济发展水平密切相关。从需求角度看,浙江省的人们生活水平日益提高,对健康的关注度也越来越大,使其消费结构发生了变化,从而导致对健康产业需求的快速增加(见图1.9)。浙江所处的长三角地区是我国经济相对较发达的地区,是中国健康产品消费排名第一位的市场区域,占有中国健康产业消费市场份额的1/3左右(李龙和贾让成,2014)。根据浙江省统计数据测算,从2006年至2016年,浙江省城镇居民在医疗保健方面的人均消费支出增长了158.1%,比全省城镇居民人均消费支出125.2%的增长率超出30%,这说明浙江省居民健康需求增长较快。另外从供给角度看,经过近几年的快速发展,健康产业在浙江省产业结构中的比重进一步加大,2014年,全省健康产业总产出4958亿元,增加值1764亿元,增速12.1%,占GDP比重约为4.4%;到2016年,全省健康产业总产出约5800亿元,比上年增长8.5%,增加值约2200亿元,占GDP比重增加到4.8%;根据浙江省《关于促进健康服务业发展的实施意见》要求,到2020年,全省健康产业全产业链将达到1万亿元规模,其中健康服务业总产出6000亿元,健康产业年均增长将达到15%以上,相比其他产业,浙江地区健康产业总量增长较快。

2. 医疗卫生服务业发展平稳

　　经过多年发展,浙江省的医疗卫生体系逐渐完善,基本能够满足城乡所有居民的医疗需求。截至2016年年末,共有卫生机构3.15万个(包括村卫生室),其中,医院1131个,乡镇卫生院1194个,社区卫生服务中心(站)5870个,诊所(卫生所、医务室)9673个,村卫生室11677个,疾病预防控制中心101个,卫生监督所(中心)103个。卫生技术人员43.2万人,比上年末增长

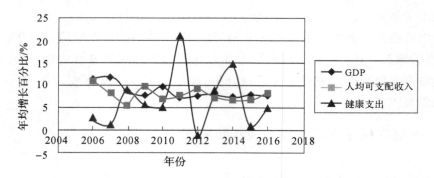

图 1.9　浙江省居民收入与健康支出变动示意图

6.9%,其中,执业(助理)医师 16.8 万人,注册护士 17.4 万人,分别增长 6.3% 和 9.1%。医疗卫生机构床位数 29 万张,增长 6.6%,其中,医院拥有 26 万张,乡镇卫生院拥有 2 万张。医院年诊疗 25357 万人次,增长 2.9%。

　　浙江省医疗卫生服务业发展居全国前列,按户籍人口算,2016 年年底,浙江省平均每千人床位、千人卫生人员、千人卫生技术人员、千人医生、千人执业医师、千人注册护士分别为 5.59 张、10.08 人、8.32 人、3.24 人、3.24 人、3.28 人,其中每千人口执业(助理)医师、每千人口注册护士远高于全国 2.31 人和 2.54 人的平均水平,但离欧洲国家的千人口床位数多在 10 张左右、日本则在 15 张以上,因此医疗卫生服务业还有继续发展空间。

　　3. 养老服务、健康体检、健康管理等产业发展迅速

　　近年来,浙江省的老年人口正处于持续快速增长状态。2006 年,全省老年人口总数为 674.26 万人,而到 2016 年年底,这一数据户籍人口为 1030.62 万人,10 年间老年人口净增 356.36 万人,年均增长 4.33%。相应地,老龄化系数也由 14.55% 增长到 20.96%,再加上浙江人均收入处在全国前列,由此带动了浙江养老服务产业的迅速发展。浙江在全国率先出台加快社会养老服务业发展和促进民办养老产业发展的新政,明确了"9643"养老服务总体格局。启动《浙江省社会养老服务促进条例》立法工作,制定《浙江省养老机构服务与管理规范》省级地方标准,进一步加强养老服务设施建设与管理。加快养老服务体系建设,各级政府投入财政资金 23 亿元,新增各类养老机构床位数 3.7 万张,新建成社区居家养老服务照料中心 8147 个,居家养老服务设施基本覆盖 100% 的城市社区和 75% 以上的农村社区。鼓励支持民办养老发展,全省共有民办养老机构 1192 家,床位 15.9 万张,超过全省床位总数的 50%。出台加强养老护理人员教育培训的实施意见,完成 2.1 万名养老护理员的职业技能培训,新增拥有初级以上职业资格证书人员1.32万人。2016年年底,浙江省共有各类养老机构2365家,养老床位数38.42万张,百名老人拥有养老床位3.73张,处在全国前列。

以体检为主的健康管理也发展迅速,以温州为例,市民的健康体检意识高于全国平均水平。温州医学院附属第二医院体检中心数据表明,十年间,体检人数逐年上升,特别是近些年上升人数达数倍。在体检人群中,除了应试和单位体检外,变化最明显的是,个人自掏腰包参加体检的人数比例从原来每年1500人次上升到每年18000人次。浙江的健康管理也逐渐向制订个人或群体的健康促进计划,对个人或群体进行健康维护,对个人或群体进行健康教育和推广等高端领域拓展,发展前景可观。

4. 旅游、健身、保健等健康服务发展良好

从2013年开始,虽然商务旅游消费明显放缓,公务消费急剧下降,但浙江省的居民旅游休闲消费继续保持较快增长势头,拉动旅游消费整体保持了增长势头。尽管较之前几年的迅猛增长,浙江省旅游消费的整体增速略有下降,但在居民消费中的比重仍然保持着稳步提升。近几年来浙江省旅游接待人次和旅游收入仍以10%左右的速度增长。2016年全年浙江省共接待游客5.84亿人次,同比增长9.16%,实现旅游总收入8093.23亿元,同比增长13.36%。

浙江省健身、保健等需求和公共服务业发展势头良好,除了城市的发展,政府也建设小康体育村、全民健身中心(健身步道)、中心村全民健身广场(体育休闲公园)等,注重向山区海岛地区、欠发达地区、少数民族地区倾斜,扩大基本公共体育服务覆盖面。浙江省公共体育场馆和学校体育设施向社会开放率分别达到100%和75%。各级体育部门免费开放场馆设施,吸引了百万人次健身。目前浙江省拥有国家体育产业基地数量位居全国前列,截至2016年年底,全省拥有国家体育产业示范基地3个(杭州市富阳区、淳安县、宁海县),占全国总数的21%;拥有国家体育产业示范单位2个(浙江大丰实业有限公司、浙江华鹰集团),占全国总数的17%;拥有省级运动休闲基地8个,省级体育用品制造业示范企业20个,省级体育服务业示范企业13个。

5. 药品、医疗器械等支撑产业居全国前列

根据浙江省医药协会的报告,2016年,浙江省药品流通企业七大类商品实现销售额1346.27亿元,位列全国第四位,药品零售企业位居全国百强的有14家,药品批发企业主营业务收入居全国百强企业的有13家,浙江医药制造业工业总产值主营业务收入和利润额等主要经济指标基本居全国前列,产业

出口交货值多年来稳居全国第一。于 2017 年出台的《浙江省人民政府办公厅关于加快推进医药产业创新发展的实施意见》提出,到 2025 年,建成国内领先、国际有影响的医药强省,建成国际知名的医药制剂出口基地。

医疗设备制造方面,浙江省拥有医疗器械注册批准产品 6216 个,位列全国第五;近年来产值年均增长 20% 以上,形成了宁波温州医用磁共振成像设备、桐庐医用硬管内窥镜、金华人工关节与骨科植入材料等一批特色产业区块。

6. 健康服务市场投资和布局加快

当前,浙江省 60 岁以上老年人口已经占总人口的 20% 以上,预计"十三五"期末老年人口占总人口比例将突破 25%,养老、健康管理等健康产业存在巨大市场,《浙江省健康产业发展规划(2015—2020 年)》提出,构建"一核三极三带"的全省健康产业总体布局,即以杭州都市区为核心,以宁波、温州、金华—义乌三大都市区为三大增长极,形成浙西浙南山区健康养生、浙东沿海健康制造、浙北平原健康休闲三大特色产业带。未来十年,浙江将重点发展医疗服务、健康养老、健康管理、健康信息、健康旅游和文化、医疗装备和器械、药品和健康食品、体育健身八大健康服务领域,这也引发各类企业布局。2015 年,百大集团拟投资 1 亿元设立全资子公司——浙江百大医疗产业投资有限公司,医疗投资管理、医疗企业管理、医疗资产管理、医疗投资咨询服务都是其经营范围。中国 500 强企业奥克斯集团进军医疗大健康产业,挂牌浙江大学明州医院,新建南昌大学附属抚州医院,设立医疗投资管理公司,成立医疗并购基金等。浙江医药股份有限公司投资建设昌海生物医药基地项目,并配套投入 4 亿元;华东医药、康恩贝等骨干医药企业,保持年均 30% 以上的快速增长。赛诺菲集团、默克公司、海正辉瑞等一批跨国公司的独资、合资项目相继建成投产,健康产业布局加快(姚建莉和张晓庆,2015)。

(二)浙江省健康服务产业发展瓶颈

浙江省健康产业近年来发展很快,但也存在新产业发展中的各种瓶颈和问题,主要表现在以下几个方面。

1. 传统健康服务业为主,升级动力不足

在健康服务业发达的美国,其健康服务业形成了多种组织形式和多种所有制形式,覆盖了各种细分市场,形成了能够满足各种定制化、人性化服务的成熟产业业态。浙江传统的医疗卫生、旅游等产业发展成熟,但健康管理、养老等健康服务业由于在最近几年才渐渐进入国内人们的视线,目前还处于"初

始阶段",虽然浙江省在这方面增长比较快,但很多子产业还处在发展的初步阶段或者是起飞阶段,还有很大的发展空间,健康产业发展任重而道远。

当前浙江健康服务的发展重点方向是:推动健康服务向前端预防管理与后端护理康复拓展,加快医疗服务和养生养老、体育健身、休闲旅游、信息服务以及药械研发、流通等产业融合,实现全产业链发展。但这些产业融合发展比较缓慢,企业发展动力不足。

2. "重制造,轻服务"

健康产业从结构上看,可以分为传统的医药产业、医疗卫生产业、养老保健业以及近几年异军突起的健康服务产业,健康产业规模不断扩大,在区域经济发展中的作用也不断提升。浙江健康产业朝多元化发展,近年来医药、医疗机械、健康保健、健康服务管理等都取得较好发展,处在全国前列,但是浙江健康产业发展"重制造,轻服务"现象比较严重。浙江地区是我国工业制造业比较发达的地区,与发达国家和地区相比,服务业所占比重还相对较小,相对高端的健康管理、医疗保健等服务业发展不充分,各地区在扶持健康服务业发展上力度还不够,尽管这两年来省里出台了健康服务发展的指导意见,但还没有形成促进产业发展的政策红利。

健康制造业遍地开花,健康服务业发展缓慢,主要原因还是地方政府基于GDP增量的考虑,对投资大规模健康制造业支持力度大,对规模小、较分散的健康服务业几乎没有相关支持。但实际上,健康服务产业是健康制造产业的下游产业,没有强大的下游产业敲开市场大门,健康制造业就没有后续发展动力。同时健康服务业是现代服务业的重要内容和薄弱环节,要加大改革力度,充分调动社会力量,加快发展内容丰富、层次多样的健康服务业,实现基本和非基本健康服务协调发展(李龙和贾让成,2014)。

3. 产品服务缺乏标准,市场混乱

近年来,我国健康产品市场的乱象有所遏制,但新的健康产品及服务层出不穷,从治疗和辅助治疗疾病的药品、器械到促进健康的保健品、养生产品等等,产品繁多,问题也很多。近几年来,工商部门查处的保健品虚假宣传、网络传销等就反映了上述问题,同时随着互联网经济的发展,出现了微商线上销售,对老年人办讲座欺骗销售等方式,模式更加隐蔽,政府监管更显无力。中国保健协会的调查数据显示,2015年我国保健品的销售额约2000亿元,其中老年人消费占了50%以上,老年人是保健品消费的主力。浙江省是我国率先老龄化的地区之一,加上经济条件较好,在过去几年是保健品骗局频发地区之

一,其主要原因就是保健品缺乏标准,产品混乱现象严重。另外健康服务行业也有此现象,以养老为例,各地为了提前应对老龄化的冲击,大力发展老年护理和看护产业,但是因为没有老年护理和看护的服务标准,政府对购买养老产品时的定价和监管都很困难,这也阻碍了该产业的有效发展。

(三)瓶颈背后的原因

健康服务行业发展出现上述问题,表面原因有很多,如政府主导,依靠政府补贴、商业模式没有创新、产业还处在低端、附加费不高,等等,但其根本问题是促进产业发展的动力不足,面对这一座巨大的金矿,找不到合适的挖掘工具。

究其原因,一方面是除了医疗卫生行业,其他健康服务产业多是劳动密集型产业,行业企业均比较小,没有实力进行人才的培养储备,商业模式的开发和实验需要大量资金,占用很多资源,还存在风险,因此企业开发动力不足;另一方面,很多健康服务企业还处在初级阶段,从业人员学历较低,企业管理人员对人才的认识也比较片面,难以形成促使企业人员不断发展的环境。在健康行业新技术、新模式、新服务不断涌现的形势下,对人才的重视程度不够,投入少,人才存量和质量不能与之相适应,无法适应健康服务产业结构拓展的要求,没有动力促进产业发展。比如据浙江省医药行业协会的统计,2016年,在全省药品流通行业从业人员中,具有研究生及以上学历的占从业总人数的1.10%,具有大学本科学历的占18.81%,具有大专学历的占34.20%,在从事医药物流人员中,具有物流师资格人员仅占2.36%,复合型人才、专业化队伍的不足阻碍了行业发展。

为了说明上述问题,我们利用新产业发展过程(见图1.10)模型来解释一个新产业是如何发展起来的。①盈利点的出现。社会的发展或者技术的革新使得市场上出现了以前没有的盈利点;②成功的商业模式。嗅觉灵敏且有创业创新精神的人发现了它,成立企业并逐渐摸索成功一种商业模式;③行业的出现。这个企业不断发展壮大,并被他人模仿,其商业模式得到推广和优化;④行业的不断壮大。企业开始整合,发现新盈利点并向上下游拓展。

从行业人才需求的角度看,一开始要有嗅觉灵敏的创新创业人才,然后由经营管理人才发展出成功的商业模式,在企业壮大过程中需要大量的生产、服务、营销人员。

新行业发展过程模型说明,在行业发展初期,除了技术上的革新,人才是行业发展的第一因素,如果一个行业培养的创新创业人才多,它就能够发现更多的盈利点,形成更多的商业模式,产生更多的新行业、新企业,当然这个行业

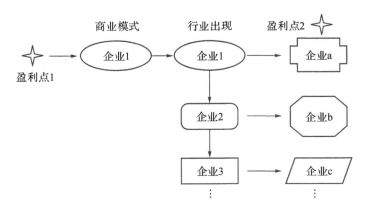

图 1.10　新产业发展过程模型

必须有巨大的机遇和潜力。

　　近年来,浙江省互联网经济飞速发展,移动技术向各产业渗透加快,其中离不开研发、推广、营销的各类人才的支撑。从浙江经济、社会条件来看,浙江人的健康水平、浙江省的健康产业,都走在了全国的前列,浙江正处在健康服务产业大发展的风口浪尖,正面临发展健康产业的机遇期。国外发达国家及地区的经济社会发展水平比我们高,他们在健康、养老产业发展上的经验、商业模式已经非常成熟,只要我们能因地制宜、学以致用,必能大有作为,这其中的关键因素就是人才培养,突破就在高校,承担推动健康产业新发展重任的就是高校的人才培养。

(四)健康产业发展对人才培养的新要求

　　假设在图 1.10 所示的新行业发展过程模型中,有这样一个"看得见的手":它能够持续关注健康服务行业的发展,及时探索发现行业出现的新盈利点,并在机构内实验和改进商业模式并成功,然后推广到社会及各地区,并不断演化和发展,最终形成成熟的新行业,同时在此过程中根据行业发展的阶段,按市场需求培养出了创新创业、运营管理、技能服务等各方面的人才,那么健康服务业发展所面临的困境就会迎刃而解。

　　高校人才培养是促进浙江健康服务业发展的捷径。所谓人才培养,是指在明确的产业发展目标下,通过各种渠道(如高校教育、企业培训、产学研合作等),采用科学的方法向受培养者传授相关知识,使其成为产业发展所需要的人才的过程。高校能够成为这样的一个平台,是因为现代高校不仅仅肩负着学生知识和技能的培养职能,更具备了以下新的职能。

1. 高校要成为健康产业产学研合作的综合主体

"产学研"即产业、学校、科研机构等各自利用比较优势,通过互通有无、相互协作,把人才、技术研发、生产管理和市场营销紧密结合起来,形成一种系统化协同优势。"产"就是行业企业因自身发展困境而向科研、高校机构寻求智力和技术资源的合作的一种方式;"学"是高校进行职业技术技能的积累、改进、传播和培训,根据行业企业的需求培养出更加专业的技术人才,帮助行业企业完成转型需求;"研"就是利用这种合作方式实现为行业企业开发新技术,研究新商业模式和顾问咨询等功能。

就健康服务业而言,因其新产业中行业企业能力不足,只有高校通过组建联盟、聚集资源,把政府、学校、行业企业拉到一起,由政府主导,学校作为主体,依靠健康服务业的支撑,才可以承担起技术的开发、商业模式的创新、人才的培养、产业的拓展推广。现代社会的重大科学发现和重要技术突破大都源于高校和科研院所,影响社会和经济发展的重大举措也是产学研合作的成果,将来健康服务产业的发展亦将如此。因此推进产学研合作,不仅是高等院校服务国家经济社会发展的迫切需要,也是推动高等院校自身事业发展的内在要求。

2. 高校要成为健康产业商业模式创新的试验田

商业模式,是指企业在一定的价值链或价值网络中向客户提供产品和服务并获取利润的模式,通俗地说,就是企业赚钱的模式。商业模式创新是把新的商业模式引入社会的生产体系,并为客户和自身创造价值,也就是说商业模式创新就是指企业以新的有效方式赚钱。比如现代出现的新型互联网企业谷歌、百度、亚马逊、淘宝、京东、腾讯等,互联网及移动通信的普及催生大量新的商业试验,当前"互联网+"成为经济转型升级的重要手段,这些企业的赚钱方式明显有别于传统企业,这就是商业模式的创新。这些基于新技术出现的企业,一方面开拓新市场,推出新产品满足新需求;另一方面改造传统商业模式,从卖产品转到吸流量,从做中介变成大数据,如阿里巴巴对中国及全世界零售业带来的冲击,互联网金融给生活带来的便捷性,滴滴打车对传统出租行业的颠覆,可以说新型商业模式显示出强大的生命力与竞争力。

健康服务业到现在已经存在了大量的商业模式,"互联网+家政""大数据+健康管理"等新模式层出不穷,并不断开拓当前健康产业的局面。然而仍有些领域如养老产业发展比较慢,其重要的原因是原有的赚钱模式拓展市场的能力不足(也有可能是市场盈利点还未出现),这就需要新的商业模式不断地实验及创新,这也是新商业模式能够大展拳脚的领域。

高校作为健康服务业产学研合作的综合主体，能够依托政府政策经费的支持，利用自身资源、技术、设备、场地、智力、人力等优势，通过研发、技术引进、政策参与制定，联合企业进行新型商业模式试验，相比较单个的健康服务企业，其有很强的开发和抗击风险能力，应该成为健康服务业商业模式创新的试验田。

3. 高校要成为健康产业创新创业教育的基地

2015 年 5 月，国务院办公厅印发《关于深化高等学校创新创业教育改革的实施意见》，提出高校创新创业教育的总体目标是："2015 年起全面深化高校创新创业教育改革。2017 年取得重要进展，形成科学先进、广泛认同、具有中国特色的创新创业教育理念，形成一批可复制可推广的制度成果，普及创新创业教育，实现新一轮大学生创业引领计划预期目标。到 2020 年建立健全课堂教学、自主学习、结合实践、指导帮扶、文化引领融为一体的高校创新创业教育体系，人才培养质量显著提升，学生的创新精神、创业意识和创新创业能力明显增强，投身创业实践的学生显著增加。"截至 2017 年 7 月，我国已有 200 所高校成为深化创新创业教育改革示范高校。

由此可见，我国高校已经开始重视把创新创业教育作为主要阵地之一，而在健康服务业更应如此，且非常迫切。其原因有以下三个方面。一是在医疗卫生服务业中，原有创新教育要不断深化，而在非医疗的卫生服务领域，如养老、健康管理、养生保健等行业本身刚刚发展，基本没有创新创业教育的基础，唯有依托高校完成此项任务；二是我国老龄化问题严重，当前发展相关健康产业极其迫切，借助高校的创新创业人才培养能够加快产业发展；三是传统医疗卫生行业涉及健康服务业的专业很多，健康服务类高校有基础也有能力完成创新创业人才培养。

4. 高校要成为健康产业技术技能开发、积累、传播的平台

现代经济条件下，无论是制造业还是服务业，其技术和技能都在经济发展中占据越来越重要的地位，科技成果靠谁来转化为实际生产力呢？就是技能型人才，他们将自身的实践和新技术不断地结合，更高更快地提升生产力，他们才是现代企业的核心竞争力。

要实现技能型人力资本积累，需要构建与社会生产发展相适应的教育体系，这是培养技能型人才的有效途径。一个国家的劳动力质量，所积累的经验和人力资本，教育系统等决定了它创造新思想和利用现有思想的能力。教育和人力资本对吸收和利用国外技术，乃至实现经济持续增长都是必要的（宋朝霞，2013）。

健康服务业的很多工作领域都涉及一定的医疗知识技术,又需要具体的相关技能补充,比如养老服务工作,一方面需要医疗护理保健的知识,和生活照料、心理辅导咨询等专业技能。把这些所需的知识技能从原有行业中剥离出来,并根据岗位需要糅合新知识、工作技术和流程,这就是技能的开发和积累;另一方面需要借助职业教育体系而不是原有师徒式和自我学习模式,将其大规模地传递到行业中。这时的职业教育才会更加有利于产业升级,有利于创业创新的提升,有利于经济结构的改革。由于健康服务中,很多职业在我国还处在起步阶段,没有形成固定的规范和标准,而高校作为人才培养的主体,也有责任不断地开发、积累和传播专业技术和工作技能。

有一个非常好的案例,能够清晰地看到高校人才培养职能发展对产业的影响,那就是台湾地区建构长期照护体系先导计划。台湾地区为了构建长期照护体系而专门制订了一个为期三年的先导计划,目的是在制定和实施构建长期照护体系的政策前,先进行部分实验,后发展经验,找出不足,由此组成了以岛内大学为主体的产学研联合体,台湾地区行政管理机构办公场所提供政策和资金支持,2001年选择嘉义市和台北县作为实验区,开始推广服务、督导新型服务模式,并为社区提供养老的各项居家和社区服务,通过自己的人才培养和商业模式的创新,逐渐发展出了能为老年人提供全套长期照护服务的中介机构。通过十年发展,现在台湾大部分地区已经建立了几百个类似的社区服务中心,督导管理者为老年长期照护服务的医疗、生活、护理等上千家中介机构,即建立了较完善的长期照护体系,也形成和发展了长期照护业,壮大繁荣了台湾的养老产业。而在这个计划之前,长期照护在台湾还只是个概念而已。

从上面的分析和案例中可以看出,如果高校确实承担起了上述职能,有了创新创业的人才,有了商业模式,有了职业技能开发积累传播的平台,只要产业发展的东风一到,任何产业就都能很快地发展壮大起来。而对于浙江而言,养老、健康管理、养生保健等健康服务业已经处在风口浪尖,因此高校人才培养是浙江健康服务业发展的捷径。

第四节 健康服务类高职院校发展的新空间

一、医学卫生类高职院校专业发展变迁历程

随着1977年中国高考制度的恢复,医学卫生类教育也随之恢复,但是此

后很长一段时期内,医学教育以本科、专科、中专教育为体系。1986 年,全国职业教育工作会议上,时任国家教委主任的李鹏同志提出,高等职业学校、一部分广播电视大学、高等专科学校,应划入高等职业教育,但医学卫生类院校还没有高等职业教育改革。1999 年,我国高校迎来大扩招大发展时期,从 1998 年到 2001 年的三年时间里,我国高等医药院校招生人数从 7.52 万人扩大到 17.42 万人,增长 1.3 倍,在校生数从 28.33 万人扩大到 52.94 万人,增长 0.9 倍。自此,我国的医学卫生类高职高专教育进入大发展时期,很多医学中等专科学校通过独立升格、并入或联合组建高校等方式升级成为高职高专学校。

从浙江省的情况来看,2001 年,卫生部、教育部印发《中国医学教育改革和发展纲要》,指出要"扩大高等医学教育,压缩中等医学教育"。在这样的政策指引下,一些条件较好的卫校获得了升格的机会,2015 年以前这种升格最高只到高职高专层次,比如浙江省医药学校升格为浙江医药高等专科学校,浙江省卫生学校升格为浙江医学高等专科学校,宁波卫生学校升格为宁波卫生职业技术学院,2015 年后有继续升格为本科的趋势,比如浙江省医学高等专科学校已于 2016 年升格为杭州医学院。另外一些学校在高等学校追求综合化的大潮中,合并后从事高职高专教育,如金华卫校并入金华职业技术学院,还有一些院校实现了从中专到本科甚至到研究生教育的跨越,如丽水卫校并入丽水学院,舟山卫校并入浙江海洋学院;杭州卫校先并入杭州医专再随医专并入杭州师范大学。还有一些中专学校转变成中职院校后,与高职高专院校合作办学,中高职衔接或分段培养,如海宁卫校、桐乡市卫校、湖州中等卫生专业学校、浙江省永康卫校、绍兴护士学校等与相关高职高专院校联办的"3+2"高职教育。

从职业教育的观点来讲,全世界医学教育体系是最好的职业教育体系之一,它的目的是使受教育者获得某项医学技能,通过医学专业知识学习和动手操作能力训练,强调面向不同岗位的知识储备和技能训练,完全符合职业教育"技能＋学历＋就业"的教育特点。我国医学卫生类的职业教育改革在继承这些特点的基础上,形成了与本硕博的医疗卫生人才培养的差异化发展路径。

从专业设置和人才培养的角度来讲,1999 年以前,我国高等教育还不发达,受过高等教育的人较少,医务人才缺口较大,因此医学专科性质的学校培养学生的目标与本科并无多大区别,专业和课程也大多移植本科学校的设置,使得培养的学生没有竞争力。比如,1999 年杭州医学高等专科学校在《中国高等医学教育》上的简介称:"杭州医学高等专科学校的前身是 1979 年浙江省人民政府批准建立的浙江医科大学杭州分校,1993 年经国家教委批准更名为杭州医学高等专科学校。杭州医学高等专科学校是浙江省唯一的一所高等医学专科学校。"学校当时开设有临床医学、妇产科、儿科、麻醉学、心电学、市场营销(医药药品器械营销)、高级护理等 7 个专业。除了护理学专业,其他专业与当时浙江医科大学的专业基本一致。

一方面,从我国的高考制度来看,普通的医学高职高专的学生入学时素质相对较差。但进入学校后,学习的内容难度几乎没有下降(原因是医学高职课程设置源于医学大专教育,而大专教育又是压缩了的本科教育,课程相近而教材浓缩),反而学制缩短为三年,学生负担太重,掌握的知识不深不透,并缺乏临床实际工作能力和临床思维能力的培养训练,走上工作岗位后工作能力明显不如本科生。由此,用人单位在用人成本相差不多的情况下,首选本科生,不要专科生。另一方面,就业期望值过高。医学专科(包括护理)学生毕业后,对医学人才的需求了解停留在过去,都想在大中城市好的医疗机构单位就业,眼高手低,但实际情况是随着近年来本科生和研究生毕业人数的不断增加,医院出于竞争和发展的需要,普遍遵循进高不进低的原则,使专科毕业生在就业市场上高不成低不就。

2002 年,我国开始了高职高专院校医药卫生类专业设置的大调整,根据当时教育部、卫生部、国家中药局发布的《关于医药卫生类高职高专教育的若干意见》,认识到前几年医药卫生类高职高专教育虽然得到了积极发展,但在发展过程中也出现了一些值得注意的问题,许多职业技术学院虽开设医药卫生类专业,但相应的办学条件和教学设施不足;有的医药卫生类中等专业学校由地方自行审批升格为医药职业技术学院,违反了国家关于医药卫生类高等专科层次院校审批的有关规定。为保证医药卫生类高职高专院校的办学条件和教育质量,促进医药卫生类高职高专教育的健康发展。这时候明确限定了高等专科层次医药卫生类专业培养范围分为三类,即医学类、相关医学类、药学类专业。确定高等学校专科层次医学类专业主要目标为培养面向农村、社区医院的助理执业医师,专业名称统一规范为"临床医学""中医学"和"口腔医学"等,主要由医学高等专科学校和普通本科医学院校举办;相关医学类及药学类专业以培养医学技术、辅助医疗和药学专门人才为主,其培养目标与高职高专教育的培养目标相一致,即"培养生产、建设、管理、服务第一线需要的,德、智、体、美等方面全面发展的高等技术应用性专门人才",归入高等职业技术教育范畴,明确了职业技术学院和非医药卫生类高等专科学校原则上不得举办医学类专业。

上述调整的变化可以从教育部于 2005 年颁发的《普通高等学校高职高专教育指导性专业健康管理类目录》(见表 1.1)中看出,临床医学类和药学类基本在高等专科院校开设,其他类型的在高专高职均有开设,明显与本科以上的教育体系有差异化,为完善医疗卫生教育体系打下了基础。

表 1.1　普通高等学校高职高专教育指导性专业健康管理类目录

专业大类	专业名称
临床医学类	临床医学、口腔医学、中医学、蒙医学、藏医学、维吾尔族医学、中西医结合、针灸推拿、中医骨伤
护理类	护理、助产
药学类	药学、中药
医学技术类	医学检验技术、医学生物技术、医学影像技术、眼视光技术、康复治疗技术、口腔医学技术、医学营养、医疗美容技术、呼吸治疗技术、卫生检验与检疫技术
卫生管理类	卫生监督、卫生信息管理、公共卫生管理、医学文秘
公共服务类	家政服务、老年服务与管理、社区康复、戒毒康复

2007 年,在全国 97 所院校设置的高职高专医学卫生专业中,有承担医学高职高专人才培养的新建 16 所医学本科院校、41 所医学高等专科学校、22 所医学类高等职业院校、18 所综合性高等职业院校。在专业设置方面,新建医学本科高职高专中,超过 30% 的学校设有护理、临床医学、药学、医学检疫技术、口腔医学;高等专科学校中,30% 的学校设有护理、临床医学、药学、医学检疫技术、口腔医学、医学影像技术、助产和康复医疗;医学类高等职业院校中,30% 的学校设有护理、药学、医学检疫技术、助产、医学影像技术、医疗美容技术、康复治疗技术、口腔医学技术;综合性高等职业院校中,30% 的学校设有护理、药学、医学检疫技术、医学影像技术、临床医学、助产专业。可见,这时高职高专学校的专业设计基本按照 2002 年教育部制定的框架进行,高专和高职有一定的区分性,新建本科院校专业设置还在过渡期,30% 学校开设的专业说明这些专业的人才缺口较大,高职院校人才培养基本满足社会需求。

随着经济和社会发展,特别是健康产业的发展和日益受到重视,近年来医疗卫生类高职高专院校开始探索学校发展和专业创新的路径,从 2016 年《普通高等学校高职高专教育指导性专业目录》新增加的专业可见一斑(见表 1.2)。

表 1.2　2006—2016 年高职高专健康管理类专业中新增加的专业

专业大类	专业名称
临床医学类	傣医学、公共卫生
护理类	涉外护理
药学类	维药学、中药鉴定与质量检测技术、现代中药技术、蒙药学
医学技术类	医疗仪器维修技术、医学实验技术、实验动物技术、放射治疗技术、康复工程技术、临床工程技术、中医保健康复技术、苗侗康复治疗技术、言语听觉康复技术、制药设备管理与维护、医疗器械经营与管理
卫生管理类	预防医学
公共服务类	健康管理、运动康复、幼儿保育、心理咨询、家政管理、康复辅助器具应用与服务、幼儿发展与健康管理、公益慈善事业管理

二、健康服务业人才需求的变化

健康服务业人才需求的趋势与健康产业的发展密切相关,因此可以从发达国家对健康服务业人才需求,和我国健康服务产业的发展规划以及分化的角度出发,对未来我国健康服务业人才需求的趋势进行分析。

（一）健康服务业整体需求快速增加

20 世纪 90 年代起,健康服务业在国际大都市的产业结构中的地位急速上升,成为新兴的大都市龙头产业。其龙头地位既表现在巨大的产业规模上,又表现在其吸收就业、稳定社会的突出作用上。以纽约为例,2001 年在纽约市 800 万人口、350 万就业人口中,健康服务产业的从业人员就有 50 万人之多,位居纽约私有部门（除去政府部门）的就业人口之首;产业总收入达到 479.3 亿美元,而同年纽约制造业总收入仅为 250 亿美元。再从就业结构的调整趋势来看,健康服务产业在大环境起起落落的状态下保持着良好的增长势头,就业人口从 1994 年的 43.5 万人增长到 2003 年的 51.5 万人,增长了 18.4%,是纽约市所有产业中就业人口增长最多的行业,而同期整个纽约市的就业人口仅增长了 3.3%,制造业就业人口下降了 8.5%,这显示出健康服务产业作为新兴龙头产业的迅猛增长势头。

我们国家正在进入健康服务产业大发展的时代,就像发达国家在 20 世纪 90 年代所经历过的一样,健康服务产业在产业结构比重上将迅速提升,产业发展必将带动人才的大量需求。国务院《关于促进健康服务业发展的若干意见》(国发〔2013〕40 号)指出,到 2020 年,健康服务业总规模将达到 8 万亿元以上,成为推动经济社会持续发展的重要力量。如此按人均产出 8 万元算,需要的就业人口就要 1 亿人,这将占我国劳动总人口的 15% 左右,达到发达国家健康服务产业就业人口占总就业人口的比例。2016 年年底,我国卫生从业人员约 1100 万人,与 1 个亿的就业人口比,有 400% 的增长空间,缺口巨大。

(二)医疗卫生服务行业人才需求继续增加,今后增速还将比较快

新中国成立后,经过近 70 年的改革发展,已经建立了由医院、基层医疗卫生机构、专业公共卫生机构等组成的覆盖城乡的医疗卫生服务体系,以后的发展方向是实现医疗卫生资源总量合理增长,提升质量,优化结构与布局。

表 1.3 为 2003—2016 年我国卫生从业人员增长比例,由表可知,2003—2013 年,我国卫生从业人员年增长率有很大提升,从 2004 年增长 1.9% 到 2013 年的 7.4%,2014—2016 年增长速度稳定在 4.5% 左右,从 2006 年开始是我国卫生技术人才的需求增长较快的十年,其中执业医师、注册护士年均以 6% 和 10% 左右的速度增长,而药师、检验师等增长比较平稳,但乡村医生和卫生员先升后降,特别是近五年来趋势明显,主要原因是近年来我国城镇化步伐加快,各地区新建城市医院基础配套增加,对医疗卫生人员的需求增加,预计未来我国城市化进程和老龄化持续发展,医疗卫生从业人员还会继续增加,增速还会比较快,但结构性差别也会显现。

表 1.3　2003—2016 年我国卫生从业人员增长比例

单位:%

年份	从业人员						
	卫生人员	卫生技术人员	执业(助理)医师	注册护士	药师(士)	检验师(士)	乡村医生和卫生员
2003	-4.8	2.6	4.8	1.6	-0.1	0.2	-32.8
2004	1.9	2.4	3.2	3.4	-0.5	0.9	1.8
2005	1.8	1.7	2.5	3.1	-1.7	0.0	3.8
2006	3.6	3.6	3.4	5.7	1.2	3.4	4.5
2007	4.2	3.9	2.2	9.3	-8.0	-5.6	-2.7
2008	4.1	5.3	4.5	7.7	1.6	3.0	0.7
2009	7.3	7.0	6.3	10.5	3.4	3.8	12.0
2010	5.5	6.2	3.5	10.4	3.5	4.5	3.9

续表

年份	从业人员						
	卫生人员	卫生技术人员	执业（助理）医师	注册护士	药师（士）	检验师（士）	乡村医生和卫生员
2011	5.0	5.6	2.4	9.6	2.8	3.6	3.2
2012	5.8	7.6	5.9	11.3	3.7	4.3	－2.8
2013	7.4	8.0	6.9	11.5	4.8	6.7	－1.2
2014	4.5	5.3	3.9	7.9	3.5	5.0	－2.1
2015	4.5	5.5	5.6	7.9	3.3	5.2	－2.5
2016	4.5	5.6	5.7	8.2	3.7	5.0	－3.1

注：数据来源于卫生部《2017 中国卫生统计年鉴》。

根据国务院办公厅颁布的《关于印发全国医疗卫生服务体系规划纲要（2015—2020 年）》，2020 年全国医疗卫生服务体系资源要素配置主要指标如表 1.4 所示。从表中可以看出，我国医疗卫生服务业人才需求还有适当的增长空间，社会办医院、县办医院、全科医生、注册医疗护士、其他公共卫生人员都还有较大发展空间，但从五年的增长目标看，人才需求平均增速在 6％左右，增速还会比较快。

表 1.4　2020 年全国医疗卫生服务体系资源要素配置主要指标

主　要　指　标	2020 年目标	2017 年现状	年增长率	指标性质
每千常住人口医疗卫生机构床位数/张	6	5.36	3.0％	指导性
医院	4.8	4.11	4.2％	指导性
公立医院	3.3	3.22	0.6％	指导性
社会办医院	1.5	0.89	17.1％	指导性
基层医疗卫生机构	1.2	1.04	3.8％	指导性
每千常住人口执业（助理）医师数/人	2.5	2.31	2.1％	指导性
每千常住人口注册护士数/人	3.14	2.54	5.9％	指导性
每千常住人口公共卫生人员数/人	0.83	0.63	7.9％	指导性
每万常住人口全科医生数/人	2	1.51	8.1％	约束性
医护比	1∶1.25	1∶1	—	指导性
市办及以上医院床护比	1∶0.6	1∶0.51	—	指导性

（三）非医疗和医疗辅助健康服务产业人才需求空间巨大，超快增长

2011 年，我国民政部印发《全国民政人才中长期发展规划（2010—2020）年》，提出："到 2020 年，要实现养老护理员达 600 万人的目标。"根据中国社会管理研究院的一项研究，至 2020 年，中国的失能老人将达到 599 万～674 万人，半失能老人将达到 6852 万～7590 万人，据此估测养老护理员岗位则应达到 657 万～731 万人，我国民政部印发《全国民政人才中长期发展规划（2010—2020 年）》也提出："到 2020 年，要实现养老护理员达 600 万人的目标。"而 2013 年全国持证的养老护理员仅为 5 万余人，我国养老护理员缺口在 300 万～600 万人，人才需求空间巨大，当然还有与之匹配的营养师、康复训练师、家政服务等人才需求也必然会同步增长（邹春霞和李泽伟，2013）。

再如在健康管理行业，健康服务业从业人员成为社会急缺人才，特别是一线城市的健康管理服务机构，月薪 2 万元也难请到优秀的健康服务人员。据不完全统计，"亚健康管理师""儿童健康管理师"的人才供需缺口接近 2000 万人。健康管理师在欧美一些发达国家早已家喻户晓。《生命时报》报道，截至 2012 年，美国已有 31 万名专业健康管理师，他们工作在不同机构，比如社区、养老院、康复中心、医院等。预计至 2022 年，美国健康管理师数量将增长 23%，增加 7.3 万多人。相关统计显示，大约每 10 个美国人就有 7 个享有健康管理服务；而我国的健康管理服务比率低至十五万分之一，也就是说，每 15 万人中，才有 1 个享有健康管理服务。在我国，如按每 100 人配备 1 名亚健康管理师计算，13 亿人口就需 1300 万名亚健康管理师，所以，健康管理师的人才缺口巨大（李进，2014）。

（四）岗位对知识、技术、技能、学历等劳动要素的需求分化

健康服务产业链长、子行业多、对人才需求多样化，随着经济和社会技术能力的提升，我国健康服务产业就业岗位对劳动者的知识、技术、技能等劳动要素的要求出现分化。下面，从健康服务产业体系提供的主要产品、就业岗位以及对人才素质的要求（见表 1.5）等方面，分析这种需求分化的走向。

表 1.5 健康服务业各子行业的需求分化

各子行业	组成部分	主要产品	就业岗位	对人才素质的要求
公共卫生服务行业	卫生监督机构,疾病预防控制机构,精神病院,传染病医院,职业病医院,妇幼保健院,基层医疗卫生机构等	卫生监督执法服务,疾病预防服务,精神病防治服务,传染病防治服务,职业病防治服务,妇幼保健服务,疾病预防与诊治等	各类疾病防治医(技)师,卫生监督管理等	知识和专业技术要求高,注重高学历和丰富经验
医疗服务行业	各级各类医院,基层医疗卫生机构等	疾病诊治服务,护理服务,康复服务等	各类疾病防治医(技)师,专业护士,物理医学与康复医师等	知识和专业技术要求高,注重高学历和丰富经验
健康管理服务行业	健康体检机构,健康咨询机构,健康培训机构,健康产品经销机构等	体检检测服务,咨询服务,培训服务,销售和咨询服务等	护士,健康管理师,健康培训师,销售顾问等	医学知识和专业技能要求较高,学历要求低,要求具备一定的协调、沟通、营销等能力
养老照护服务行业	养老院、福利院,居家养老社区,社区养老服务中心,老年康疗中心等	照护服务,家政服务,康复训练服务,健身保健服务等	养老护理员、家政服务及管理人员,理疗师、康复训练师等	护理知识和专业技能要求较高,学历要求较低,注重丰富经验
康复保健养生服务行业	中医医疗机构,医院的康复科,足浴、按摩等机构,康复指导管理机构,保健产品销售机构等	病伤康复指导,残疾人康复治疗,度假疗养服务,养生保健服务,保健品咨询销售等	康复训练师,培训师,足浴、按摩技师,销售员、养生保健管理师等	医学、护理类知识技术要求低,养生保健等专业技能要求高,要求具备一定的协调、沟通、营销等能力
健身休闲旅游服务行业	群众体育管理机构,各类健身俱乐部,社区健身设施,休闲旅游景区,旅行社等	健身指导服务,场地设施的提供,各种活动的组织管理等	社会体育活动指导,旅游管理等	医学、护理类知识技术要求低,休闲健身等专业技能要求高,学历要求低,要求具备一定的组织、沟通、营销等能力

从表 1.5 可以看出,健康服务业各子行业重点提供的产品不一样,导致它们对人才在医学知识和技术、护理知识和技能、行业相关技能以及个人能力素质上的要求出现分化:公共卫生和医疗服务行业属于知识和技术密集型行业,对人才的医学类知识和技术要求很高,这也决定了要用较长的年限来培养人

才,学历要求自然就高;健康管理服务行业与养老照护服务行业分别对医学专业知识和技能、护理专业知识和技能要求较高,但学历要求较低,在个人素质方面强调沟通协调能力;而对养生保健和健身休闲旅游服务行业来说,其更需要的是行业特点强的专业知识和技能,对学历要求低,但对组织协调和沟通能力的要求较高。上述这种分化,对传统的健康服务业的人才培养带来了挑战,同时也带来了机遇。

三、医疗卫生人才发展的"上升和下降"

随着我国医疗卫生事业的改革与发展,医疗卫生人才的需求趋势不断变化,用人单位对于人才的各方面能力的要求也不断调整,医疗卫生人才市场的"一上一下"的趋势越来越清晰,具体就是医疗卫生市场对人才的就业要求整体上升,但就业空间却在下降,"要求上升"是指对学历、职称、经验的要求越来越高,"空间下降"是指越来越多的医学类毕业生就业竞争越来越激烈。

医疗卫生服务业对医学、护理专业的知识和技术要求较高,一方面是由于其属于知识和技术密集型行业,随着行业竞争和教育水平提升,其本身对人才的要求越来越高;另一方面是由于一直以来我国医疗卫生单位属于事业部门,在当前就业形势和竞争压力下,医疗卫生部门可以挟"编制"以提高就业门槛,对人才的需求整体上升。王育飞等(2011)调查显示,2005—2010年,我国医疗单位对毕业生的学历要求不断提高,2005—2006年,63%的医疗单位要求本科以上学历,2007—2008年增长到79%,2009—2010年,85%的用人单位对毕业生的要求为本科以上学历,15%的单位为大专学历,而且这15%的单位中82%为医药市场营销及管理岗位,而对于临床医生等专业技术岗位,几乎所有的医疗单位都要求有本科以上学历,其中33%的用人单位要求研究生以上学历。这一变化也能从全国卫生技术人员的学历结构中得到反馈,2003年,本科及以上占14.3%,大专占26.7%,中专占46.6%,高中及以下占12.5%;到2016年年末,本科及以上占32.2%,大专占39.3%,中专占26.5%,高中及以下占2.0%。本科及以上学历在十年多的时间增长了一倍多。

从我国医疗卫生产业发展来看,医疗卫生服务业就业市场下降也很明显,从《全国医疗卫生服务体系规划纲要(2015—2020年)》来看(见图1.11),2015—2020年,我国公立医院只增长9%,省、市办医院增长15%左右,平均每年3%,但社会办医院增长189%,县级医院增长43%,增长比较快。而我国医学类大学毕业生毕业人数每年增长8%左右,这就是说大部分的医学类毕业生要么在县级以下医疗卫生单位就业,要么进入民营性质的社会办医院。

这样的结果是医疗卫生产业就业竞争更加激烈,促使各单位人才要求整体上移,也使得就业困难的毕业生向其他健康服务产业转移。

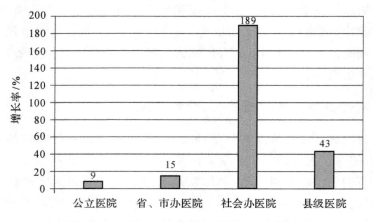

图 1.11 2015—2020 年我国各类医院增长比例

这种趋势在我国刚刚形成,而在美国早就出现了。1994—2001 年,纽约市公立医院的就业人数下降了 33.4%,而家庭健康服务机构的就业人数却上升了 75.9%。此外,国外健康服务业供给呈现出公立和私立并举的局面,甚至私营的医疗机构比重更大。在纽约,且不说流动健康服务的主体绝大多数是私营,即使对于医院,私立医院数量也占绝大部分。美国的健康服务业因此也形成了多种组织形式和多种所有制形式,覆盖了各种细分市场,形成了能够满足各种定制化、人性化服务的成熟产业业态。在纽约市健康服务产业的构成中,医疗服务个体化、独立化的特点非常突出。诸多的医生办公室、家庭和社区健康服务机构在数量上已经可与公立医院分庭抗礼,在就业的吸收容量上甚至超过了公立医院。而从趋势看,越来越多的就业增长从大医院转移到了诊所、家庭护理和长期保健设施,从公立卫生保健服务部门转向私立卫生保健服务部门(吴晓隽等,2008)。

四、复合型人才需求持续扩大

少数新产业的出现是由于技术上的重大创新,突破了某种原来没有的而又的确是市场需要的技术,比如石化技术的出现就革新了石油、化工行业,基因检测技术的出现催生了疾病预防的筛选行业;但更多的新产业由原来的两个或多个行业复合、融合而出现的,这种行业出现得快,发展得迅速,是新行业发展中的主流形式,比如互联网行业和零售行业的融合形成了阿里巴巴、亚马逊、eBay 等电商行业。

健康服务业中的新行业也主要由后一种方式发展而来,通过这种方式融合的产业,一旦其发展和盈利模式成熟,就会创造大量的市场空间和就业空间。比如在健康服务业中,旅游和医疗行业的结合产生了医疗旅游,它是将旅游和健康服务结合起来的一种旅游形式。全球医疗旅游人数已经上升到每年数百万人以上。2000 年,世界医疗旅游业的总产值不足百亿美元,而到了2005 年已达到 200 亿美元,其发展势头十分惊人。2007 年,印度、泰国、马来西亚、印度尼西亚和新加坡五个国家的医疗旅游产业年收入合计高达 34 亿美元,大约有 290 万名外国人到这五个国家进行观光旅游和治疗。美国斯坦福研究机构发布的调研数据显示,2017 年全球医疗旅游的收入超过 6700 亿美元,占世界旅游总收入的 16% 以上。另据世界卫生组织预测,到 2022 年,旅游业的 GDP 将占全球 GDP 的 11%,医疗健康产业的 GDP 将占 12%。目前,世界医疗旅游业最发达的国家是泰国,除此以外,包括印度、印度尼西亚、哥斯达黎加等国均在大力发展医疗旅游产业,我国上海、海南的医疗旅游行业也进入快速发展时期。

如此复合型的新产业,在健康服务产业中比比皆是,养生和健康管理的结合、健康和金融的结合、休闲与健身的结合、养老与旅游地产的结合等等,它们的市场空间巨大,因为我国有 70% 的人处于亚健康状态,15% 的人处于疾病状态,其中,高收入人群中处于亚健康状态与疾病状态的人数明显高于一般收入人群,高收入人群是健康产业发展首要关注的人群,他们需要定制个性化的全面健康服务来提高生命质量。上述这种复合型的新产业的商业模式还在不断发展中,需要各种复合型人才去开发挖掘,这些商业模式成熟一个,行业爆发一个,这必将形成多知识面复合型人才需求空间持续扩大的局面。

从我国社会经济发展来看,将来 10 年是健康服务产业大发展时期,而医疗卫生领域就职空间会压缩至最小,如果没有提前应对,健康类高职高专院校面临的上述困境将变成实际困难,学校的发展将难以为继。要跳出浙江省健康服务类高职院校人才培养的困境,需要发挥其原有的医学特色优势,结合新的社会和市场需求,积极应对和适应新的环境及变化,肩负起加快促进浙江健康服务产业发展的重任,花大力气攻坚克难,把高职院校的人才培养外延放大,着手在新的空间上谋求发展。

第五节　健康服务类专业建设多方协同治理的现实困境

一、我国专业治理现状

2010年，我国全面启动国家教育体制改革试点工作。试点地区积极组建试点工作领导小组，出台相关支持政策，基本建立了良好的试点工作体系和运行机制，形成了"部司会议推动、地方文件牵动、行业组织联动、企业部分互动、学校积极行动的有序实施状况"，为专业协同治理创造了良好的大环境。初步建立职教发展制度，初步完善政策法规，初步构建职教体系，基础能力建设得到提高，但同时职业教育内外支持体系缺失，职教制度不完善情况依然存在。在具体专业建设领域，国家政策的缺失、激励机制的不健全、育人主体能力的不足，制约了政校行企多方协同治理效果。当前，我国劳动制度与教育制度分离，职业教育办学过程中，行业企业资源难以统筹配置，表现出明显的"劳动、人事系统与教育系统"的分割，如何通过调整优化组织结构来统筹各相关利益主体，通过运行机制优化整合分散的教育教学资源以形成职业教育发展的合力，是专业协同治理模式关注的重心。

（一）专业治理共性困境

1.校企合作法律地位仍不清晰

从目前职业教育校企合作的整体状况来看，双方合作的保障、约束和激励等法律政策建设远落后于现实需要。虽然国务院《关于加快发展现代职业教育的决定》明确提出"发挥企业重要办学主体作用"，也有一些地方出台校企合作地方法规，如宁波、大连等地，但这些法规都比较宏观和笼统，对企业参与职业教育的责任没有明确规定，缺乏实际可操作的实施细则。现行的《职业教育法》也规定，企业、事业组织应该接纳职业学校和职业培训机构的学生和教师实习，但同样也缺少可操作性规定。

2.校企合作缺乏激励政策

政府曾相继出台相关法规政策激励企业参与校企合作，但其激励政策尚不完善，企业没有获得足够的利益也没有承担相应的社会责任。《决定》再次明确,"健全政府补贴、购买服务、助学贷款、基金奖励、捐资激励等制度,鼓励社会力量参与职业教育办学、管理和评价""企业因接受实习生所实际发生的与取得收入有关的、合理的支出,按现行税收法律规定在计算应纳税所得额时扣除",但哪些项类属于与取得收入有关的合理支出,以及申报税收优惠的程序等都尚未明确。

3.行业指导能力的缺失

截至 2016 年 12 月,教育部共组建成立 56 个职业教育行业教学指导委员会,也出台、发布了职业教育发展中充分发挥行业指导作用的政策文件,如教育部《关于充分发挥行业指导作用推进职业教育改革发展的意见》《关于做好行业指导职业院校专业改革与实践有关工作的通知》等,但事实上,在职业教育活动中,行业组织的指导作用还是未能充分发挥出来。一方面,囿于客观原因,法律没有相关条文明文规定。我国现有法律没有明确规定行业协会在职业教育发展中的地位和作用,也没有明确赋予行业指导职业教育的权限,同时支持、鼓励行业组织参与职业教育与培训的政策也不健全。另一方面,受困于主观原因,我国行业组织自身独立发展的水平有限,指导职业教育发展的能力不足,尚不具备德国、美国、澳大利亚等职业教育发达国家行会制定行业标准、颁发资格证书的能力。

4.职业资格证书与学历证书相互分离

当前,职业资格证书与学历证书既相互分离又并行存在。学历证书作为教育属性,由教育相关部门颁发;职业资格证书作为职业属性,由人力资源和社会保障部门颁发,然而两者之间并不存在对应关系,对于毕业生获取学历证书后应获取哪一级对应的职业资格证书,并没有明确的依据和规定。因此,一方面职业资格证书名目繁多,2014—2016 年,连续三年间国务院共分 5 个批次,取消没有相关法律法规和国务院决定作为依据的准入类职业资格 272 项;另一方面,职业资格证书与学历证书不等值,影响了职业资格证书对职业教育人才培养的导向作用,无法有效指导专业教学标准的制定、培训考核体系的建立。

5.专业建设同质化严重

学校瞄准热门的、办学成本低的专业,而各级层面专业调整、预警与退出机制尚不健全,导致专业建设存在专业结构失衡、专业同质化严重、专业建设与社会经济发展脱节等现象,造成专业设置和专业人才培养同质化,专业人才结构性短缺。

（二）健康服务类专业治理困境

作为新兴专业，健康服务类专业具有典型特征：社会认可度不高，专业生源不足；专业体系尚需完善；职业标准缺乏，对人才技能和职业能力素质要求不明确；职业发展前景模糊等。所以，健康服务类专业治理除了存在上述专业治理的共性困境外，还存在由专业特性导致的治理困境。

1. 专业体系欠完善

《普通高等学校高等职业教育（专科）专业目录（2015 年）》中提出，在卫生医药大类下，增设健康管理与促进类专业，由 11 个专业组成，包括了健康管理、医学营养、中医养生保健、心理咨询、老年保健与管理等为人群提供健康服务的专业，也包括提供健康服务相关技术的医疗设备应用技术、医疗器械维护与管理、康复辅助器具技术、假肢与矫形器技术等专业。但无论是从学科内在联系、人才培养体系支撑看，还是从专业关联性看，健康管理与促进类专业体系的构建都还值得商榷与进一步探索完善。

2. 行业标准缺失

目前，新兴健康服务产业处于产业周期的萌芽阶段（成长）阶段，国家尚无统一的行业、产业准入标准。作为与产业互动最为直接的教育类型，新兴健康服务类行业、产业标准的缺失，直接影响着相关院校对健康服务类专业人才培养目标与规格的界定、课程体系结构的设计与教学内容的选择，从而影响专业人才培养与产业需求的契合性。健康服务产业为新兴产业，专业建设也面临着相应专业师资短缺及储备师资的不足、课程建设及相关配套教材建设滞后等现实问题。

3. 学科建设要素交叉

如前文所述，健康管理与促进包括了个性化健康检测评估、亚健康管理、公共营养管理等方面，其主要职能是对个体（群体）健康进行检测、分析、评估，对不健康的生活方式等进行干预，从而防止（减少）疾病发生。从健康管理与促进的职能，以及所覆盖的职业岗位来看，新兴健康服务产业在高校学科上体现为多学科交叉性。教育部专业目录里公布的健康管理与促进类专业就体现了这一特点。学科是专业建设的基础，新兴产业相关专业建设成效很大程度上取决于交叉学科的建设。因此，交叉学科特性所带来的基层教学组织建设、教师知识结构更新、传统管理模式变革以及专业建设、教师个人绩效考核体系等，无一不对原有的管理模式和资源配置方式提出新的考量。

4.动态调整机制尚不健全

　　教育部 2004 年颁布的《普通高等学校高职高专指导性专业目录(试行)》，共有 19 个专业大类、78 个专业类、532 个专业。随着社会经济的快速发展,科学技术的突飞猛进,以及高等职业教育的跨越式发展,教育部在 2015 年新修订并发布了《普通高等学校高等职业教育(专科)专业目录(2015 年)》,包括 19 个专业大类、99 个专业类、747 个专业。由此可见,仅以教育部统一发布的专业目录作为专业设置与动态调整的方式,时间周期长,有明显的产业滞后性,且由于考虑整体性、全局性,而无法体现区域特征,显然无法很好地满足高职院校适应区域经济发展的需求。新兴健康服务业属典型的知识密集型产业,随着产业结构调整升级、科学技术不断更迭,"新兴岗位""新兴职业"会不断涌现。"新职业"就意味着未来就业岗位的增长点,更是高职院校专业调整需关注的方向。然而,一方面,产业始终处在动态发展中,人才需求结构、人才需求的知识结构在不断发展变化,学校敏锐地把握市场变化、掌握行业发展需求的能力欠缺;另一方面,增设教育部《普通高等学校高等职业教育(专科)专业目录》外专业会受到一定程序和条件限制。另外,关于专业设置管理权限,《普通高等学校高等职业教育(专科)专业设置管理办法》如此表述,"教育部负责全国高校高职专业设置的宏观管理和指导;受教育部委托,国家行业主管部门、行业组织负责对本行业领域相关高职专业设置进行指导;省级教育行政部门负责本行政区域内高校高职专业设置的统筹管理;高校依照相关规定要求自主设置和调整高职专业"。然而,在实施过程中,行业组织指导、区域相关部门对产业人才需求进行预测及预警的机制尚未真正发挥作用,导致人才培养落后于当前社会的职业构成、内涵变化,以及区域经济对人才的需求。

第二章　健康服务类专业建设
模式的演进

第一节　专业建设模式创新背景

一、高等职业教育改革的不断深化

我国的高等职业教育起步较晚，人们对高等职业教育的认识也是逐步发展的。

（一）我国高等职业教育从数量发展到质量提升的转变

职业教育是指为使受教育者获得某种职业技能或职业知识，形成良好的职业道德，从而满足从事一定社会生产劳动的需要而开展的一种教育活动，职业教育亦称职业技术教育。它包括职工的就业前培训、对下岗职工的再就业培训等各种职业培训，以及各种职业高中、中专、技校等职业学校教育，等等。

我国很早就开始了各种职业教育，1980年就创立了天津职业大学，开始探索职业教育的发展。1985年，中共中央颁布《关于教育体制改革的决定》，明确要求逐步建立从初级到高级、行业配套、结构合理的职业教育体系，出现了西安航空工业技术专科学校、国家地震局地震技术专科学校、上海电机制造技术专科学校三所在中等专业学校的基础上试办的五年制技术专业学校。1991年，国务院颁布《关于大力发展职业技术教育的决定》，进一步明确了上述体系，并从职业技术教育的性质、地位、作用、方向、任务措施等方面做出了比较详细的规定，勾画出我国的职业教育发展雏形，先后发展起了120多所职业大学，但这时还未形成高等职业教育的基本概念。

此后我国职业教育进入探索发展期,职工大学、中等高等专科学校、成人高校等各种类型的职业教育机构出现,国家也把职业教育作为教育重点发展的支持对象,提出"有计划地实行小学后、初中后、高中后三级分流,大力发展职业教育,逐步形成初等、中等、高等职业教育和普通教育共同发展、相互衔接、比例合理的教育系列",但是我国对高等职业教育的定位还不清晰。

直到 1996 年,我国召开全国职教工作会议和颁布《中华人民共和国职业教育法》(以下简称《职业教育法》),明确指出"职业学校教育分为初等、中等、高等职业学校教育,职业学校教育需根据需要和条件由高等职业学校实施,或者由普通高等学校实施。同时通过三级分流大力发展职业教育,通过'三改一补'(高等专科学校、职业大学、成人高校改革;中等专业学校办高职班作为补充)大力发展高等职业教育"。1997 年,国家明确了高职学校的发展方向,并规范了校名,明确提出新建高等职业学校一律定名为"××职业技术学院"或"××职业学院",同时鼓励其他通过改革、改组、改制发展高职教育的学校照此更名,深圳职业技术学院和邢台职业技术学院挂牌是这一时期的标志。1998 年,全国人大颁发《中华人民共和国高等教育法》,又把高等职业学校和普通大学、独立设置学院、高等专科学校等一起归属于高等学校,而且这个高等职业教育的定位与联合国教科文组织颁布的《国际教育标准分类》中以大学技术性为主的教育阐述是一致的。至此,我国的高等职业教育开始走上清晰的发展道路。

1999—2009 年是我国高等职业教育的快速发展时期,国家逐渐把高职教育的管理权限下放到地方,把招生计划、入学考试、文凭发放等职责交由省级部门统筹,极大地激发了地方办学的积极性,各类高职院校通过合并、升格、新建、联合等方式发展起来,招生规模逐年扩大,形成了地方为主、政府主导、行业企业积极参与的多元化办学格局,把高职高专作为一个办学层次确定了下来,并且借鉴国外高职教育的经验,积极在专业建设、教学体系、实验实训、产学研合作方面开展探索,开展了示范性高校的建设。根据郭俊朝(2008)的统计,1999 年,我国专科院校数量为 313 所,职业技术学院(短期职业大学)161所,总共 474 所,总在校人数超过 136 万人,招生数超过 61 万人。截至 2006年年底,独立设置的高职学校数量为 1147 所,其中职业技术学院 981 所;高职院校招生人数为 293 万人,超过了普通本科招生人数;在校生人数为 796 万人,接近普通本科在校生人数。

2006 年,教育部颁布的《关于全面提高高等职业教育教学质量的若干意见》指出,要从提高认识、加强素质教育、服务区域经济和社会发展、课程改革、校企合作、工学结合、双师队伍建设等方面,提出提高高等职业教育的改革方向。这意味着我国高等职业教育开始向质量建设转变。2008年,教育部启动高职院校人才培养工作评估,旨在促进高等职业院校加强内涵建设,深化校企合作、产学结合的人才培养模式,从师资、专业课程建设、教学管理、实践教学、社会评价方面对高职院校展开评估,进一步促进了各高职院校提高人才培养质量的意识和动力。2009年,我国独立设置高职高专院校1215所,其中职业技术学院1071所,总招生313万人,在校生965万人,比2006年(不考虑升本的专科学校)学校年增加3.0%,在校人数年增加6.0%以上。

2010—2016年,我国高职院校数量增长率均小于3.0%(见表2.1),在校人数增长率虽然较高,但考虑到本科院校每年高职(专科)招生人数的缩减,两者相互抵消,在校人数增长率总体平均在2.0%左右,这说明2010—2016年我国高等职业教育处于稳步发展期。

表2.1 2010—2016年我国高职院校增长变化表

年份	院校		在校生	
	数量/所	增长率/%	数量/万人	增长率/%
2010	1246	—	735.6	—
2011	1280	2.7	744.1	1.1
2012	1297	1.3	759.8	2.1
2013	1321	1.9	776.2	2.2
2014	1327	1.8	803.8	3.5
2015	1341	1.0	849.7	5.7
2016	1359	1.3	887.2	4.4

另外,我国政府更进一步明确了高职院校转向人才培养质量的提升,2011年教育部明确要求高等职业教育以提高质量为核心,中央财政专项投入20亿元,面向所有公办高职院校,每个学校重点支持1~2个专业建设,设立200多所国家示范性建设高等职业学校;2012年教育部发布涉及18个大类的410个高职院校专业的首批教学标准,把提高高等职业教育质量的任务细化到了招生、学制学历、就业面向、职业证书、办学基本条件等各方面,以培养学生的职业能力为主线构建课程体系,以提高教学质量为根本目标。在招生方面,政府提出要使高等职业教育考试招生与普通本科考试分离,探索"知识+技能"的考评办法,形成自主选择、多元录取的高职特色考试招生制度。

2014 年开启了我国职业教育改革的新纪元,为了深化职业教育改革和提升高等职业教育的质量,我国连续出台了《现代职业教育体系建设规划(2014—2020 年)》(以下简称《规划》)、《国务院关于加快发展现代职业教育的决定》(以下简称《决定》),把高等职业教育放到更广阔的职业教育的体系中来进行规划,加强了中高职、高职和应用本科的联系。《规划》指出,今后我国职业教育的发展就是以提高教育质量为核心目的,以深化职业教育改革为目的,重点任务是构建现代的职业教育体系,集结各方力量,齐心合力推进我国职业教育全面协调可持续发展。《决定》指出,到 2020 年,形成适应发展需求、产教深度融合、中职高职衔接、职业教育与普通教育相互沟通,体现终身教育理念,具有中国特色、世界水平的现代职业教育体系。

综上所述,我国的高等职业教育已经进入一个"以围绕提高人才培养质量为核心,以建设现代职业教育体系为重点"的新的发展阶段。在该背景下,应通过办学和专业建设模式的创新以深化改革,推动我国现代职业教育发展方式的转变。

(二)我国高职院校办学主体多元化的背景

我国的高校管理模式是在新中国成立后我国传统的计划经济管理体制的基础上演变而来的,在早期的计划集中管理时代,高校属于政府部门的一部分或者是其延伸,政府部门与高校的关系是行政隶属关系,高校成为执行政府意志的下属机构。政府以行政命令的方式直接、全面地对高校进行管理,从学生的招生到分配,全面包干,政府一手包办学校、专业、经费以及教师的配备,由此也形成了我国高校由国家举办,中央各部委和地方管理的"条块体系",使得高校的管理比较封闭僵化,不利于学科的发展和人才的培养交流。

改革开放后,在苏步青等几位著名大学校长、书记的"扩大高校办学自主权"的呼吁下,我国第一轮高等教育管理体制改革于 1985 年开始,中共中央发布了《关于教育体制改革的决定》,其目的在于改变原有的集中管理模式,通过教育职能的转变来进行政校关系的调整,通过扩大高等学校的办学自主权,加强高等学校同生产、科研和社会其他各方面的联系,使高等学校具有主动适应经济和社会发展的积极性和能力。此后,国务院还提出通过促进多种形式的联合办学、优化教育结构等提高办学效益。但是,在计划招生和毕业分配的背景下,上述改革的力度有限。

1998—2000 年是我国高教管理体制改革的大变革时期,国家对分属于不同部委、体系的高校进行管理体制调整,将原来由 62 个国务院部门(单位)管理 367 所普通高校,调整为只由 10 余个部门(单位)管理 120 所左右,这是我国高教体制改革的标志,由此确立了高校多级管理体制的框架(马陆亭,2008)。

我国高等职业教育起步较晚,从其发展历程来看,1998 年以前,我国的高等职业教育发展比较缓慢,政府虽对高等职业教育有较高的重视,其发展也出现了多元化,但高等职业院校数量太少,没有普遍意义,其管理基本沿袭本专科的管理体制,国家对学校的管理统得比较死,地方政府和学校没有太多自主权和改革动力。1999 年后,国家把高等职业院校的管理权限下放到地方,多元的高等职业教育体系发展起来后,地方政府把部分管理权限让渡到高等职业院校,并且引入了竞争机制,地方政府各部门、行业企业、社会资本均成为高职院校办学的主体或者参与者,因此除了早期设立的高职和专科学校,1999 年以后发展起来的高职院校大多具备多极化管理内在结构。随着时间的推移和教育改革的推进,我国高职院校管理体制基本完成了由单一化向多级化的转变。

根据教育部的统计,2002 年,我国高职院校共有 767 所,其中隶属中央部委的有 8 所,由地方教育部门管理的有 312 所,由地方非教育部门管理的有 320 所,民办的有 127 所。2013 年,高职院校共有 1321 所,其中隶属中央部委的减少至 3 所,由地方教育部门管理的有 414 所,由地方非教育部门管理的有 579 所(其中企业办校有 48 所),民办院校增长至 325 所,由非教育部门和民办单位作为办学主体的比例增加。2016 年,高职院校共有 1359 所,其中隶属中央部委的有 5 所,由地方教育部门管理的有 473 所,由地方非教育部门管理的有 564 所,民办院校有 317 所。与 2013 年相比,2016 高职院校总量增长率极低,如表 2.2 所示。

表 2.2　2002 年、2013 年、2016 年高职院校办学主体的变化

年份	总数量/所	办学主体									
		中央部委				地方部门				民办	
		教育部		其他部委		教育部门		非教育部门			
		高职院校数量/所	结构比例/%	高职院校数量/所	结构比例/%	高职院校数量/所	结构比例/%	高职院校数量/所	结构比例/%	高职院校数量/所	结构比例/%
2002	767	0	0	8	1.0	312	40.8	320	41.7	127	16.6
2013	1321	0	0	3	0.2	414	31.3	579	43.8	325	24.6
2016	1359	0	0	5	0.4	473	34.8	564	41.5	317	23.3

　　表 2.2 反映了我国高职院校办学主体逐步多元化的趋势,中央部委的直属高职院校只剩 5 所,属于专业性强、办学不适合与原有部委脱离的学校,如长沙航空职业技术学院。而地方教育部门、地方非教育部门和民办成为主要的办学主体,2002 年上述三个办学主体的办学比例为 40.8％、41.7％、16.6％;2013 年地方教育部门的办学比例有所下降,民办高职院校的比例上升,地方教育部门、地方非教育部门和民办的高职院校比例分别为 31.3％、43.8％、24.6％;到 2016 年,地方教育部门的办学比例升至 34.8％,地方非教育部门和民办的高职院校比例有所下降,分别为 41.5％和 23.3％,这与当前我国高职院校质量提升、优胜劣汰有关。

　　从浙江省的情况来看,1998 年以前,浙江的高等职业院校只有 1 所,到2008 年高等职业院校增长到 43 所。2016 年,浙江省高等职业院校和专科学校共 49 所,其中在校人数达 38.54 万人,其与本科生人数的比例为 4∶6,招生人数为 13.5 万多人,与本科 15.4 万人的招生规模差距不大。浙江省的高职院校发展一开始就是多元化的,地方教育部门、地方各行政职能部门、行业企业、社会团体都积极参与到办学中来,形成了比全国其他地方更加多元化的办学主体。

　　在浙江省现有的高职院校中,有以省市教育厅为办学主体的综合性的杭州职业技术学院、宁波职业技术学院、温州职业技术学院、义乌工商职业技术学院等,也有专业性较强的浙江机电职业技术学院、浙江金融职业学院、浙江海洋职业技术学院等。有以地方各部门作为办学主体的学校,例如浙江旅游职业技术学院隶属浙江省旅游局,浙江省建设职业技术学院隶属浙江省住房和城乡建设厅,浙江省医学高等专科学校(现已升本为杭州医学院)由浙江省卫生厅管理,浙江交通职业技术学院归属浙江省交通厅管理。有属于行业企业办学的,如浙江邮电职业技术学院由浙江电信实业有限公司管理,浙江广厦职业技术学院由浙江广厦集团出资成立,浙江工商职业技术学院由浙江商业集团创立,杭州万向职业技术学院由万向集团和杭州市政府合办,等等。有由社会团体办学的,如浙江农业商贸职业学院由浙江省供销合作社联合社举办,浙江长征职业技术学院由民革浙江省委员会主导成立。

　　高职高专办学主体的多元化对调整高等教育中政府的职能,寻找职业教育可利用资源,促进学校依法自主办学,落实教育成本的分担等方面都有积极的作用,但同时也面临着多头治理、各自为政、协调困难的问题,需要一种新的教育管理模式来促进上述优势的有效发挥,这也是我国高职院校管理体制改革的背景。

（三）我国高职院校管理体制的改革

长期以来，我国的高等教育管理就是行政管理，政府部门持有高等教育管理体制就是"行政体制"或"属于行政体制"的观点，我国现行高等教育管理体制是在高度集权、高度垄断的计划经济体制下建立起来的，其显著特征是：在政府与高校的关系上，政府对高校实行严格的计划管理和行政干预，高校没有自主权，高校与政府主管部门有严格的行政隶属关系，政校不分；在中央政府与地方政府管理权限上，主要是以中央集中且直接管理为主，高等教育发展事务的决策权和最终决定权在中央，地方政府只能根据中央的决定进行工作，缺乏办学积极性。同时，由于在许多问题上没有明确中央政府与地方政府的职责权限，常常造成在高等教育管理权力的上收和下放过程中缺乏基本依据，出现"放乱收死"的恶性循环；在不同政府主管部门所属的大学中，部、委所属的大学与地方所属大学之间常常形成"条块分割""小而全"的状况，难以实现高等教育资源的优化配置和办学效率的提高，不符合我国由行业经济向区域经济转变的现实（龙献忠，2005）。

2010 年 7 月，我国政府公布了《国家中长期教育改革和发展规划纲要（2010—2020 年）》（以下简称《纲要》），《纲要》首次明确提出推进政校分开、管办分离，逐步取消学校实际存在的行政级别和行政化管理模式，并提出要积极鼓励行业、企业等社会力量参与公办学校办学，改变政府直接管理学校的单一方式，综合应用立法、拨款、规划、信息服务、政策指导和必要的行政措施，减少不必要的行政干涉，我国的高等教育管理体制改革开始深入。

我国高等职业院校成立相对较晚，大部分高职院校都是通过升格、新建、合并、脱离转制等方式建立，成立之初在管理体制上大多沿用本科、专科或者升格前的管理体制，受其影响，高职院校同样面临政校、管办不分的情况。以招生就业为例，教育管理部门统筹各高职院校的招生专业、人数、计划和考试录取等，高职院校基本没有专业选择、自主招生等方面的权限，这堵住了高职院校发展特色专业、培养专门人才和特长人才的渠道，在就业方面具有行业优势的政府非教育主管部门没有起到搭建平台和"公管共建"高职院校的支持作用，扮演好合作者的角色。政府还统管了高职院校财政、人事等各项大权，使得各高职院校的办学自治权无法得到有效落实，严重制约高职院校改革和发展的步伐。

浙江省高职院校行政管理体制的改革走在了全国前列，这几年政府在促进政校分开和管办分离方面取得了较好成绩，比如自 2013 年开始，浙江省教育厅对自主行使的 62 项行政管理和服务事项进行全面调整规范,其中保留 32 项,委托 9 项,下放 6 项,职能划转 4 项,取消 11 项,高校教授评审、高校专业设置、高校科研项目评审等"含金量"大的香饽饽,也正陆续通过委托或下放等形式放权给基层教育局或学校。当前浙江省高职院校可以根据社会需要自主设置紧缺专业的自主招生,通过多种形式开展专业、文体等特长生的自主招生,根据学校和专业发展自主评定教授,政府通过评估各学校的办学效果给予财政资金的激励等。

上述我国高等职业院校发展和管理体制改革的背景,促使高等职业院校思考如何在这一背景下实现教育管理的转型升级。

二、服务地方进一步深入

发达国家职业教育的一个重要特点是与地区、产业结合非常紧密。承担美国职业教育职责的美国社区学院设立的初衷就是面向社区经济发展培养技术应用型人才,威斯康星州是美国的主要农业州之一,制造业也很发达,为适应经济发展的需要,威斯康星州社区学院率先开设了一些新的专业和课程,如综合农业、农用机械、农产品加工、饲料等专业。威斯康星州北部地区社区学院造纸专业很强,促进了当地造纸工业的发展;东部地区农用机械制造和酿造工业比较发达,这方面的专业就成为该地区社区学院的强项(左彦鹏,2003)。另外社区学院还通过工厂企业和学校联合办学为企业职工提供再培训。

我国的高等职业教育是在借鉴发达国家职业教育发展经验的基础上发展起来的,其目的也是为地方社会经济发展提供高技能人才,因此一方面要按照地区产业的需求培养人才,比如在当前信息产业大发展时期,各个地区都有职业院校开班开展信息、计算机等专业的人才培养,为国家及地区信息产业的发展做出很大贡献;另一方面我国正在进行产业的转型升级,新的产业不断地培育和发展,不仅需要职业人才的支撑,更加需要创新创业性人才带动新产业的发展,发挥教育对产业支撑和带动的双重作用,如近年来我国电商产业迅速发展,高职院校电商人才的培养满足了产业对专业人才的需求,同时大量电商人才进一步地创新创业,带动了电商产业向"互联网+"延伸和发展。因此高等职业教育服务地方社会经济发展的深入是高等职业院校发展的必然趋势,也是高等职业院校自身发展的需要和社会的要求。

当前,我国高等职业教育服务地方社会经济发展的体系已经建立,能力不断提升,方式也不断创新,但是仍有许多问题有待解决。

以浙江为例,"块状经济"一直是浙江产业经济布局的一大特点,传统的经济类型有宁波电气机械设备、宁波塑料制品、宁波纺织服装、温州服装鞋革、绍兴织造印染、萧山化纤、诸暨五金、嘉兴皮革,等等,新型的经济类型有杭州和舟山的旅游,杭州电子商务、创意设计,义乌小商品,温州金融,宁波的物流,等等。浙江省"块状经济"区域化、差异化发展非常明显,经过多年发展,浙江的"块状经济"正在向产业集群化发展,区域性的全产业链状经济的特点逐步形成。浙江经济的另外一个特点是民营经济发达,长期以来,民营经济占总GDP 的 60%以上,浙江民营企业在全国 500 强民营企业中占比 30%左右,中小微民营企业也很有市场和活力。

上述经济特点为浙江省的高等职业教育发展带来了机遇,为适应经济发展的需要,从 1999 年全国高等职业教育大发展开始,浙江省就着力建设适应经济发展人才需要的高等职业教育体系,并逐步提高高等职业教育在高等教育中的比重。当前浙江省已基本建立起了与地方经济发展相适应的高职人才培养体系,形成了"专门类学校(行业全专业)+综合类学校(部分专业)"的院校、学科和专业的框架,再按照行业分布和特点进行了地域空间布局,基本形成了有利于行业与高职人才培养相互促进的立体结构,比如健康服务产业中的旅游行业是浙江省的重要服务业,其行业产业在杭州、舟山发展最早也最为成熟,绍兴、宁波、金华等地差异化发展各地特色旅游资源,在这种产业空间布局下,浙江旅游职业技术学院作为龙头的专门类学校,开设酒店管理、导游、景区开发与管理、旅游英语、空中乘务、烹饪工艺与营养、会计等 27 个与旅游业密切相关的专业,成功设立国家示范性骨干重点建设专业 8 个,中央财政支持提升服务产业发展能力建设专业 2 个,联合国世界旅游组织旅游教育质量认证专业 6 个,省级特色专业 8 个,省级优势专业 3 个;其他各地区的综合类高校也设置了带有地方特色旅游相关的专业,如宁波的宁波城市职业技术学院旅游学院、舟山的浙江舟山群岛新区旅游与健康职业学院旅游学院、绍兴的浙江农业商贸职业学院、金华职业技术学院等。区域产业布局与专业建设发展形成了良好的互动结构,如图 2.1 所示。

经过多年发展,浙江省高等职业院校服务地方经济的能力和方式得到很大提升,从最早的派教师去企业锻炼逐步发挥发展为在学校中引入企业,形成教学和实训平台,很好地解决了高职院校中老师缺少行业经验,学生缺少实践技能的问题;从校企合作推广到政校企产学研联盟,加强行业产业在人才培养中的指导作用,提高人才培养质量;从单纯的订单培养到全行业育人等方面的创新,比如"产学创用"立体推进模式。如宁波职业技术学院的"三位一体、三方联动"模式;浙江金融职业学院的"行业、校友、集团共生态"开放合作办学模

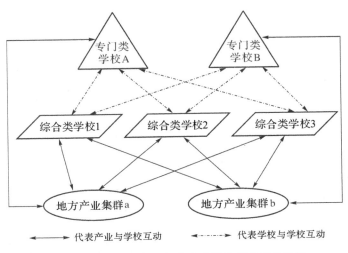

图 2.1　区域产业布局与专业建设发展的互动结构

式；金华职业技术学院的"招生、就业、教学、科研、基地"五位一体办学模式；湖州职业技术学院与地方的三层对接模式等（周建松，2011）。

　　但是，浙江省高等职业院校仍存在招生与就业相脱节，人才培养与行业需求不匹配，校企合作不紧密，学校与行业企业协调创新能力低、规模小等问题。以健康服务类高职院校为例，健康服务类高职院校设立之初的主要专业是医学和护理类专业，主要服务对象是医疗产业，因这些专业经多年发展，有完善的教学、课程和人才培养体系，因此发展起来比较容易，如原宁波天一职业技术学院、金华职业技术学院等，但随着经济社会的发展，医学类专业人才素质要求提升，护理类等专业趋于饱和，以及养老、健康管理、育幼、保健等行业逐步兴起，这些院校被迫向这些行业的人才培养转移，专业群服务面向对象由原来的卫生转向面向现代的多元化健康，由此出现了师资短缺、课程不完善、毕业生能力不匹配等问题，一方面体现了产业与专业的同步发展，另一方面说明健康服务类高职院校改革还不够快，健康服务类高职院校对现有成熟行业的支撑作用比较明显，但对新行业发展、产业转型升级的拉动作用较小。

　　不管是从国外高职教育发展趋势看，还是从我国《现代职业教育体系建设规划（2014—2020 年）》提出的要求看，当前浙江省高等职业教育服务地方社会经济发展需进一步深入，主要体现在利用浙江产业结构的调整来驱动高职专业改革，发展各学校的特色专业和优势专业，利用技术进步驱动课程改革，适应产业升级、技术进步的需要，高职院校与企业行业知识共享、课程更新、协调创新上有更大的合作和提升，把高职院校发展成为技术技能积累创新的大平台。这些目标的实现,主要依靠高职院校自身的改革与努力,这既是国家和地方政府对高职院校提出的迫切希望,也是高职院校自我发展与突破的方向,需要在办学、专业建设等方面的机制、模式、思路中寻找答案。

三、市场经济条件下利益多方变化

(一)职业教育高市场化程度的教育方式

职业教育的本质是满足市场需要的一种教育方式,其关键是以就业为导向,只有满足社会需求、市场需求、企业需求,发展与技术进步和生产方式变革以及社会公共服务相适应、产教深度融合的职业教育,才能为社会输送适合产业发展的高素质人力资源。

由此造就了职业教育高市场化程度的教育形式,美国职业教育的途径很多,比如社区学院、短期培训、公司派出学习,等等,它们都是因为雇主或者个人的强烈需要的驱动,在完全市场化的教育培训上完成某些职业技能的学习和训练,最后取得认证或者资格。在澳大利亚的职业技术教育(technical and further education,TAFE)学院,学员可灵活入学,各类人员均可在修满学分的情况下取得文凭证书,这些培训内容切合实际、训练技能,证书含金量较高,其间还可以间断学习,对于成人来说,意味着他们在处理家庭负担及自身工作与学业的矛盾时有较大的选择余地,雇主也更喜欢具有 TAFE 证书的求职者。

上述职业教育的途径完全是市场化条件下供需双方的选择,受训者(买方)和培训者(卖方)双方在社会选择的基础上自愿达成交易,当然完善的制度是保证这种交易的质量和公平性的基础。

在计划管理体制的时代,高校教育的参与方政府、行业、企业、学校均属于政府管理体制下的不同部门,人才培养和使用的整个过程完全掌控在政府的计划体系当中,专业人才的培养、流向、分配、使用等都由中央部门统一调配,作为专业人才培养使用中的各个主体,他们的目标一致,就是完成政府制订的计划,基本上没有自身的私人利益,因而不需要过多的协调手段。比如在原有的专科院校医生和护士教育中,由卫生部门制订医院发展计划及医生护士需求人数,教育部门按此计划制订招生专业和人数,学校按照既有模式培养人才,毕业后国家统一按原来计划进行分配。这种计划体制带有强迫性,基本保障了在人才培养上个体与整体目标的一致性。

但在现有的市场经济条件下,原来的计划体系被打破,特别是在人才培养和使用上原有的链条关系被砍断,高校教育的参与方政府、行业、企业、学校都获得了自主经营的权利,演变成了各负其责的非隶属关系的主体,在市场经济条件下其各自的利益关系发生了变化,引起了更多冲突,必然需要新的管理模式进行协调和整合。

(二)市场经济条件下高等职业教育参与者的利益诉求

根据当前的发展趋势和国外发达国家的经验,高等职业教育必将成为我国社会职业教育的主要组成部分,如前所述由计划管理模式演变而来的高等职业教育体系能否满足市场化条件下高等职业教育人才培养的要求呢?

高等职业院校是适应我国社会主义市场经济不断发展和完善而产生的,它是为劳动市场培养高素质、高技能人才的主要阵地,因此它具有非常高的市场化特性。当前我国社会不仅仅需要高学历、高能力的研究型、管理型人才,更多地需要技术强、素质高的劳动型人才,原有的由政府主管部门统一计划调配的教育资源无法满足这种高等职业教育需求的多元化,以市场机制为前提的多元化、大众化的高等教育的出现推动了我国高等职业教育的发展,也出现了高职教育办学主体、办学类型的多元化,由此市场经济条件下高等职业教育参与方的利益开始出现多元化。

高等职业教育的参与方有地方政府、用人单位、产学研合作单位、学校行政人员、社会公众、捐赠者、校友、教师、家长、学生和其他学校,等等,以宁波卫生职业技术学院为例,其参与方有宁波市政府(所有者)、宁波市教育局、宁波市卫生局、宁波市贸易局、宁波市食品药品监督管理局、宁波市民政局、宁波及浙江地区各医院(用人单位和产学研合作单位)、健康管理机构、养老院及养老机构(用人单位和产学研合作单位)、学校及教师、学生及家长,等等。上述个体从经济学的角度讲都有自身的利益要求,可以看作是他们对这所学校的期待和希望获得的一种价值回报,涉及社会责任、经济、情感等多个方面。

按照利益诉求相关性,高等职业院校的主要参与者可分为以下五类:地方政府(包括出资者、管理者)、受教育方(学生及家长)、高等职业院校、行业、企业,他们各自的利益诉求及在高等职业院校人才培养中能够提供的教育资源如表2.3所示。

表 2.3　高等职业教育参与者利益诉求与教育资源

高等职业 教育参与者	利益诉求	教育资源
地方政府	为培养适合地区社会经济发展的高素质高技能人才,能够更好地服务于地方产业经济,推动地区社会和科技创新等	提供办学经费、学校基础设施建设、各项支持政策,协调各方资源等
受教育方	良好的专业,良好的就业前景,良好的基础设施、生活环境及学校管理,收费合理等	高质量学生生源、学习上的配合度、家长的支持等
高职院校	办学的成本和效益、良好的基础设施、办学自主权、对外合作交流、办学能力的提升等	教学硬件、师资、课程体系、人才培养模式、教育管理、就业渠道等
行业	符合行业要求能适应行业结构的不同层次和类别的毕业生,能够产学研合作开发产品及商业模式等	行业专家、行业认证、行业岗位标准、产学研合作等
企业	能够直接融入岗位的毕业生,减少培训成本和时间,在产品及商业模式的合作与帮助等	企业兼职教师、校企合作、实训基地、就业岗位等

（三）变化带来的结果

从表 2.3 可以看出,市场经济条件下,高等职业院校各参与者的利益诉求有冲突也有统一,冲突主要表现在以下几个方面。

1. 行业企业参与高等职业院校办学的利益冲突

在市场经济条件下,行业企业参与高等职业教育不可避免地要涉及利益分配问题。企业参与高等职业教育,除了吸引优秀毕业生外,主要是利用职业院校的科研力量和平台,利用师资、场所和设备设施优势来提高企业的生产力,以获得更高的经济效益;而职业院校是为了培养人才的需要,其价值观决定了它更为关注社会利益、长远利益（童卫军等,2012）,当然它也作为一个主体,也会利用办学成本、招生、人才培养难易等绩效性要素,形成自己的独特利益。因此,如果抛开企业家的远见,行业企业没有责任和义务参与高职院校办学,加上高职院校科研水平不高、高职教育投入回报低等原因,行业企业与高职院校的利益就很难聚合。

2. 政府权力与行业企业的利益冲突

在我国传统的教育管理体制下,政府参与性太强,压缩了行业企业参与高等职业院校办学的空间和利益诉求,即使在当前办学主体多元化、民办高等职业院校行业企业作为办学主体的背景下,教育部门仍然计划着学校定位、招生专业、人数、规模等办学的核心要素。行业企业在职业教育中的参与度不高,学校仍然是办学的唯一主体,大多数校企合作还是以眼前利益为主,没有长期战略性的实质性合作关系。

在计划体制的教育管理下,政府不可能把高校招生的各种权力让渡给行业企业,政府部门始终是行业企业的代理人,而这种委托代理关系因受体制影响,效率极低,这就是政府权力与行业企业利益冲突的集中体现。

3. 地方经济需求与高等职业院校创新办学的利益冲突

地方政府是高等职业院校所有者和财政的支持者,它们更希望本地的职业教育能够为地区社会经济发展培养高素质技能型人才,不断满足产业发展和创新升级的需要,这不仅有利于地区经济的发展,也促使人力结构优化,人口素质提升,社会管理进步。因此政府希望高等职业院校站在地区经济发展的角度,以市场需求为第一导向,突出应用性、操作性、职业性、地域性等特色,培养更多当地社会经济发展需要的人才。

但是当前我国高等职业院校人才培养追求高速度、低成本,对于人才培养容易、招生容易的专业,高等职业院校积极性就高,相反,对人才培养难度大、时间长、成本高的新专业、新方向兴趣不高,高等职业院校办学虽然考虑到了地方经济发展的需要,但是在新经济发展和经济转型的背景下,高职院校办学创新步伐不大,究其原因就是上述利益冲突。

4. 受教育方自身需求与行业企业及政府需求之间的冲突

高职院校的受教育方(学生及家长)希望能够学习自己喜欢的或者热门的专业,掌握一门技能,成为社会需要的人才,实现自我价值。但当前的情况是很大一部分学生缺乏职业规划、对专业认识不清等,很多学生最后选择的不是自己理想的专业,在自我发展上缺乏动力。当前社会存在的企业需要大量高技术技能型人才与大学生就业难的矛盾,主要的源头是受教育方、高校、政府部门目标的不一致性,从发达国家发展高职教育的经验看,上述背景下的利益诉求冲突,不是不可调和的矛盾,而是由于缺乏合理的机制进行协调和整合而产生的现象,由此可见,高等职业教育利益相关者,包括学校—政府利益协调、内部行政关系治理、产—学—研关系治理等三个方面的利益协调机制,并对其参与行为进行整合,这是我国高职教育改革的重要内容。

第二节　健康服务类专业建设的传统模式

我国高职院校的专业建设一般有"管理模式"和"分段模式"这两种模式。"管理模式"强调的是政府的绝对权威，具有一元性、垂直性和单向性三个特点。"分段模式"强调的是专业建设的各个参与方联系交流较少，彼此分离，具有独立性和分散性的特性。健康服务类专业建设的传统模式具有一定的优越性，但存在很多弊端，必须创新。

一、专业建设的"管理模式"

我国政府一直以来都扮演着"全能型"政府的角色。在高职院校专业建设中形成了独特的以行政命令为主导的专业建设管理模式。1953 年，当时的政务院就确定了政府在我国高等教育中的绝对权威，它规定全国的高等学校必须接受高等教育部制定的各项计划、指令等。1956 年，中央开始改善与地方政府之间的关系，将一部分办学的权力下放到地方政府。除了少数综合性大学、特殊的专业院校和中等职业技术学校以外，其他高校的办学权力被下放到省、自治区和直辖市政府。1963 年，为了改变我国高等教育混乱的局面，中共中央、国务院颁发了《关于加强高等学校统一领导、分级管理的决定（试行草案）》，明确规定高等教育由中央统一领导，中央政府和地方政府两级管理的制度。1978 年以后，在改革开放的大环境下，市场机制被引入教育领域，政府对高校建设的绝对权威开始松动，但是仍然强调国家统一的教育方针和计划安排，扩大自主办学经营权。虽然 20 世纪 90 年代以后，中央不断扩大地方政府在高等教育中的地位，鼓励学校面向社会办学，扩大了学校的自主办学权。但是，经过几十年的发展，在中国高等教育体制中，政府仍然占据着主导地位，这一点毋庸置疑。

以金华职业技术学院为例，其前身是金华理工学院。作为金华市的一所高职专科学校，其本身的成立和发展就离不开政府的身影，其内部的组织机构和专业设置等更是需要经过政府的批准。1993 年 9 月，金发公司、浙江省人才开发协会、浙师大离退休教师协会联合行文向省教委请示筹办金华大学；1994 年 1 月，省教委向省政府递交了《关于要求筹建民办金华理工学院的请示》，同年 7 月，省高校设置评审委员会向省教委反馈了咨询意见，浙江省政府也于同月发文，并进一步明确了学院的管理体制、办学规模、专业设置、招生就业、经费投入等事宜；1994 年 10 月中旬，国家教委组织了高校设置评委会专家组对学院进行了考察，提出了指导性意见；1998 年 4 月，国家教育部正式下文批准建立"民办金华职业技术学院"，至此，金华职业技术学院成立，可见学院行走的每一步都是在政府的指导下进行的。2014 年，金华职业技术学院有护理、临床医学、药学、医学检验技术、中药和助产 6 个和健康服务有关的专业。

　　高等职业教育作为高等教育的重要组成部分，也不能摆脱政府的影响。在高等职业教育领域，我国政府推行的方针一直是"国家所有，政府办学"，即政府作为高等职业教育的唯一办学者，完全垄断高等职业教育的供给，政府的想法决定了我国高等职业教育的走向。具体来讲，全国设置多少所高等职业院校，每个院校该设置什么样的专业，每个专业应该招多少人，开设哪些课程，甚至是学校老师的去留都完全依赖于政府官员的想法。学校和企业名义上作为高职教育办学的重要参与方，但是对我国高职教育的影响却是有限的。一般来说，我国高等职业教育的主管权分布在中央和省（自治区、直辖市）两级政府手中。中央政府只从宏观上把握整个高职教育的办学方针和办学方向等，并不负责管理学校的具体运行。省级政府在管理本省高职教育大方向的同时，将大部分运营管理的权力交给市级政府和院校，更多的具体运营权集中在学校手中，但学校只能按照上级政府的要求和规定行事，没有自己的主导权。而企业和行业对高职院校专业的设置、课程的开设以及培养的模式的影响力就更加有限，甚至可以说是完全没有影响力。

　　高职院校专业建设领域更是如此，宁波卫生职业技术学院的专业设置流程，就是一个很好的例证。宁波卫生职业技术学院作为宁波市的一个传统卫生学校，目前学校有 13 个和健康服务有关的专业，分别是护理、家政服务、健康管理、康复治疗技术、口腔医学技术、涉外护理、卫生检验检疫技术、卫生信息管理、语言听觉康复技术、医疗美容技术、医学营养、幼儿保育和助产专业。这些专业的设置通常都由学校内部的专业设置常驻机构，即专业建设领导小组和各专业建设指导委员会进行。专业设置常驻机构在行业主管部门、教育主管部门、行业协会、行业（企业）专家进行新专业论证之后，会向教育行政部门（省教育厅、教育部）提交包括学校未来几年专业发展规划、学校申报设置新专业的申请报告和"高等学校增设高职高专专业申请表"在内的新专业申报材料，只有通过上级政府部门批准，新设专业的设置才能开展。

　　中央政府对全国高等职业院校的专业设置、各专业招收人数、各专业应该开设的课程做了规定。全国各高等职业院校都只能按照上级政府的规定来开设专业、培养学生。在推崇社会主义市场经济的今天，强调市场作为资源配置的决定性因素,这种带有严重的行政管理色彩的高职院校专业建设管理模式,造成了学校机构冗杂,教师不能全心全意地投入教学,培养的人才和社会需求不对口,严重地阻碍了我国高等职业教育的发展,行政管理式的高职院校专业建设管理模式已经不再适应当今的中国社会了。

高职院校专业建设传统的"管理模式"具有三个特点。①一元性,主要是指国家是唯一的办学主体,政府垄断高职教育的供给,强调中央政府的统一领导。在高度集权的中央统一管理制度下,中央政府制定总体的办学方针,任命学校的领导,组建学校的职能机构,下达学校的招生指标,学校、企业和学生及学生家长对高职院校的专业建设影响力有限。②垂直性,是指我国高职院校专业建设的参与方从上到下主要有中央政府、省(自治区、直辖市)政府、市级政府,最后到学校、企业、学生家长和学生,权利从上至下垂直递减。中央政府负责顶层设计,统一管理;省(自治区、直辖市)政府根据中央政府的规定,统筹安排本省高职院校的专业建设发展;市级政府根据中央及省(自治区、直辖市)的安排,为高职院校的建设提供一些帮助;高职院校、企业、家长和学生负责整个高职院校专业的具体运作。③单向性,是指参与方的下一级部门只能按照上一级部门的指示办事,缺乏通畅的自下而上的反馈机制。

二、专业建设的"分段模式"

除"管理模式"以外,还有一类与之并行的传统高职大类专业建设模式,即分段模式。"分段模式"强调各个专业建设参与方彼此独立,都有自己的一套建设套路。在纯计划经济时期,政府是专业建设的唯一决定者。1954年,《中央人民政府政务院关于改进中等专业教育的决定》就指出,在中央高等教育部统一领导下,各类中等专业学校均归中央各有关部门主管。这个规定等于把高等院校办学的自主权力回收到政府部门,因当时主要以计划体制为主,行业与政府主管部门合为一体,政府鼓励各部门行业办学,出现了一大批行业性高职院校,高职院校和企业的联系也非常密切,采取一体化的培养模式。然而,随着经济体制改革的提速,这种采取行业企业一体化办学的模式被打破。国务院先后于1995年和2000年两次发文,主导政校分开,大部分行业院校与原主管部门分离,许多高职院校的管理权划归当地政府,原有的部门资源优势和机会优势逐步丧失,学校和企业对人才的培养开始分离,呈现分阶段培养的特点。

在以政府为主导的高职大类专业建设模式中,政府教育部门和学校是上下级的关系,而与用人单位、学生等其他利益主体无特殊联系,但一直充当其代言人。政府以自己意愿行使行政权力,命令学校只要根据既定的方针政策进行专业设置,开展教学即可,无须考虑其他。用人单位没有权利去要求政府设置什么样的专业,也没有权利要求学校根据自己的需要开展教学。学生作为高职教育体系中"最弱势"的群体,只能被动接受政府设置的专业、学校开展的教学活动、选择自己不喜欢的职业。政府内部,部门分割、条块分割以及人才培养与就业分割等问题严重。教育部、劳动部、社会保障部三个部门各自为政,虽职能交叉,但管理体制上分裂,教育资源未能得到有效利用。

各级地方政府和行业主管部门对高职院校的专业建设都有一定的管理权,但是不同的管理部门又同时有着自己的一套管理方法。上下级部门之间,部门与部门之间彼此有一定的联系但又相互分散,无法形成统一的整体。人才的分段培养,割断了人才培养的链条,人才培养过程中阶段性的中断、缺失、重复、改行等问题无法得到有效解决,同时也削弱了高校、行业、企业的联系,人才培养与社会需求不能很好匹配。

行业协会、高职院校以及用人单位作为高职类人才培养的最直接参与方,其各自的性质不同,所处的位置不同,对高职类人才培养的认识不同,最终的结果是三者在高职院校专业建设中所扮演的角色也不相同,并且不能相互配合,这就导致了高职院校专业建设的分散性问题。行业协会作为一个行业自治的组织,对这个行业有一个整体的把握,为了整个行业的有效发展,会结合政府的规定出台一些政策指导高职院校专业建设。学校作为人才培养的主要基地,经常会按照自己的习惯或者上级主管部门的意愿来设置专业以及开设专业课程。这样的做法往往会忽略间接管理部门的行业协会的想法,可能会导致整个行业发展的不平衡。当然,也会忽略用人单位即企业的需求。企业将培养大批量对口人才的任务交给学校,而学校培养出的人才不符合企业的要求,毕业生很难找到工作。企业作为一个营利性组织,为了更好地找到自己所需要的人才,也会建立起自己的一套培训体系,开展一些小规模的培训,尤其是一些大型企业。但是企业必定不是专业的培训机构,开展的培训只能针对自己的需求,专业建设更是不能与学校的教育相结合,导致培训的效果有限。这样,行业、学校和企业都有自己的一套培养模式和专业建设思路,三者相互分离,分段培养。

和纯计划经济时期强调政府绝对权威的模式不同,经济体制转型时期的"分段模式"将企业和高等职业院校一体化办学的模式打破,企业和高校相互分离。"分段模式"具有两大特性。①独立性,以政府为主导的高职院校专业建设模式表面上是以政府作为唯一的建设者,管理统一,实质上各个部门的管理又相互独立。教育部、劳动部和社会保障部各自为政,互不相关,都以自己的意愿对高职院校专业建设进行指导。省级政府与各部之间，省级政府与市级政府之间，各级政府与高职院校之间，职能不明确。行业企业和高职院校之间相互联系较少，行业企业不能影响高职院校专业、课程的设置，不能对学校应该培养哪一类人才提出要求。学校只要按照上级主管部门的要求开展教学即可，不去理睬企业需要什么样的人才。②阶段性，学校和企业行业分布在人才培养的不同环节，学校根据上级主管部门的政策、规章制度或者行政命令组织师资力量，设置章程，编撰教材，招收学生，对学生进行培养。学生毕业后，企业再根据自己的一套培养方式，对所招收的高等职业院校毕业生进行专门的培训。企业和学校相互分离，互不考虑对方的培养。

三、传统专业建设模式的优势和劣势

在高职院校健康服务类专业建设的传统模式中，有一整套完善的建设思路，能够避免在建设过程中由于建设思路不清晰而造成不良影响。但是，我们也不能忽略，对于健康服务类这样一个新的专业来说，传统的模式又会造成产业结构和专业结构不匹配、专业内涵得不到提升和职业环境得不到优化等问题。

（一）高职院校健康服务类专业建设传统模式的优势

我国高职院校专业建设具有很长的历史，虽然在不断地变化，但是其核心的思想并没有改变。经过几十年的发展，传统的专业建设模式已经形成了一整套理论体系，运作成熟。高职院校健康服务类专业的建设，采用传统的建设模式，能够很好地避免误区，让整个专业建设过程顺畅，建成的专业体系完善，课程设置合理。

阐释高职院校健康服务类专业建设传统模式优势的一个很好的例子就是护士的培养，江丰（2009）总结了护士培养的传统模式，即在护理教育思想、护理教育理念、护理专业理论和实践教学理论指导下，为了实现护理教育培养目标和培养标准，在护理人才培养过程中，各要素之间稳定的关系、活动进程的结构形式及护士培养方案至关重要。具体来看，长期以来，我国护士培养的传统模式是以生物护理模式为主的临床疾病护理。生物护理模式强调医学学科的完整性、医学知识的全面性和临床技能的实用性。在护理教育方面，学校基础教育、毕业后教育与继续教育相结合，共同形成完整的教育体系，并且已形成由中专、大专、本科、研究生组成的多层次护理教育学历体系。现实中，护理教育以中专教育为主，以大专、本科及研究生教育为辅。同时，存在多层次、多规格、多形式的护士在职教育、护士继续教育，这些教育形式对提高在职护士

的综合素质起到了积极作用。高职院校健康服务类专业的建设,采用护理教育这样的传统模式,存在一定的优势。

护理专业可以说是医疗卫生类专业中建设时间最长,建设理念最明确,建设体系最完善的一个专业,2017 年,浙江省设有与护理类有关专业的学校有18 所,其中本科院校有 14 所,专科院校 4 所,涵盖了专科教育、本科教育和研究生教育,有一套完善的培训、实习、就业、职业发展的体系,充分显示了传统职业教育模式的优势。

高职院校健康服务类专业建设的传统模式具有一定的优势,不仅仅因为传统模式有一套完整的建设思路,还因为传统高职院校专业建设采用的是"产业发展在前,人才培养在后"的建设理念。传统的建设模式,不论是管理模式还是分段模式,都强调高职院校专业的建设是为了给产业发展提供合格的技能型人才。比较典型的是政府鼓励大型国有企业自己开办院校,现在很多高职院校的前身都是大型企业举办的企业院校。例如上海电子信息职业技术学院的前身是由 1960 年成立的上海仪表电讯工业局开办的附属学校上海仪表电讯专科学校。1995 年上海市仪表电讯工业局建制撤销,上海仪电控股集团公司成立,学院划归上海市国有资产管理委员会管理,但委托上海仪电控股集团公司管理学院。又如北京电子控股有限责任公司举办的北京信息职业技术学院、天津中环电子信息集团举办的天津电子信息职业技术学院、中国第一汽车集团举办的长春汽车工业高等专科学校、中国南方机车车辆工业集团公司举办的湖南铁道职业技术学院、山东省商业集团有限公司举办的山东商业职业技术学院、中国葛洲坝集团公司举办的三峡电力职业学院、海尔集团与青岛职业技术学院合作成立的海尔学院等(兰小云,2013)。可见,高职院校传统的专业设置模式,都是在某一类产业已经成熟发展,且明确了需要哪一类人才的情况下,再根据行业企业的需要,组织专家论证,开设专业。这样的建设方式,能够使高职院校专业的设置更具方向性,培养目标更明确。同时,许多已经发展成熟的企业也可以为高职院校学生提供大量的工作岗位,培养学生的社会实践能力。

(二)高职院校健康服务类专业建设传统模式的劣势

以传统的"管理模式"和"分散模式"来建设健康服务类专业有一定的优势,但是我们也必须看到,传统建设模式体制僵化,专业建设缺乏前瞻性,尤其是对于健康服务领域这样的新兴行业,本身行业发展方向就不明确,简单以传统的思维来建设健康服务类专业,将会存在专业结构和产业结构不协调、专业内涵得不到提升,以及职业环境无法优化等问题。

1. 产业结构和专业结构不匹配

从我国高职院校的起源来看,这类学校设立的目的是为各类企业培养熟练的技能型人才,而不是培养具有很强科研能力的理论研究人员,这一点和大学有明显的区别。可见,对高职院校的专业设置而言,其所设置的专业必须能够与社会产业结构对接,只有这样才能够为生产企业输送充足的合格人才。高职教育的专业结构应积极应对社会产业结构的调整和发展。只有紧跟产业结构的变化来进行专业的设置,才能形成与产业结构相匹配的人才结构,实现高等职业教育与经济的良性互动。然而采用传统的高职大类专业建设模式无法做到产业结构和专业结构的无缝对接。高职大类专业建设的"管理模式"强调的是政府在专业建设中的绝对权威,高职院校设置某一个专业,必须经过政府主管部门的批准。但是,政府部门只是单纯的行政部门,并不是实际的生产部门,无法全面地了解行业生产过程中真正需要的人才。因此,采用"管理模式"设置的专业必然不能够和社会产业结构完全匹配。另外,高职大类专业建设的"分段模式"将高职院校和生产企业分开,高职院校需要设置什么专业,只有到生产企业进行调研。但是,高职院校和生产企业毕竟是不同的单位,仅仅通过调研,也不可能完全清楚生产企业需要什么样的人才。这就会造成学校按自己的思路设置专业培养学生,企业又根据自己的需求培养员工。总之,不论是"管理模式"还是"分段模式",都会造成产业结构和专业结构不匹配的问题。高职院校健康服务类专业采取传统模式进行构建当然也不可避免地会出现同样的问题。

健康服务产业是在我国经济快速发展,人口老龄化日益加重的背景下产生和发展起来的,是近年来全社会关注度较高的行业之一,也是未来中国较具发展潜力的行业之一。2013年,国务院发布了《国务院关于加快健康服务业发展的若干意见》,明确指出要大力发展健康服务业,"要广泛动员社会力量,多措并举发展健康服务业"。浙江省经济发展水平较高,人口老龄化的速度远远高于全国水平,这样的社会现实决定了浙江省健康服务类产业发展具有很广阔的前景。同年,浙江省政府印发《关于促进健康服务业发展的实施意见》,用以引导浙江省健康服务业的发展。产业的发展需要人才的支撑,没有充足的人才供给作为保障,再有前景的产业也无法发展。根据《浙江日报》的报道,浙江省的健康管理师有200万人的缺口,全国真正拿到上岗证书的只有几万人,而浙江省只有几千人,产业结构和专业结构严重不对称。

尽管政府已经认识到现有的人才培养中专业结构与产业发展不匹配的问题,在各种政策和规划中提及将来健康产业人才培养的目标,如2015年12

月,浙江省制定了《浙江省健康产业发展规划(2015—2020年)》,提出"加大相关教育资源整合力度,构建高等教育、职业教育和成人教育协调互促的健康产业人才培养体系,到2020年,在全省建成10家学科建设水平和人才培养规模位居全国前列的健康产业人才培养基地,鼓励浙江大学、温州医科大学、浙江中医药大学等高等院校加强相关教学科研资源建设,重点打造生命科学、医学、药学、健康信息、健康食品等领域的研究型和应用型人才培养基地;加大对高等专科学校、高等职业技术学校健康服务类相关专业的扶持力度,重点打造健康管理、健康养生、中医药保健、康复护理、健康旅游、健康制造等领域的技术技能型人才培养基地"。2017年7月,浙江省人民政府办公厅发布的《关于加快推进医药产业创新发展的实施意见》提到,加强高校医药相关学科建设,鼓励社会力量开展多种形式的医药领域专业化培训。

但是教育中的专业建设与产业发展如何协同,专业建设如何自我突破、自我发展,有何机制、路径,还需要不断的探索和演进。《国务院关于加快健康服务业发展的若干意见》对健康服务类专业的内涵和外延做了界定,指出健康服务业以维护和促进人民群众身心健康为目标,主要包括医疗服务、健康管理与促进、健康保险以及相关服务,涉及药品、医疗器械、保健用品、保健食品、健身产品等支撑产业,覆盖面广,产业链长。由此可以认为,健康服务业包括医疗服务业、健康管理业、健康保险业、医疗器械产业、保健用品产业、保健食品产业以及健身产品产业等七个子产业。相应地,高等职业院校在专业设置中应该充分考虑七个子产业对人才的需求,设置与之对应的专业。

我国高职院校健康服务类专业建设的新模式还没有形成,一般仍沿用传统模式。如在浙江省的高职和专科院校中,只有宁波卫生职业技术学院设置了七个与健康服务类子产业较为对应的专业,其他院校基本上只设置了护理学这一个和健康服务类子产业较为对应的专业。但是仔细分析已经设立的这些专业,可以发现其中仍然缺乏与健康保险业、医疗器械产业、健身产品产业和健康食品产业相对应的专业。可见,传统模式下构建的高职院校健康服务类专业无法与现实的健康服务类子产业相对应。

2. 无法完成专业内涵提升的任务

专业内涵建设是在一定的教育理论和教育思想指导下对教育本质的内在要求,是高等职业教育改革发展最重要的内容。在专业建设过程中重视专业内涵的提升,是发挥高职院校培养高素质技能型人才职能的重要保障。专业内涵建设的目的是提升专业建设的总体水平,提高人才培养的质量,提高专业的核心竞争力,实现专业的可持续发展和优化升级。具体来说,专业内涵建设包括了专业设置、课程开发、课程体系、人才培养模式、师资队伍建设、教学和实训基地建设、校企合作平台等方面的要素。加强专业内涵建设实际上是高等职业教师角色转变的重要过程,高等职业教育要求教师除具备一定的理论知识外,还要掌握行业企业所需要的实践技能,这也是高等职业院校与本科院校最主要的区别,如果教师没有深入地了解企业行业,自己不具备某方面的实践技能,那肯定就讲不出有针对性的、实用型的、技能型的课程,培养的学生也就可想而知。因此高等职业院校必须要强调教师下企业、企业进学校,校企互动。一方面把现有的教师打造成"双师",通过下企业锻炼,掌握实践技能,了解企业运行,为企业产业升级、技术改造出谋划策,另一方面请企业的业务、技术能手到学校讲课,带动高等职业教育实践。

可见,专业内涵的提升是一项系统工程,需要政府主管部门、学校、行业企业、学生及学生家长多方协同。然而,传统的高职大类专业建设模式无法满足这样的条件。在传统的专业建设模式中,政府以行政命令的方式指导学校的专业建设,学校仅仅根据政府的命令来进行课程体系的设置和教材的编写,不用考虑企业的实际需要。因此,设立的课程体系往往是不完善的,不能和产业结构相对应,不能适应社会需要。学校的教学人员与企业的联系少,编写出的教材难免过于理论化,缺乏对实践的指导作用。学校老师的去留一般都服从上级主管部门的调配,而政府部门对教师的评定主要考察的是教师是什么样的高等院校毕业的,在校期间发表过多少篇有质量的文章、拿过多少课题,能不能按时上课等。在这样的考察方式下,企业里很多高技能的工程技术人员就会被排除在教师队伍之外,在校的老师也只会埋头写论文做课题。可见,传统的高职大类专业建设模式并不能培育出一支优秀的教师队伍。不仅如此,在传统的专业建设模式中,学校、行业企业和学生及学生家长三方分离。学校不考虑学生的需求,学校培养体制也可能不容易被学生接受,培养效果不明显。学校和企业之间的联系松散,企业不能为学校提供充足的实训岗位,学生不能得到充分的社会实践锻炼,达不到既定的培养目的。总之,传统的建设模式不能打造出一支优秀的教师队伍,不能构建合理的评价体系,不能搭建完善的实训平台,不能设立符合社会发展需要的课程体系。健康服务类高职大类专业采取传统的专业建设模式不能推动整个专业内涵的提升。

3. 无法促进职业环境的优化

环境是影响生命和有机体发展的所有外界因素的总和,一般而言,我们将职业行为、职业知识、职业类型及就业形式统称为职业环境。职业行为是指以从事工资性工作岗位为谋生手段的劳动者群体在进行工作时所表现出来的职业能力、劳动技能、工作形式及职责的总和。职业知识和职业类型分别指从事某一类职业所应该懂得的理论和某一类职业划分的种类,而通常所说的就业形式是指就业的种类。随着社会和科技发展的日新月异,知识更替加快,专业技能的复杂程度越来越高,职业类型更专、更细,就业形势更多样化,导致这种变化的根本原因是社会分工的专业化,而且速度不断加快,因此我们面临的职业环境在迅速地变化。这要求高职院校在进行专业设置时,应充分考虑行业企业所处环境的变化情况。所设立的专业必须与时俱进,紧跟时代的步伐,只有这样才能够促进职业环境的优化。

我国传统的高职院校专业建设模式过分强调政府的作用,而将企业和学校之间的联系弱化。在经济社会快速发展的今天,我们的知识更新速度越来越快,企业所处的市场环境无时无刻不在改变,因此对员工技能的要求也在快速变化。企业和学校相分离,学校不了解企业最新需求变化,企业无法影响学校最新的专业设置。当某一类人才引起社会的广泛关注时,学校才开始组织专家论证,向上级部门申请。然而,当一切都准备妥当,新的专业设立之后,社会对这一类人才的需求可能已经发生改变。这种滞后性,使高职院校为社会输送合格技能型人才的功能大大减弱,甚至是丧失。湖南交通职业技术学院在进行课程体系示范性高职院校建设之前共有 24 个专业,经过几年的改革,以前的很多专业不能通过市场的检验,热门专业变成冷门专业,甚至被裁撤。例如该学院汽车工程系的保险理赔与实务专业,设立之初开设了五个班,到了现在就只能开设一个班。20 世纪 90 年代非常热门的酒店管理专业仍是我国当前酒店专业教育的主力军,却也普遍面临生源不足、专业对口就业率低的尴尬现状(葛玲妹,2015)。

健康服务业是刚刚开始发展的产业,整个行业的发展还处于朦胧期,整个行业该如何发展,到底什么样的人才才最能满足行业要求,目前在业内还没有统一的认识。传统的高职大类专业建设模式会影响健康服务类专业建设的前瞻性,既不能帮助学生及时掌握最新的健康服务业专业知识,也不能帮助学生掌握最新的专业技能。总之,传统的专业建设模式不能促进健康服务类专业人才职业环境的优化。

第三节　健康服务类专业建设模式的演进及趋势

传统的"管理模式"和"分段模式"已经暴露出很多弊病,在健康服务类专业建设中,必须进行创新,推动其从"管理模式"向"治理模式"演进,从"分段模式"向"协同模式"演进,最终构建多方协同的治理模式。

一、从"管理模式"向"治理模式"演进

长期以来,带有浓厚行政色彩的管理模式主宰着我国高职院校专业的建设,该模式下的高等职业教育弊病百出,专业设置不合理,不能培养出社会需要的人才,这些已经成为不可忽略的问题,必须改变现状。在健康服务类这类新的高职院校专业建设中,已经开始由传统的以政府为主导者的"管理模式",向以政府为主要参与者的"治理模式"演进。

治理是一个现代词汇,是指政府或者非政府组织在既定的范围内运用公共权威维持社会秩序,增进整个社会的利益。治理可以通过政府管理、公民社会以及合作网络三个途径来实现,治理不是一套规则也不是一种活动,而是一个过程,是政府、政党、社会团体和机构等各参与方相互协作、相互联合以促进社会利益最大化的过程。而管理是管理者在特定的环境下对其可调动的组织资源通过计划、组织、指挥、协调和控制等行为活动进行优化配置,以有效实现组织目标的动态创造性活动。在治理理论视野中,不仅要求中央政府而且要求地方政府、各级教育行政官员、高等职业教育专家、行业企业、学生家长及社会各界都参与到高职大类专业建设中,同时创造条件,力争形成多个决策中心。在这样的理念指导下,管理部门相互协调,互不推诿,共同治理,可以有效避免"政府失灵"和"市场失灵"(李福华,2008)。因此,我们可以把高职院校健康服务类专业建设治理模式概括为:高等职业院校为了提高人才培养的效率,在成本和职权范围内,通过协调各方利益,搭建各种平台来提高专业建设和人才培养水平的一系列机制设计和制度安排。

高职院校健康服务类专业建设利用治理理论进行分析和描述,其本身具有深刻的理论基础。高等职业院校既不同于政府,也不同于企业,完全单一的行政管理必然是不可取的。政府是高职院校专业建设过程的重要参与者,但是绝对不能是唯一决策者。合理的高职院校建设体系是政府、学校、企业行业、学生以及家长多方平等参与的治理体系。高等职业院校由以前仅仅向政府负责,使上级满意,转变为不仅要向政府负责,还同时要向地方社会、企业、家长和学生等各利益相关者负责。在西方发达国家,这样的理念早已得到普遍认可。比较典型的有德国的"双元制"、英国的"工读交替制"、美国的"合作教育"、澳大利亚的"TAFE"以及日本的"产学合作"。在这样的治理模式下,由政府引领、政策引导、行业企业积极参与,把更多人才培养的自主权下放给学校,在某种框架下组成新教育平台,健全利益分配机制,充分调动各方积极性,这样才能保证所设专业的合理性,对口专业加上对口课程培养出来的必定

是企业需要的人才。

二、从"分段模式"向"协同模式"演进

高职院校专业建设模式中的分段特点,决定了各参与方,即政府、行业企业、学校、家长以及学生,不能相互沟通,共同协商决定专业的建设和课程的开设。这种模式最大的缺陷是各参与方对学生的培育相互隔离,培养效果不佳。在市场作为资源配置决定性手段的背景下,这种培养模式必须改变。在高职院校健康服务类专业建设中,要实现由政府一家独大的"分段模式"向政府作为重要参与方、各参与主体协商的"协同模式"演进。

协同学是一门普适性的学科,从诞生之日起,就不断与其他学科融合,在教育学领域中产生了现在学者常常提到的协同教育。协同教育充分考虑了教育系统整体性、开放性、结构性、层次性、互动性和协调性的特点,更适合现代健康服务类高职大类专业建设的需要。国内学者自 20 世纪 90 年代起,将目光转移到了协同学和教育学的结合上,并由此诞生了协同教育的概念。一般认为,协同教育最早是刘纯姣(1996)在《学校家庭协同教育构想》一文中提出的。她认为,协同教育是将协同学理论移植于教育领域,探索教育系统(学校教育、家庭教育、社会教育构成的教育系统)中的两个主要子系统,即学校教育系统与家庭教育系统怎样发挥其各自的自组织能力,在一定条件下形成合作、协同、同步的协同效应。南国农(2006)认为,协同教育是一种新的教育方式,它是联合对学生有影响的各个社会机构的力量,对学生进行教育,以提高教育的效果、效率和效益。方蓉(2010)对比了国内已有定义,将协同教育和协同教学、协同学习进行对比,也给出了自己的定义:协同教育的定位不是一种教育观念,而是一种策略体系,是以协同理论为基础,强化教学过程中的协同效应,在和外界进行物质能量交换的情况下,力求使教学过程中各要素之间以及教学过程与教学环境之间通过内部协同作用,自发地实现教学在时间、空间上的有序结合,从而提高教学的有效性和效率,实现教学的整体优化。

但上述定义均有一定的偏向性,刘纯姣的定义没有将社会教育系统考虑在内。南国农先生的定义只考虑了协同理论中联合各方力量的意思,没有体现协调的含义。方蓉的定义过于抽象,只给出了协同教学的基本思想,但是没有揭示协同教育的本质。本书认为,协同教育是指以协同理论的基本思想为基础,充分调动教育系统主要参与方(家庭、学校和社会)的积极性,协调各参与方的职能,达到"1+1>2"的效果,培养出经济社会发展所需要的人才的一种教育理念。

三、协同与治理融合化的演进趋势

所谓"单一治理",即政府是单一的权力中心,既没有互存权力、互动权力,又没有制衡机制,这既容易造成高等职业院校自主权薄弱,又容易造成政府失灵和效率低下。所谓"多元治理",即政府、社会、公民以及高等职业院校本身等各主体共同参与高等职业院校活动的一种制度安排。多元治理通过责任共负、契约化和行政合同等多种形式,整合不同领域的力量,形成合力,共同促进高等教育发展。多元治理不仅有利于减轻政府负担,弥补政府力量的不足,提高政府治理能力,而且通过"还权于高校"增强高等职业院校办学自主权和自治活力,通过"让权于社会",增强社会参与高等职业院校管理的积极性、主动性,促进社会公共管理事业的繁荣与发展(赵成,2006)。

在高职院校健康服务类专业建设中,只强调由"管理模式"向"治理模式"的演进,或者是只强调由"分段模式"向"协同模式"的演进,都不能很好地改变现在专业建设创新困难的问题,必须将两种模式结合起来,发挥其各自的优势,治理和协同相互促进,促使健康服务类专业建设的各个利益相关方共同参与,平等协商专业建设的前提是多方参与,基本方法是协同,最终目的是社会利益最大化。联合国全球治理委员会认为,协同治理是个人、各种公共或私人机构管理其共同事务的诸多方式的总和。它是使相互冲突的不同利益主体得以调和并且采取联合行动的持续的过程。其中既包括具有法律约束力的正式制度和规则,也包括各种促成协商与和解的非正式的制度安排。这就是说,人们在寻找和改进更好的社会管理体系,由"个人或者阶级的霸权式"转变为"政府垄断式",再变为追求平等和合作的"协同治理式",这种模式正在向所有的领域渗透,教育领域也不例外。

面对政府失灵和市场失灵,高等职业院校由单一政府或市场控制的情况,越来越不适应学校的发展及市场、社会的需要。多元主义政治思潮的兴起让我们认识到,社会是多元性的社会,从这个角度出发,政府的教育部门、行业管理部门应该和其他社会组织一样,平等地共享政府的各项权利,而协同与治理的融合正好为参与高等职业教育的各参与方搭建了一种平台,使其发挥各自的优势,实现互利互惠,因而能够提高高等职业院校进行自主专业建设的积极性,提高学生参与决策的意识,发挥学生学习的积极性,真正做到因材施教。整合一切有利于健康服务类专业建设的因素,设置有利于经济社会发展的专业,必将是今后健康服务类专业建设模式演进的大方向。

第四节　健康服务类专业人才培养的转型

健康服务业中既有医疗卫生服务业也有新的健康服务业，它们对人才的需求因历史发展、地域空间、技术进步等要素产生了变化及分化，因而要研究高职院校健康服务类专业建设模式的演进，就要先分析当前此类院校人才培养的转型，同时从整个健康服务业人才培养角度来看待。

浙江省是我国经济较发达地区，在产业发展和人才培养上有较好的基础，其健康服务产业和职业教育的发展走在全国前列，因此本节以浙江省为例，探讨健康服务类高职院校人才培养的转型，为新的模式构建提供路径和依据。

一、人才培养现状

浙江省健康服务类高校共 27 所（含独立学院）[①]，其中本科及以上 22 所，包括杭州师范大学、杭州师范大学钱江学院、杭州医学院、湖州师范学院、湖州师范学院求真学院、嘉兴学院、嘉兴学院南湖学院、丽水学院、宁波大学、宁波大学科学技术学院、绍兴文理学院、绍兴文理学院元培学院、台州学院、温州医科大学、温州医科大学仁济学院、浙江大学、浙江大学城市学院、浙江工业大学、浙江海洋学院东海科技学院、浙江中医药大学、浙江中医药大学滨江学院、中国计量学院。高职院校 6 所，包括金华职业技术学院、宁波卫生职业技术学院、衢州职业技术学院、浙江舟山群岛新区旅游与健康职业学院、浙江医药高等专科学校、浙江特殊教育职业学院。其中部分学校同时招收本科生和专科生，涉及 30 多个医疗卫生及健康服务类专业，主要包括法医学、公共卫生管理、护理、康复治疗学、口腔医学技术、临床医学、麻醉学、卫生检验与检疫技术、卫生信息管理、眼视光学、药学、医疗美容技术、医学检验、医学营养、医学影像学、预防医学、针灸推拿学、中药学、助产、卫生监督、医学试验班、运动人体科学、健康管理、涉外护理、言语听觉康复技术、幼儿保育、儿童康复、家政服务、卫生管理类、医学技术类、基础医学、生物学学科、民族医学、全科医学。

从专业的地域分布来看，2017 年浙江省各地市级地区均有健康服务类院校分布（见图 2.2），其中杭州、温州、宁波是健康服务类，特别是医疗卫生类人

---

① 该统计主要涉及医学背景及相关专业，未统计旅游、体育、休闲等健康服务人才培养数据，数据均来源于各高校网站。

才培养的主要基地,这与浙江省主要医学类人才培养基地浙江大学医学院、温州医学院、浙江中医药大学等高校的地域分布是分不开的。其他地区院校人才培养主要以护理、口腔医学等医学相关专业为主,在培养层次上以高职高专为主,是上述三大地区的补充。从 2017 年招生数据来看,浙江省总招生人数为 19445 人,其中杭州 7080 人、温州 4775 人、宁波 3363 人、湖州 685 人、金华 847 人、绍兴 685 人、台州 370、嘉兴 380 人、衢州 560 人、舟山 450 人、丽水 250 人。

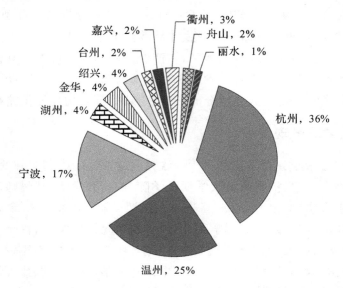

图 2.2 2017 年浙江省各地市级地区健康服务类院校分布比例

从招生专业来看,2012—2017 年,浙江省共培养健康卫生类人才 8 万人,其中护理、临床医学、药学、中药、医学检验、口腔医学技术、助产、康复治疗学是排在前 10 位的专业,而幼儿保育、公共卫生管理、家政服务、医学技术类、运动人体科学、民族医学等专业的招生人数排在最后几位,这也在一定程度上反映了近几年浙江省健康服务人才需求及专业的热门程度,其中排名靠前的是卫生医学院校的传统专业,幼儿保育、健康管理、家政服务等是这一两年新开设的专业。从招生的学历层次上看,本科及以上招生人数占比 60%,高等职业院校占比 40%;从五年的发展来看,高等职业院校人才培养比重有所上升;但从专业来看,基础医学、生物学学科、预防医学、针灸推拿学、麻醉学、法医学、医学技术类、运动人体科学、民族医学、全科医学等专业全部是在本硕层次上的人才培养;卫生管理类、临床医学、眼视光学等专业的专科培养比例为 15% 左右,其余为本硕层次;医学影像学、护理、口腔医学技术、医学检验、康复治疗学、言语听觉康复技术等专业在高职和本硕层次上的人才培养比例相当，卫生检验与检疫技术、公共卫生管理等专业有少量本科层次上的人才培养，85％以上在高职层次培养；助产、医疗美容技术、卫生信息管理、医学营养、健康管理、卫生监督、涉外护理、儿童康复、幼儿保育、家政服务全部在高职层次培养。

从上述分析可以得出，浙江省健康服务类人才培养的基本状况：一是临床、基础医学、生物等医学类人才培养已全面转向本硕层次；二是健康管理、幼儿保育、家政服务、养老护理等新健康服务产业相关专业在高职院校逐步展开；三是浙江省健康服务人才培养机构基本能够满足社会发展的需要，区域空间布局比较合理；四是浙江省健康服务类人才培养体系基本建立。虽然浙江省医学卫生类高职院校专业发展迅速，人才培养也基本趋于稳定，但也面临许多的困境，期待创新突破，特别是承担促进健康服务产业发展重任的高职院校面临较大挑战。

二、专业创新发展的挑战

浙江省健康服务类高职院校共 6 所，2017 年招生人数 7060 人，涉及 21 个专业，包括护理、药学、临床医学、助产、中药、医学检验技术、医疗美容技术、康复治疗技术、卫生检验与检疫技术、健康管理、儿童康复、口腔医学技术、家政服务、医学营养、卫生信息管理、涉外护理、口腔医学、幼儿保育、言语听觉康复技术、卫生管理类、卫生监督，其中护理、药学、临床医学、助产等专业人才培养规模较大，健康管理、儿童康复、口腔医学技术、家政服务、医学营养、卫生信息管理、涉外护理、口腔医学、幼儿保育、言语听觉康复技术、卫生管理类、卫生监督等专业人才培养规模均比较小，各专业在高职院校人才培养中所占的比例如图 2.3 所示，其中护理专业占比 32％，独占鳌头，药学专业占比 14％，中药专业占比 7％，两者加起来共 21％，临床医学、助产和医学检验技术专业占比均超过或达到 5％。

通过对浙江省健康服务类高职院校专业发展调研发现，健康服务类高职院校专业发展还面临以下困境。

（一）医疗卫生类专业受挤压，传统优势不在

早在 2002 年，教育部、卫生部联合发布的《国家中医药管理局关于印发关于医药卫生类高职高专教育的若干意见的通知》就规定高职层次医药卫生类专业分为三类，即医学类、相关医学类、药学类。医学类专业以培养面向农村、社区医院的助理执业医师为主要目标，专业名称统一规范为"临床医学""中医

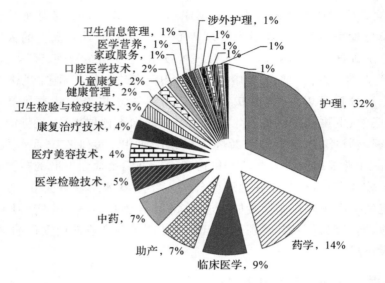

图 2.3　浙江省健康服务类专业人才培养比例

学"和"口腔医学"等,主要由医学高等专科学校和普通本科医学院校举办;相关医学类及药学类专业以培养医学技术、辅助医疗和药学专门人才为主,其培养目标与高职院校的培养目标相一致,即"培养生产、建设、管理、服务第一线需要的,德、智、体、美等方面全面发展的高等技术应用型专门人才"。这为浙江医药卫生类高职高专教育划定了界限,在浙江省高职院校中,浙江医药高等专科学校主要开设药学类专业,包括中药、药学、药物制剂等专业,也有与药品密切相关的食品检测、储运及加工等专业。宁波卫生职业技术学院开设医学技术、辅助医疗、护理、康复治疗技术、言语听觉康复技术、医学检验技术、口腔医学技术、卫生检验与检疫技术等专业。其他综合类高职院校主要在二级学院下设立护理、助产、中药、药学等专业,专业庞杂,且没有形成体系。

从上面的分析中可以看出,浙江省本硕院校医疗卫生人才培养比专科高,且在医学类、医药类专业设置上与高职院校基本重复,而在相关医学类专业中,本科院校也借助其传统优势开展了护理、医学影像技术、医学检验技术、康复治疗技术等专业,以护理为例,浙江省开展护理专业的高等院校多达 22 所,其中本科 18 所、专科 4 所,从 2016 年的招生人数上估算,本、专科培养人数的比例为 19∶12,也就是浙江省高校护理专业的人才培养中有 2/3 是本科层次,1/3 是专科层次,且这一比例有下降趋势。

毋庸置疑,本科层次的学生比专科层次的学生在知识和技能上更有积累特性,更能得到市场的认可,再加上因技术、需求等因素的提升带来的医学、药学人才的提升和本科院校不断发展的需要,健康服务类高职院校在医学类、药学类,以及部分医学相关类专业中的发展空间受到挤压,可以预见这些专业的生存空间也将被压缩,相较于本科院校,健康服务类高职院校不再有传统的医学优势。2014年,教育部、国家卫生计生委、国家中医药局下发《关于规范医学类专业办学的通知》,规定自2014年开始停止初中起点五年制高职(专科)医学类专业招生。截至2017年6月,各级教育行政部门没有再审批初中起点五年制高职(专科)医学类专业点,这使得高等职业院校的医学类教育发展更加困难。

（二）健康服务类高职院校专业特色不强

高职院校较本科院校的优势就是注重职业教育,注重培养学生的动手和操作能力,塑造其职业技能,但在医学类专业领域,本科教育中霍普金斯式的医学体系也是一种纯正的职业教育,因此医学类高等职业教育在这方面无法取得竞争优势。

2016年以前,浙江省有三所专门的健康类高职院校:原浙江医学高等专科学校(2016年升本为杭州医学院,下同)、浙江医药高等专科学校、宁波卫生职业技术学院。从高职院校层次来看,相比于其他综合院校和专业类院校,此三所学校具备医学特征和较强的特色,但就健康类高职院校而言,这种特色不明显,与其他学校(包括本科学校设置的专科)在专业建设、生源、就业等各方面竞争激烈。按照教育部要求,前两所学校为专科院校,可以开展医学类、相关医学和药学类专业,后者为职业院校,只能开展相关医学和药学类专业,因此三所院校各有特色,原浙江医学高等专科学校培养医学类人才,浙江医药高等专科学校培养药学类人才,宁波卫生职业技术学院培养医学辅助类人才,这三所院校具有特色明显、相互补充合作的关系,并且在它们的带动、示范和提携下,其他综合类高职院校(如金华职业技术学院,衢州职业技术学院)甚至本科院校的健康类专科专业应该做出延伸和拓展,创建出具有自身特色的发展关系。

但是因为学校历史、本科挤压和就业等各方面因素,这些院校往往在专业和人才培养上相互重叠,无法形成鲜明的特色,导致相互竞争。以原浙江医学高等专科学校和宁波卫生职业技术学院为例,两校重复的专业有一半以上,包括护理、健康管理、康复治疗技术、卫生检验与检疫技术、卫生信息管理、助产、医学检验技术专业等。在培养模式上,这两所学校的专业基本都是采用"2+1"教学模式,师资、课程、人才培养计划等基本相同。在就业方向上均主要面向医院、社区诊所、健康管理机构等。除学校的地域性和招生政策如定向生不同外,这些学生生源相同、培养的目标和方式相同、面向的就业方向基本相同,这些专业的特色也就无法显现。当然,这两所学校也有具自身特色的专业,如临床医学、医疗美容技术、口腔医学和口腔医学技术、幼儿保育、家政服务等,但是可能是医学类专业受本科挤压,也可能是受规模、质量、人才培养模式的限制等原因,还未形成特色,而其他综合类院校的健康类专业以护理、临床医学、药学传统专业为主,其发展情况类似。

究其原因,主要是健康服务类高职院校把办学主要定位在为当地医疗卫生事业服务,目标是满足当地卫生服务人才的基本需要。在这种指导思想下,学校大力开设当前比较热门、容易就业的专业及学科,比如近几年因新建医院和社区服务中心集中启动,各单位为储备人才大规模招收毕业生,护理、卫生检验、口腔医学技术等专业需求缺口较大,高职院校毕业生就业有较大空间,各学校的专业建设就一哄而上。医药类学校和卫生类学校本是两类学校。以往医药类学校并无或很少涉及护理类专业,近年也逐渐开展护理类专业教育,而卫生类学校的专业发展首先也是增设药品类专业,这些专业设置的严重趋同直接导致各院校的办学特色不明显(申海进,2014)。

(三)健康服务类高职院校专业建设的创新动力不足

对于高职院校来说,开设一门社会已有或者成熟的学科专业是相对比较容易的,师资、人才培养模式、课程、教材等都可以参考和借鉴,特别是热门专业容易招生就业,但是开设别的院校没有的、创新的专业则十分困难。师资、人才培养模式、课程、教材、生源、就业渠道都是问题,其涉及政府、行业、企业、学校、学生等多方面的利益。社会需求、人才素质培养、设计专业、如何培养、教材师资、就业去向、职业规划等都需要学校考虑和处理,开设新专业的成本比较高、风险比较大、收益比较低,因此学校比较谨慎。

而如上一章分析,将来健康类高职院校培养的人才主要创新空间在非医疗的健康服务产业中,这些产业或刚刚发展起步,或在培育萌芽阶段,行业不发达、产业基础弱,对人才技能和职业能力素质要求不明确,职业发展前景模糊,设置新专业的成本高,能够带来的直接效益小,还存在生源不足、就业不稳定等风险,因此各高职院校在这些专业的人才培养上迟迟没有创新。比如养老产业,当前我国已经快速进入老龄化社会,虽然养老产业还处在起步阶段,尚未形成完整体系,但养老机构里缺少大量有医学背景的护理人员,现有的高职院校护理专业无法满足这种需求,护理专业的毕业生很少愿意进入养老院,他们的就业目标是有事业编制的医疗卫生机构,另外,护理专业的毕业生对老年人的生活照料等知识技能比较匮乏,养老机构很难招聘到从高职院校毕业的护理学生。随着老龄化的加深和养老体系的完善，养老护理这一职业缺口会更大，同时也会产生健康管理、家政服务等为老年及其他人群服务的健康产业，需要大量的具备一定医学背景，又有相关专业技能的劳动人才，应该说人才培养的市场空间很大。实际上，在浙江的高职院校中，只有宁波卫生职业技术学院近两年才开设相关的专业，在逐步探索专业建设和人才培养模式的同时，面临着生源、师资、课程、就业和学生职业发展等方面的困难，虽然其他高职院校也进行了一些探索，但总的来看，这种探索动力不足。

同时，2006—2016 年是浙江省医疗卫生事业发展比较快的几年，高职院校健康类专业人才就业形势较好，本硕阶段的人才培养尚未对高职院校的人才培养形成较大压力，客观上减少了各高职院校专业创新的动力。2006 年、2016 年全国和浙江省医疗卫生人数增长率见表 2.4。由表 2.4 可知，过去十年间，全国卫生人员总数以每年平均 6.72% 的速度增长，注册护士以每年平均 14.59% 的速度增长，药师和检验师的年均增长率分别为 2.40% 和 10.68%。浙江省因经济和城市化发展更快，卫生人员总数、注册护士和药师每年平均增长率分别为 10.55%、16.36%、5.88%，总体增长率高于全国平均水平，只有检验师的年平均增长率低于全国平均水平，由此可见，浙江省对医疗卫生高、中、低端人才的需求均比较大。高职院校学生面向的护士、药师、检验师有好的就业去向，这也填补了浙江省大量市、县、乡镇医疗卫生机构的缺口。因此，对于浙江省的健康类高职院校而言，把原有的专业优势发挥出来，用"易就业、专业热门"等手段提高学校知名度和吸引学生报考率，而在开拓新方向、新专业、新市场的转型压力不大，创新动力不足。

表 2.4　2006 年、2016 年全国和浙江省医疗卫生人数增长情况

年份	全国						浙江省					
	总人数	卫生技术人员	执业（助理）医师	注册护士	药师	检验师	总人数	卫生技术人员	执业（助理）医师	注册护士	药师	检验师
2006	668.1	472.8	209.9	142.4	35.4	21.9	25.5	21.5	9.4	6.6	1.7	1.0
2016	1117.3	845.4	319.1	350.7	43.9	45.3	52.4	43.2	16.8	17.4	2.7	1.7
10 年增长率/%	67.2	78.8	52.0	145.9	24.0	106.8	105.5	100.9	78.7	163.6	58.8	70.0

注：数据分别来源于《2007 中国卫生统计年鉴》《2017 中国卫生和计划生育统计年鉴》《2007 浙江统计年鉴》和《2017 浙江统计年鉴》。

（四）高职院校对健康产业发展提升带动能力不够

如前所述，产业与高校人才培养之间是双向的支撑和拉动作用，产业发展得好支持高校办学和人才培养，高校通过人才培养、产学研合作，带动产业进一步发展或者延伸，这两种关系各有先后，相互促进，因此在产业发展初期或者产业突破原有边界积累阶段，高校的拉动作用非常重要，没有高校在科学技术、运营管理等方面的支持和拉动，新产业很可能永远处在萌芽状态。

对于从医疗卫生行业中逐渐延伸出来的非医疗健康服务产业，通过科学革命、技术积累、商业模式创新等，可以更大范围地满足和激发人们对健康的需要，同时促进产业的延伸、发展和壮大。当然，不同于本科、硕士和博士人才的培养，高职院校对健康产业发展的提升带动能力体现在技术的应用、商业模式的改进、管理水平的提高、专业技能的创新和积累等方面，这些领域虽然处在健康产业科技、管理创新的下游产业链，但也是不可或缺的组成部分。

从现有的专业设置和办学模式看，浙江省健康类高职院校只适应成熟的医疗卫生体系的人才培养，在整个促进产业发展的链条上，也基本不参与医疗技术的提升、药品和医疗器械的研发、临床产学研的结合等高端领域，而仅仅作为低端技术应用人才和技能人才的培养基地，对整个医疗卫生行业的发展只有很小的支撑作用，谈不上带动作用。而对于非医疗领域的其他健康服务产业，浙江省三个处于领头地位的高职院校也没有形成提升带动产业发展的能力，一是这些学校还站在或定位在医疗卫生产业，或忽视今后面临的巨大挑战，或因困难重重，很少涉及甚至没有涉及非医疗领域健康服务产业的人才培养，比如新的专业建设都是在护理、药学等专业基础上，分别向上或向下延伸，再向专业相关和领域相近的方面拓展，如药学专业向上延伸的制药技术类各专业，向下延伸的食品药品管理类各专业，相近领域有中药专业，制药相关方面还有制药机械类专业（申海进，2014）。这样的专业拓展没有真正扎根于健康服务新产业的发展，自然不能形成产业带动力；二是已经形成的产学研合作还不够深入，虽然有与养老机构、健康管理公司等共建的实习基地、校企合作人才培养基地，但是没有形成新产业发展所需要的技术积累、商业模式创新、服务外包、创业孵化、成果交流转化等深入的平台，产学研合作还处在原来医疗卫生成熟专业的模式下打不开局面的状态；三是在客观上，政府行业还没有把这些学校看作能够在初期有效带动产业发展的生力军，没有认识到高职院校的作用，在经费、政策和权限上没有给予有效支持，当然这种状况也在逐渐改善，比如为了促进高等院校毕业生进入健康养老行业，浙江省对入职本省非营利性养老服务机构从事养老服务、康复护理等工作的大学、高职、中职毕业生,工作满5年后分别给予4.0万元、2.6万元、2.1万元标准的奖励补助,鼓励吸引大、中专院校毕业生到养老服务社会组织就业。

总体来看,高职院校对健康产业发展提升带动能力不够,远远不能满足新产业发展对人才培养的需求,这也是浙江省健康服务类高职院校发展面临的最大挑战。

三、院校转型发展的机遇

产业发展与人才培养的关系密不可分,它们相互驱动、相互支撑和促进,没有人才培养的支撑,产业发展就会受限于人才的缺乏,没有产业发展,人才培养就相当于无的放矢。一方面高校特别是高职院校的人才培养以服务地方经济和社会发展为目的,是地区人才培养的摇篮和基地,另一方面政府作为地方高校的"婆家",要求其依据地方产业结构来划定人才培养的格局。

(一)健康服务业的发展提升高职院校人才培养要求

新兴产业的不断兴盛和发展对整个社会都带来了一定的影响,尤其是在新兴产业发展的势头下,产业结构不断调整升级,对其所需人才的职业素养、知识技能、技术水平、专业知识水平等都提出了更高的要求(李铭辉,2014)。

健康服务产业具备新兴产业的特征,在产业发展的初级阶段,行业所能提供的是一些低收入、基层的工作岗位,如家政、保健、生活照护,也有技术含量高的医疗卫生服务,但是从以后的发展来看,健康服务产业中的非医疗卫生服务产业将迅速扩大,服务的范围延伸,它的发展将从最初的需要初级人才逐渐转化为需要具有一定医学背景的具备较高技能水平的高级人才。由上一章论述可知,健康服务产业的发展,将促进产业结构的调整升级,进一步促使人才需求分化,对医疗卫生服务人才的素质要求越来越高,产业的延伸同时促进非医疗健康服务产业对技能型人才的需求,如掌握基本医学知识的婴儿护理员、养老护理员、健康管理师,等等,这为健康服务类高等职业教育的发展带来了新的机遇。

浙江省健康服务产业基础良好、发展迅速,《浙江省人民政府关于促进健康服务业发展的实施意见》对人才培养提出的要求是:规范并加快培养护理员、家庭服务员、养老护理员、药剂员、心理咨询师、公共营养师、育婴师、按摩师、康复治疗师、健康管理师、健身教练、社会体育指导员、健康旅游引导员等从业人员,培养壮大卫生职业经理人队伍。深化医疗卫生人事制度改革,推动卫生技术人员保障社会化管理,逐步建立卫生技术人才市场,变身份管理为岗位管理,将不同所有制医疗机构卫生技术人员纳入统一社保管理。加快建立科学的医疗评价机制和符合行业特点的人才培养、人事薪酬制度。落实医师多点执业政策,推进副高以上职称、重点或紧缺专业医技人员的自由执业试点。

(二)健康服务业的发展促使职业教育进行调整

因科技、市场、产业及服务属性等因素带来的健康服务类人才需求的分化,使得医疗卫生类健康服务类人才的需求逐渐上移,原来健康服务类高等职业教育中的医疗卫生类专业将逐渐减少和被取缔。我国很早就从政策上开始引导,2002 年教育部、卫生部发布的《关于举办高等医学教育的若干意见》规定,职业技术学院和非医药卫生类高等专科学校原则上不得举办医学类专业。因特殊情况确需举办的,应由学校所在地教育行政部门向教育部提出申请,教育部将会同卫生部派专家组对申办学校相应专业的办学条件、实习条件和师资情况进行评估,具备条件且确实需要的由教育部批准后方可招生。从浙江省健康服务类高职院校的招生情况来看,高职院校招生的医学类专业基本以定向、面向农村基层医疗卫生机构为主,而且比例在逐步下降,可以预见还将进一步下调。

另外,市场对具有一定医学背景的健康服务类人才需求较大,其中养老护理、健康管理师、旅游、体育休闲产业迅速发展壮大,高技能人才需求缺口巨大。一方面高职院校培养的医疗卫生类人才就业竞争激烈,另一方面健康服务市场需要的技能人才匮乏,这必然形成一种市场倒逼机制,促使健康服务类职业教育调整,这种调整不仅仅是多设几个专业,多招几个学生,而是涉及整个健康服务类专业的重建,包括专业调整、师资配备、课程体系建设、行业准入、职业认证等方面,是市场化运作产学研紧密合作的职业教育模式。

产业的发展、社会经济的发展促进人才需求的增加,为高等教育提供了发展的良机。高等教育部门要抓住这一良机,自觉地通过适应产业发展、经济社会发展来谋求自身发展。近 10 年,我国高等教育得到快速发展,主要是由于新兴产业的崛起、经济的高速发展。这一时期,我国经济几乎以两位数的速度高速增长,国家财政和居民收入的快速增长,为我国高等教育发展提供了充足的经费支持;同时,新兴产业的出现和人才需求的增加,也为高等教育的人才培养提供了广阔的就业市场(李卉群,2012)。

区域经济的发展,促使某些产业发生转移,如东部沿海地区大力发展高新技术产业和重工业,促使劳动密集型产业向西部转移,而西部欠发达地区将逐步承接劳动密集型产业,反过来东南沿海发达地区健康产业的提前发展,也为其提供了大量就业岗位。这种产业的转移导致部分产业转出的工人失业,而产业转入的岗位又缺乏合格的技能型人才。劳动者选择的就业岗位必须与自身的能力相匹配,产业转移导致大量劳动者产生岗位培训的需求,这给职业教育带来了发展机遇。职业教育可以结合区域发展和产业特点,制订相关的培训方案,培养符合产业需求的技术型人才(李铭辉,2014)。

（三）人才培养促进健康服务产业的创新发展

健康服务产业的发展要求高等院校人才培养承担起创新驱动的功能,健康服务产业链的不断延伸和发展,需要有新技术、新产品、新服务、新商业模式来拉动,高校应该成为开发新技术、推广新产品新服务、研究和创新商业模式的基地和试验田,然后通过产学研合作向企业、行业推广和发展新技术、新产品、新服务、新商业模式,并通过人才培养,传递和支撑上述新健康服务业发展。以台湾地区高校居家养老服务产业发展为例,为了让居家养老产业从无到有、从小到大、从分散到有序,台湾地区行政管理机构授权台湾大学联合其他高校、行业协会、地方组织,建立实验基地,对台湾居家养老服务进行整合和创新实验后,向台湾各地区推广,很好地完成了创新产品服务、构建新商业模式以及人才培养任务。在这一健康服务产业产学研合作的典范中,台湾地区高职院校也起到了重要作用。

总体来讲,我国职业教育人才培养模式仍然处在探索阶段,社会和教育单位对职业教育的认可程度也比较低,教育和招生质量有待提高。国家推动新兴产业发展,一方面要靠技术的研发、商业模式的创新,另一方面要靠产品的生产和服务的提供,因此职业教育在这个过程中不可或缺,行业发展所需的大量的劳动力和熟练工人依靠职业教育的培养。可以说,新兴产业的快速演进能够有效促进我国职业教育的发展,这与德国汽车产业大发展催生德国职业教育“双元制”路径相一致。生物、新材料、互联网、人工智能等在健康领域所产生的新技术、新产品、新商业模式,均需要实用型人才去生产、去服务。反过来,高等职业院校主动接轨健康服务产业,给这些产业提供智力支持、人力支持,不断根据行业需要调整人才培养目标,做好产业发展人才要素的支持,就是支持健康产业的创新发展。

四、人才培养的转型方向

我们通过对健康服务类人才需求的趋势分析做出以下总结:医疗卫生服务业对人才的需求整体上移,恰恰给健康服务类高职院校人才培养留出了巨大的空间,并提出了新要求。但这种新要求不是盲目地增加新专业、开设新课程、增加新教师、扩招新学生,而是在规划明确、创新的方向基础上,结合自身的优势,有所为有所不为。下面我们主要讨论健康产业发展中高职院校人才培养的新要求。

（一）加大医疗卫生服务类专业中升本型应用人才培养

当前,我国很多健康服务类高职院校还在开设临床医学、口腔医学、影像医学、医学检验等医学类专业,这些专业的毕业生应该说还有一定的就业市场,但是大部分岗位竞争激烈。对这些专业的学生来讲,要取得竞争优势,还需要在专业上进行深造,这既有就业存在的客观压力,又有学生继续深造的主观愿望。同时,我国也在逐步推广高等教育应用型本科学校,医疗卫生服务类专业中升本的路径和指标会越来越多,高职院校应当抓住这个机遇,大力发展升本型人才的培养。

健康服务类高职院校在培养医疗护理人员方面具有丰富的经验和悠久的历史,几乎90%的健康服务类高职院校都有这个专业,但是随着本科类院校医疗护理人员招生的规模加大和人才培养经验的积累,高职院校毕业的学生不再具备专业知识和技能经验方面的优势,其人才培养同样面临着较大危机,因此培养升本型护理人才也是高职院校人才培养创新的方向。

（二）加速健康产业复合型人才培养

健康服务业中子行业的融合创造了复合型新产业,商业模式的成熟创造了大量的市场空间和就业空间。但是这个复合型行业要求复合型人才的出现,有医学背景的健康服务类人才需求空间巨大,比如健康管理行业就是体检和健康咨询行业的结合,除需要专业的体检、诊断等医疗知识外,还需要协调沟通能力;在美容美体与健康管理结合形成的产后恢复行业,把西方健康管理的理念贯穿到产后恢复中,要求人才既要有助产、营养知识,还要懂得如何做好健康管理;再如医疗旅游行业要求人才既要了解医疗技术和市场,又要了解旅游运作的方式,这样才能更好地完成市场和商业模式的开发,加速产业的发展,如果光靠市场培养、行业自己解决,不仅不利于新产业的发展,还阻碍行业进一步的创新。

健康服务类高职院校在复合型人才培养中占有优势。一是通过人才培养模式的开发,进一步协调行业、企业的力量进行校企合作培养;二是此类型的专业都与健康密切相关,人才或多或少要具备一定的医疗卫生知识,健康服务类高职院校在医疗卫生基础方面教育优势能够突显出来。因此,健康产业复合型人才培养是健康服务类高职院校的一个创新方向。

(三)加快创新创业型人才培养

从前面的产业分化和岗位人才素质要求可以看出,除了医疗卫生单位,健康服务产业中大部分企业都是资本集中度较低的中小型企业,加上健康产业大发展带来的巨大空间,健康服务产业中创业的机会甚多。健康服务类高职院校应该从校内开始,培养学生的创业意识和创业能力,这也是人才培养的创新。

高职院校可以整合校内外社会资源,通过建立创业教育实践平台,在学校里面就解决创业资金和创业经验的问题。学校还要加大与当地政府经济开发区、创业园区的沟通与合作,建立大学生创业实践平台,使校内外创业园区成为大学生创业的"孵化器",并制定在校师生科技转让和创业的激励政策,成立相应的师生创业服务指导机构,建立产、学、研一体化教育模式,充分利用校内外资源与场所。学校可以通过加强创业教育担负起创业意识的培养、创业知识的传授、创业技能的训练这三大重任,通过进行课程改革,针对不同专业不同层次不同年级学生构建有中国特色的创业教育课程体系,使创业教育课程普及化、系统化和层次化。

(四)注重国际化输出型人才培养

虽然医学卫生类专业在发达国家属于热门专业,人才需求处在高端,但照护、家政、助产等专业人才需求缺口仍然较大,比如日本目前 65 岁的老年人已有 2600 多万,而养老护理人员却严重不足,随着日本社会老龄化程度的加深,包括护士在内的医院护理人员缺口突出。日本《朝日新闻》调查显示,2011 年日本大约有 149.56 万名看护人员(包括护士、准护士和助产士),而同期日本全国医疗机构对护理人才的需求为 154.1 万人,意味着有大约 4.5 万人的缺口,据日本时事通信社报道,预计到 2025 年日本全国对护理人才的需求量为253 万人,而实际从业人员为 215.2 万人,人才缺口将达 37.7 万人,供给率为85.1%。日本厚生劳动省已开始从工资报酬及人才培养等方面采取措施,确保人才充足。

早在 2005 年,日本政府就已经开始从海外招聘有经验的护士了。近年来,来自中国的护士因学日语速度快、专业素质高,成为日本外籍护士队伍的"主力军"。据日本厚生劳动省统计,近年在日本取得护士资格的外籍护士中,来自中国的护士占比 78%。不光日本,其他发达国家及地区照护、家政等产业人才需求缺口也较大,他们从国外引进人员的意愿和政策优惠都比较大,比如澳洲对紧缺护士、助产士、物理治疗师和营养师的移民就降低了要求。对我国的高职院校毕业生而言,国外的工作条件好、收入高,如日本的养老护理员年薪平均 28 万元,吸引力较大,而且就业要求不是很高,高职学生通过培训即可达到要求。如果高职高专院校致力于早培养、早训练,完成培养国际化输出型人才的目标不难实现。

第三章　健康服务类专业建设的多方协同治理模式

本章以健康服务类专业的生态环境为切入点，通过分析其生态环境相关要素的构成和特点，探寻此类专业建设的理想模式——多方协同治理模式；在此基础上，从四个方面分析阐述该模式的建构：一是分析健康服务类专业建设中的多元主体、产教融合等的特征和要求，结合利益相关者、协同创新和社会治理等理论的演进过程，梳理提出多方协同治理模式的理由和理论基础；二是从多方协同治理模式的框架、机制以及治理内容等方面阐述该模式的具体建构；三是从政策制度设计、多方主体力量均衡以及相互之间协调机制建设等方面提出多元协同治理的路径；四是关于多方协同治理模式绩效评价内容和指标的设置。本章是全书的核心所在，是对多方协同治理模式建构的整体论述。

第一节　健康服务类专业建设的生态系统分析

在自然社会中，生态系统是指在自然界的一定空间内，生物与环境之间通过能量和物质的流动相互影响、相互制约而构成的统一整体，系统内各要素在发展中保持相对的平衡，称之为生态平衡。教育并不是自娱自乐的孤立活动，随着教育的发展，教育活动的不断丰富，教育的利益相关者日益增加，教育与其他相关要素的联系越来越密切，教育的生态性日渐显现，生态平衡、生态和谐等理念逐渐被借用到教育上。

当教育生态观逐渐成为一种教育理念，也成为一种教育活动实施策略时，我们不得不思考，专业建设作为教育活动中最重要、最活跃的内容，其生态要素有哪些？相互间又如何发生联系？

在自然界,一个完整的生态系统包括有机界要素和无机界要素两大类,根据各要素在系统中的作用,有机界要素又分为生产者、消费者和分解者三种,无机界要素则指为生物要素提供物质和能量的阳光、空气、水、土壤等,所有要素通过食物链发生相互联系、相互作用,生态系统在平衡中保持动态的发展,整个过程表现为系统、联系、共生和平衡。

教育生态理论把教育和周围环境视为教育生态系统,专业生态系统则是指由专业建设内涵及其周围的环境构成的系统。专业建设内涵包括专业人才培养模式、课程建设、教学团队建设和教学条件建设等要素,其周围的环境则包括职业成熟度、行业成熟度等要素,所有这些要素通过物质资源流、人才流和信息技术流等发生相互联系、相互作用。那么健康服务类专业生态系统的各要素有何特点?系统处于何种状态?

一、专业建设内涵

专业建设涉及的内容很多,但其核心要素主要包括人才培养模式确立、课程体系构建、师资团队和教学资源建设等方面。这些要素建设的程度直接决定专业人才培养工作能否达到既定的目标。

医学门类学科的相关专业均有较长的建设历史和较好的基础,如临床医学专业,经过了 100 多年的建设,其核心要素已然成熟,临床教学的带教制度、见习制度和实习制度等是其培养模式的重要内容。从基础到专业的课程体系,经过时间和实践的磨合成为目前较为成熟完整的专业课程体系之一,师资团队和教学资源更毋庸多言,基于医学院校与医疗事业机构的长期合作以及医学院校、医疗机构的快速发展,人力资源、基本教学条件、实践资源等的水平和丰富度都远超其他各类专业,因此临床专业等医疗服务类专业的自身建设相关要素均已达到成熟阶段。

相比之下,新兴健康服务类专业的内涵要素就显得薄弱稚嫩。

首先分析师资队伍。人才是第一生产力,在专业建设中也是如此,师资队伍的力量决定了一个专业的水平。根据前面的专业结构比较,我们已经发现新兴健康服务类专业的学历培养梯度的不完善,多数专业相应的本科教育起步较晚,例如社会体育开始于 1993 年(天津体育学院),康复治疗学开始于 2002 年(首都医科大学),假肢矫形工程开始于 2003 年(首都医科大学),家政学开始于 2004 年(吉林农业大学),休闲体育开始于 2007 年(武汉体育学院),全球健康学开始于 2012 年(武汉大学),等等。相对较早的生物医学工程专业也是在 20 世纪 70 年代开始设置本科,这种状况决定了新兴健康服务类专业从高到低各层次人才的缺乏,不可避免地造成师资力量薄弱,使相应专业在自身建设发展过程中出现力不从心的现象,有些专业如老年护理方向的专业基础教学和专业理论教学虽然可以借助护理专业的师资力量,但由于养老护理岗位自身骨干力量欠缺,工学结合过程中的实践和师资就远不能满足实际需要。

其次分析专业的教学资源。教学资源包括教学基本条件、实践教学资源以及教学资源库等,这些是专业建设的物质保障。许多院校的专业建设经费投入都不少,虽然大量资金的投入可以使基本教学条件在短时间内得到保障,但是实践岗位、实践场地以及符合专业教学组织的教学信息资料都不是一朝一夕就能够获得的,也是金钱无法购买的,而是与行业自身的成熟度和专业的建设积累密切相关,对新兴健康服务类专业来说,这可能是短期内无法克服的致命短板。

最后分析人才培养模式。成熟专业的人才培养模式必然能明确地回答以下两个问题:培养什么样的人？采取什么样的方式培养？这两个问题的回答必然需要成熟行业的支撑,即行业有明确的职业岗位布局,行业有能力也有意愿与专业合作开展人才培养。目前,新兴的健康服务行业与相应的专业合作开展人才培养的愿望都很强烈,但是其对上述两个问题的回答却都存在认识不清、定位不清的问题。因此我们不得不得出这样的结论:新兴健康服务类专业自身内涵建设的各主要要素均处于初级阶段,尚不成熟。

二、专业的结构和人才培养体系

专业结构是指各种具体学科专业的比例关系和组合方式,包括专业数量、布局和相互之间的联系等;专业人才培养体系是指某一种类或相近的几种专业在学历培养层次、培养方式(学历培养、职业培训等)等方面的有机组合。两者分别从横向和纵向两个维度描述专业的设置。专业为相应的行业提供人才、技术的支撑服务,在初始阶段可能相对滞后于行业的发展,但随着专业自身的发展进步,纵向(学历层次)、横向(专业亚类)体系结构的不断丰富完善,它必将引领行业的发展。

健康服务业中的医疗服务业,相应的专业结构基本完善。从纵向的学历层次看,从大专、本科、硕士到博士,已形成一条完整、递进的专业阶梯;从横向的专业分类看,则已形成由基础医学、临床医学、预防医学、中医学、药学、医学技术及护理学等11个专业大类44个专业组成的、基本涵盖医疗服务各领域的、完整的专业布局,并以此为基础,完成了医学学科的整体构建,其所对应的各级各类学科、专业已逐渐引领医疗服务领域的技术进步,并为其提供人才支持。

但是反观新兴的健康服务类专业,从纵向的学历层次结构看,虽然大多数专业在大专学历教育的基础上,也可以衔接到相应的本科专业,但相对应的学科分散,所属专业类别跨度较大。这一方面说明新兴健康服务类专业学科交叉的特点,另一方面说明此类专业不同学历层次的衔接还不够稳定,结构松散,正处于互相融合、互相交叉的成长阶段。再从横向的专业分类分析(见表3.1),虽然康复治疗、健康管理与促进、食品药品管理等新兴健康服务业现已有相应的 20 余个专业,但与成熟的医疗服务类专业相比,其专业分类尚不够细化,学科体系尚未开始构建,在技术创新和人才培养上也尚未能发挥引领和支撑的作用。因此从总体上来说,新兴健康服务类专业的结构和人才培养体系还不成熟。

表 3.1　健康服务类主要专业的结构比较

大专学历教育		本科学历教育	
所属学科门类	专业名称	所属学科门类	专业名称
临床医学	临床医学	医学	临床医学
	口腔医学	医学	口腔医学
	中医学	医学	中医学
	中医骨伤	医学	中医学
	针灸推拿	医学	针灸推拿学
护理	护理	医学	护理学
药学	药学	医学	药学
	中药学	医学	中药学
医学技术	医学检验技术	医学	医学检验技术
	医学生物技术	医学	医学实验技术
	医学影像技术	医学	医学影像技术
	医学美容技术	—	—
	口腔医学技术	医学	口腔医学技术
	卫生检验与检疫技术	医学	卫生检验与检疫
	眼视光技术	医学	眼视光学
	放射治疗技术	医学	医学影像技术
	呼吸治疗技术	医学	护理学
康复治疗	康复治疗技术	医学	康复治疗学
	言语听觉康复技术	医学	听力与言语康复学
	中医康复技术	医学	康复治疗学 听力与言语康复学
		教育学	运动康复

续表

大专学历教育		本科学历教育	
所属学科门类	专业名称	所属学科门类	专业名称
健康管理与促进	健康管理	医学	全球健康学
	医学营养	医学	食品卫生与营养学
	中医养生保健	医学	食品卫生与营养学
		教育学	休闲体育
	心理咨询	理学	心理学、应用心理学
		教育学	教育学
	医疗设备应用技术	工学	生物医学工程、医学信息工程
		医学	医学影像技术
	精密医疗器械技术	工学	生物医学工程、医学信息工程、材料科学与工程
	医疗器械维护与管理	管理学	质量管理工程
		工学	生物医学工程
	康复工程技术	工学	生物医学工程、假肢矫形工程
		医学	康复治疗学
	康复辅助器具技术	工学	假肢矫形工程、生物医学工程
	假肢与矫形器技术	工学	假肢矫形工程、生物医学工程
	老年保健与管理	法学	家政学
食品工业	食品营养与卫生	工学	食品质量与安全
食品药品管理	保健品开发与管理	工学	食品科学与工程
公共服务	老年服务与管理	管理学	公共事业管理家政学
		法学	社会学 社会工作
	家政服务与管理	法学	家政学
		管理学	公共事业管理
	社区康复	—	
体育	社会体育	教育学	社会体育指导与管理、体育教育
	休闲体育	教育学	休闲体育
	体育保健与康复	医学	康复治疗学、针灸推拿学
		教育学	运动康复、运动人体科学
	健身指导与管理	教育学	运动训练、社会体育指导与管理、运动人体科学
金融	保险	经济学	保险学

注：参照《普通高等学校高等职业教育（专科）专业目录（2015年）》和《普通高等学校本科专业目录（2012年）》。

三、健康服务业的成熟度

每个行业的发展都会经历幼稚期、成长期、成熟期和衰退期四个阶段。成熟的行业应具备三个特点。一是行业特点、行业竞争状况及用户特点清楚且稳定,有结构完善的供给、需求市场及相应的行业标准,行业进入壁垒较高;二是有成熟的职业标准、职业准入机制以及明晰完整的岗位设置,有明确的职业政策保障和职业发展途径;三是有相应的学科专业作为发展支撑,学科发展和技术渐已成熟。

我国健康服务业主要包括医疗服务、健康管理与促进、健康保险以及相关服务①。对照成熟行业的特点,不难发现健康服务业的发展水平呈现参差不齐的状态。医疗服务业经过几千年的发展已经达到了成熟阶段,而比较之下,被称之为 21 世纪朝阳行业、财富第五波的健康管理与促进、健康保险等新兴健康服务行业,虽然其市场增长率较高,需求增长较快,但产品、市场、服务等策略不稳定,行业标准缺失或不完备,企业进入壁垒低;虽然企业对人才需求迫切,但是职业不成熟,缺乏职业标准,岗位设置模糊不清;虽然技术需求很大,但缺乏学科专业支撑,技术不成熟,技术人才缺乏。这些特点说明健康服务行业目前尚处于幼稚期,而与之相生相长的职业也必然是不成熟的。

四、专业建设生态系统中的动力要素

自然生态系统中的各要素依靠物质和能量的流动,保持整个系统的动态平衡,专业建设生态系统则依靠物质资源流、人才资源流和信息技术流获得向前发展的动力。

物质资源流包括实物资源、资金等。我国专业建设中的物质资源主要来自于政府拨款,但随着国家鼓励"产教融合"、鼓励"利用社会资本办学"等相关政策的出台,行业、企业、社会组织甚至个人纷纷参与到专业建设中,成为物质资源的提供者,物质资源的来源呈现多样化,而这些提供物质资源的主体便成为专业建设的利益相关者。在一个专业的建设中,此类资源的来源、结构和流动机制将影响专业建设过程中各利益相关者的组成结构、关联程度和作用发挥。

人才资源流即人才在专业建设生态系统中的流动。根据美国学者卡兹的

---

① 《关于促进健康服务业发展的若干意见》(国发〔2013〕40 号)中关于健康服务业的描述是:"健康服务业以维护和促进人民群众身心健康为目标,主要包括医疗服务、健康管理与促进、健康保险以及相关服务,涉及药品、医疗器械、保健用品、保健食品、健身产品等支撑产业。"

组织寿命学原理,人才在不同工作组织之间的流动可以促进人才自身和工作组织的更好发展,而人才在正常的流动中都会呈现"趋高性规律"和"市场性规律"。新兴健康服务类专业建设最大的制约要素就是人才,若能协调各方面的相关要素,利用人才流动的规律,把专业建设变成人才聚集的高地,这毋庸置疑将促使专业生态系统的平衡发展。

信息技术流包括信息的流动和技术的流动两大方面。目前新兴健康服务业以及相应的专业对行业特点、用户需求特点等方面的信息掌握不多,相关技术上也有很大的不确定性,同时政府、行业、专业以及服务对象之间存在信息不对称的现象,这些都将制约行业和专业的建设。故协同不同主体间的关系,尽快建立保障信息、技术快捷高效流动的机制,也是专业生态系统保持动态平衡的重要条件。

这三种动力要素能动作用的积极发挥依赖于专业建设过程中的各类体制机制建设,从目前来看,相关建设刚刚起步,可以说,动力要素和体制机制处于一种相辅相成的状态,体制机制的完善有利于动力要素发挥积极作用,而动力要素的能动作用可促进体制机制的建立健全。

根据上述对新兴健康服务类专业的生态系统分析,此类专业的建设不能按部就班地走老路子,必须有所创新。因此,多方协同治理模式呼之欲出。

第二节　健康服务类专业建设多方协同治理模式的提出

任何一种工作模式都不会横空出世,每种工作模式都会在向前发展的过程中,不断吸取各种相关领域中进步的理念、理论,结合所在历史时空的要求,完成自身的变革、进步和完善。健康服务类专业建设多方协同治理模式的提出也是如此,它一方面基于相关专业建设发展演变的特定背景和客观规律,基于当下社会经济发展对专业人才培养的新要求,在教育生态化背景下演进而来,另一方面不断吸取社会公共管理、制造技术等领域中的利益相关者理论、协同理论和治理理论等有利于专业建设的精华以完善自身的内涵。本节将介绍健康服务类专业建设多方协同治理模式提出的缘由及相关理论基础。

一、人才培养的主体多元化与专业建设多方主体思想

我国的高校管理曾经采取政府集权管理的模式,无论是学科建设研究还是专业人才培养,都根据政府的政策、计划开展,高校很少有自主权利,更不用

说市场中行业的标准、职业岗位的能力要求对专业建设的引导作用。但这种模式逐渐被质疑,从 21 世纪开始,高等教育研究领域逐渐把利益相关者理论应用于大学制度研究、高校内部管理和外部协调、教育质量与责任等方面。国内许多学者认为,教育资源是任何教育活动的物质基础,大学是各类高等教育资源的联合体、集聚地。如果我们把各类教育资源的供给方当作教育活动中的利益相关者①,并以此为逻辑出发点,那么大学就是由利益相关者组成的社会机构,大学制度就是高等教育利益相关者之间的"契约集"。有专家认为,我国高等教育管理的发展经过中央集权化管理、地方化管理两个阶段,现在的高等教育管理已经开始进入利益相关者管理阶段,并认为它是一种未来的、理想化的高等教育管理方式(胡赤弟,2004;胡赤弟等,2010;王保华等,2007;胡子祥,2007;潘海生等,2007;焦笑南等,2005)。

建立一种由政府部门、高校、职业界和社会团体等利益相关者共同参与的,基于合作伙伴关系的,多元化的高等教育管理体系将成为一种要求和趋势。该管理体系的实践目标是构建一种不是控制监督而是自主合作,不是中央集权而是权力分散,不是追求一致性和普遍性而是追求多元化和多样性的治理机制。结合以往教育管理的体制机制,这个机制的关键在于如何"去中心化",即转变政府对大学的行政控制,寻求政府与社会力量的协调与平衡,建立包括各类利益相关者在内的大学治理结构,如董事会,形成各利益相关者参与大学治理的多方治理体系格局。

利益相关者理论中的首要问题是必须回答哪些是利益相关者,要想用利益相关者理论来分析问题、解决问题,更好地促进高等教育理论与实践的发展,必须对利益相关者进行分类,并梳理各方的权利和义务。

关于利益相关者的界定、分类和排序,国际比较通用的是多维细分法和米切尔评分法。国内学者则综合上述方法,提出高等教育利益相关者的三种分类方法。①一维分析法,即根据与高校关系密切程度分类,具有简洁、明了的

---

① 利益相关者理论(stakeholder theory)是 20 世纪 80 年代西方经济学家在研究公司治理时提出的理论。20 世纪以来,随着经济全球化和高新技术的发展,公司的规模不断扩大,股东的成分和结构日益复杂,人力资本的重要性更加突显,公司的经营者不再单纯依附于物质资本,而是对公司传统的"股东主权"观提出挑战,利益相关者理论逐渐形成。美国弗吉尼亚大学达顿商学院爱德华·弗里曼(R. Edward Freeman)教授在 1984 年提出了利益相关者和利益相关者理论的最早也最经典的定义:利益相关者是指那些能影响企业目标实现或被企业目标实现所影响的个人或群体;利益相关者理论是指企业的经营管理者应该为综合平衡各个利益性相关者的利益要求而进行管理活动。

优点。这种分类可以把高校的利益相关者分为四个层次：第一层次是核心利益相关者，包括教师、学生和管理人员；第二层次是重要利益相关者，包括校友和财政拨款者；第三层次是间接利益相关者，包括与学校有契约关系的当事人，如科研经费提供者、产学研合作者、贷款提供者等；第四层次是边缘利益相关者，包括当地社区和社会公众等（李福华，2007）。②多维分析法，即从合法性、权力性和紧迫性三个维度分类。所谓合法性，是指利益关系具有合法的来源；所谓权力性，是指利益关系具有足够的影响力；所谓紧迫性，是指利益关系具有紧迫感。根据此类方法，我国高校利益相关者分为四类：第一类，影响力强、重要性高，如高校的管理者、教职员工和学生；第二类，影响力低、重要性高，如家长、社区、潜在的或者预期的用人单位；第三类，影响力强、重要性低，如政府、科研经费提供者、产学研合作者、贷款提供者；第四类，影响力低、重要性低，如校友、社会公众（高伟等，2009）。③定性与定量分析法，即运用统计工具对市政调查数据分析利益相关者的重要性、主动性和紧急性三个维度，将利益相关者分为重要利益相关者，如教师、管理人员、学生与政府；一般利益相关者，如债权人、校友、中间组织；边缘利益相关者，如捐赠人、社区与特殊团体（李超玲等，2008）。

上述分类方法较多地从理论分析和思辨角度对教育实践活动中的利益相关者进行分类，可以对教育实践活动中相关的具体工作提供有利的理论指导和支持，而具体的实践活动更需要在理论的指导下，践行"理论联系实际""从实践中来，到实践中去"的工作原则，与社会发展紧密结合，分析当时、当地、当事的实际情况，因时而动、因地制宜、因事求变，实事求是地梳理出教育活动中的利益相关者种类。

在我国高等职业教育的发展过程中，"校企合作，工学结合"成为其专业建设和相应人才培养模式的改革方向，学生在教育体系中的主体地位不断被重视，教育资源也不断多样化，除政府经费、政策、教学设施、专职教师等传统的、必需的资源外，行业的发展趋势和人才要求规格，企业的实践场所、条件和指导老师、就业机会，行业或企业的人才培养资金投入，社会的评价和关注等，也成为职业教育的新资源。随着职业教育的自主性，尤其是专业建设与行业对接的紧密度不断增加，这些新资源发挥的作用也在逐渐加强。教育资源是任何教育活动的基础，从这个角度出发，借鉴上述关于高等教育利益相关者的分类，并结合改革实证研究的成功经验，我国高等职业教育在专业建设过程中的主要利益相关者是提供和利用各类职业教育必需资源的单位或个人。提供资源的是教育和相关行业的主管政府部门、院校（自身及相关学校）、行业、企业，利用资源的是院校(自身及相关学校、院校内的学生、教师),他们共同形成了高等职业教育的主要利益相关者。而随着教育活动中第三方社会组织的建设,行业协会、评估机构、职业鉴定机构等也对教育实践活动起到协调、纽带和促进作用,成为间接的利益相关者。这些利益相关者在不同的条件下发挥不可或缺、不能互替的作用,其重要性程度不能用单一标准进行区分,在职业教育、专业建设过程中表现出多中心、多主体的特点,故可称之为主体多元化。

二、产教融合与专业建设协同理念

协同论是在系统论、信息论、控制论、突变论等理论上发展而来的,它属于系统科学的分支,其创立者是联邦德国斯图加特大学教授、著名物理学家哈肯。协同论主要采用数学模型,描述各种系统和现象从微观到宏观、从无序到有序转变的规律,序参量[①]是协同论的核心概念,自组织原理[②]是协同论的重要原理。协同论证明了系统的开放性,即一个好的系统绝对不是封闭的,而是不断地与其他系统进行复杂但有序的物质、能量和信息交换。协同论吸取了多学科的理论,并被广泛应用于多学科的研究,例如在管理学科。协同论及组织协同被认为是现代管理的必然,高等教育和高等学校管理也不例外。

协同创新(collaborative innovation)是 20 世纪 90 年代以来基于协同论创生的一种管理理论。美国学者彼得·葛洛最早给出协同创新概念(林涛,2013):由自我激励的人员所组成的网络小组形成集体愿景,借助网络交流思路、信息及工作状况,合作实现共同的目标。对此概念的理解和实际工作的经验,长效机制的建立和运作会直接影响协同创新的成效。主要的长效机制包括:一如何在不同主体间有效构建引导、支持、统筹和信息沟通的组织管理机制;二如何制订协同创新组织的方向、目标和绩效评价,形成促进产学研协同创新的激励机制和监督约束机制;三如何确认各自利益范围与责任边界,设定

---

① 序参量影响着系统各要素由一种相变状态转化为另一种相变状态的集体协同行为,主宰着系统演化的整个进程,决定着系统演化的结果。因此,在现代管理中,尽管影响管理系统的因素很多,但只要能够区分本质因素与非本质因素、必然因素与偶然因素、关键因素与次要因素,找出从中起决定作用的序参量,通过控制管理系统外部参量和加强内部协同,强化和凸现我们所期望的序参量,就能把握整个管理系统的发展方向。

② 自组织原理是指系统在没有外部指令的条件下,通过与外界进行物质、能量和信息的交流,其内部子系统之间能够按照某种规则自动形成一定的结构或功能,具有内在性和自生性特点。自组织是实现系统从无序的不稳定状态向有序的稳定状态发展的途径,而系统的开放性和系统内部各子系统协调合作,充分发挥各自的功能效应是自组织实现的条件。

风险分担和利益分配机制。

当今的高等学校早已走出象牙塔,成为一个复杂的开放系统,随着高校与社会的交流日益丰富,协同创新就成了高校不可回避和需要重点利用的工具(闫俊凤,2014)。高等职业教育的专业建设因其在人才培养上的特定要求,产教融合成为一种必然的要求和选择,专业与行业、企业的关系必然是相互支持和配合,新兴的健康服务类专业因为目前的生态系统特点,与行业的关系更是如此,相关各方已经成为专业建设中的利益相关者。这些具有不同利益诉求的利益相关者就成为协同体系中的序变量,而协同网络结构和机制的创新,将是引发协同系统自组织的引火索。

三、社会治理发展趋势与专业建设治理理念

20世纪后期,治理理论作为既重视发挥政府职能,又重视社会组织相互合作、共同管理的方式和理念登上历史舞台。治理(governance)的原意是控制、引导和操纵。美国国际研究协会前主席罗西瑙(J. N. Rosenau)将治理定义为一系列活动领域里的管理机制。

治理与统治不同,统治的主体是一元的,只能是社会的公共机构,其权力向度是自上而下单向的,治理则是一种由共同的目标支持的活动,活动的主体可以是政府,也可以是私人机构,也可以是多种主体的合作,它的权力向度是多方的、相互的,无须依靠国家的强制力量来实现,却能有效发挥作用(俞可平,1999)。比较之下,不难发现治理有其自身的特征,主要表现为三大方面。一是管理主体多元化;二是政府职能从全能管理走向有限治理,从“统治”走向服务和协调;三是政府与社会组织和公民的关系从单向强制走向平等协作。

在这些特征中,结合我国的管理传统理念和做法,可以发现政府和其他主体之间的关系变化是非常重要的内容,而治理主体之间的作用方式也表现为多样化,有传统的命令、控制,也有现代的协商、契约、合同、竞争等(楚旋,2010)。治理理论打破了市场与经济、公共领域与私人领域、政治国家与公民社会的传统两分法思维模式,把有效的公共事务管理看成多方的合作互动过程,建立起全新的公共事务管理新范式。

20世纪末,治理理论最先被西方国家广泛运用于政治发展和行政改革的

实践领域,与此同时,20 世纪 90 年代,协同治理思想①在治理理论的基础上诞生。随着人们对治理理论的认识不断深入,其研究和应用范围从国家治理、社会治理等宏观领域向教育、经济和社区治理等中观领域发展,在治理主体、治理结构、治理机制和治理评价等方面有越来越深入的探讨。2007 年,国际大学协会(International Association of Universities)召开的主题为"高等教育治理"的国际会议标志着教育治理研究和实践的开始。

在我国,自从党的十八届三中全会提出将"推进国家治理体系和治理能力现代化"作为深化改革总目标,教育领域的治理模式随之引发广泛的探讨。张建(2014)、麻宝斌等(2010)专家认为,教育权力运行的制度化和规范化、治理过程的民主化、治理运行的法制化、治理结构中政府—市场—社会的一体化以及治理效率最大化是目前教育治理实践过程中遇到的主要困难,也是衡量其成功与否的主要标准,并提出完善法制基础,促进机制创新,构筑互动有序的治理结构、提升多方主体的能动性实践路径。

高等职业教育的灵魂在于与产业发展紧密融合,校企合作的灵魂则在于人才培养模式。《现代职业教育体系建设规划(2014—2020 年)》明确提出,"建立产业结构调整驱动专业改革机制,职业院校可以在政府和行业的指导下对接职业和岗位需求自主设置专业,探索建立区域中高职专业设置管理的宏观协调机制。建立产业技术进步驱动课程改革机制,通过用人单位直接参与课程设计、评价和国际先进课程的引进,提高职业教育对技术进步的反应速度,适应经济发展、产业升级和技术进步需要"。将"完善校企合作的现代职业院校治理结构"作为体系建设的重要保障写入其中。

毋庸置疑,职业教育为全民提供终身教育途径的意义必然导致教育需求的多样化,职业教育的天然使命是为产业服务,这注定它必须走多元化主体发展的道路,而多样化的需求和多元化主体的客观存在就必然会发生矛盾冲突,这些矛盾不是专业建设中的主要矛盾,是在多方主体利益的不平衡性和教育实施过程的不规范性中产生的。因此,为维护专业建设中多方主体的共同利益,应该建立一个以专业建设中各方主体的整体利益最大化为目标,符合共同利益诉求的专业建设治理模式。

---

① 全球治理委员会对协同治理的定义为,"协同治理覆盖个人、公共和私人机构管理他们共同事务的全部行动,它是一个连续性的调和各种矛盾的利益和由此产生的冲突的过程,它既包括有全部迫使人们服从的正式制度和规则,也包括各种人们同意或认为符合其利益的非正式的制度安排,并在这个过程中产生多方主体间的合作。"

因此,基于多方主体的协同治理模式的构建就成为高等职业教育继续推进专业建设,提高人才培养质量的众多改革探索中的新选择,也是教育生态发展的必然结果。

第三节　健康服务类专业建设多方协同治理模式的建构

前一节介绍了健康服务类专业建设多方协同治理的理论基础和演化缘由,那么,什么是专业建设多方协同治理模式呢?其基本框架是如何构成的?其治理内容又有哪些?治理模式的组织结构和治理机制组成了治理模式的基本框架,而治理内容则与治理模式的建构目的紧密相关。本节从专业建设多方协同治理模式的组织结构、治理机制、治理内容以及各种专业建设四个方面,介绍该治理模式的建构特点。

一、多方协同治理模式的组织结构

治理模式的组织结构是指治理的组织框架及各主体之间权利与义务的分配,简单地说,就是治理系统的构成要素,以及各个要素之间的组织形式(楚旋,2010;卢晶,2008)。

本章第二节中已经提到,我国高等职业教育在专业建设过程中提供和利用职业教育所必需的各类资源的利益相关者,政府、院校(自身及相关学校)、行业企业等均是治理过程中的主体,他们在专业建设过程的各环节中承担相应的责任,利用各自的权利发挥不同的作用,追求各自的利益。政府与政府之间、政府与院校之间、企业与企业之间、学校与企业之间内在的责任、权利与利益的分配,就构成了专业建设多方协同治理模式的组织结构。

(一)政府的利益诉求及其权利和责任

针对政府明晰两点。第一,此处所指的政府有两类,即教育行政管理部门和专业所服务的行业行政管理部门,后者如与健康服务类专业紧密相关的卫生与计生委员会、民政局、商务委员会等。这些政府部门的权利、责任及其表现形式一方面表现在与其所主管的单位、机构相互之间的关系上,另一方面表现在政府部门相互之间的关系处理上。第二,根据本书序言所述,本书着重要构建高等职业院校专业建设实践运作中多方主体的关系,从这个意义上来说,分析所在区域的地方政府在治理模式组织结构中的作用显得更有实际意义,因此以下阐述均是围绕地市级政府部门展开的。

根据国内外高等职业教育发展的历史和现状,以及职业教育的政策、经费等主要资源的来源,作为区域行政权力的行使者,政府必须保障专业建设满足区域社会经济发展对于专业人才培养的需求,使专业教育能维护区域社会发展的利益,作为社会公共利益的代表,政府必须维护广大公众平等享受高质量教育的权利,因此区域政府在专业建设中的利益诉求应该是提高专业教育的供给能力和建设规范,保证培养出区域发展所需要的德、智、体等全面发展的建设者和社会主义事业接班人,并有效地实现区域教育的公平性。

为了实现这些利益诉求,政府必然会充分利其掌握的资源,通过行使其行政、经济和法律等权力发挥主导作用,使各类教育资源利用达到最大化,实现专业人才培养的合理、科学、高质发展。政府必须适当分权,从不该管也管不好的领域中退出,将一般性公共竞争领域还给市场和高校,将教育具体事务的微观管理权力让渡给市场或者院校。那么,政府在专业建设中要担负的责任就应该是以下几个方面。

第一是政府在专业建设中的导向作用。政府应该致力于培育和发展包括物资资本和人力资源等要素的高等教育体系,制订完善高等教育市场的竞争规则,保证市场法规统一、市场准入平等、市场机会均等和税赋公平,使市场具有统一性、开放性、公正性、竞争性和可控性(赵辉,2010)。教育行政部门通过资源的调控手段,引导重点专业建设方向,规定专业设置基本条件,把控专业总体布局。行业主管部门主动整合行业内的高等职业教育资源,积极构建学历教育与在职培训的衔接机制;及时收集、发布国内外行业发展信息,开展新技术和新产品的鉴定与推广,引导职业教育贴近行业、企业实际需要;制订并提出行业高等职业教育规划建议;通过政策、发展规划和经费扶持等方面的引导,要求、鼓励并组织行业协会、企业主动参与专业建设。

第二是政府在专业建设中的监督作用。不管是教育行政部门还是行业主管部门,都有对专业建设的监督责任,这既是权力,也是义务。一方面是监督专业建设和教育实施过程中是否遵循教育基本准则要求,如专业人才培养方案是否符合教育基本规律?实践教学条件是否满足基本要求?师资力量能否符合职业教学要求?教学组织过程是否执行既定方案?这些内容的监督更多地属于教育行政部门的责任,常见的监督评价形式有立足于专业人才培养源头和过程的专业设置论证制度、教学巡视检查考核制度、人才培养状态数据采集制度和人才培养工作评估制度等。另一方面是监控评价专业人才培养的质量,高校专业人才的培养目的是为社会主义现代化建设服务,培养德、智、体等方面全面发展的中国特色社会主义事业建设者和接班人,简单地说就是为社会培养高素质的公民，为行业培养有技术的行家，因此社会和行业就无可置疑地担负着专业人才培养监督评价的最后一个环节——毕业生质量评价。此项监督评价工作大多由省级教育评估院和社会第三方评估机构组织开展。

第三是政府在专业建设中的服务作用。在多方协同治理中，主动地服务于专业建设应该是政府责任表现出来的最大进步，这也是有别于传统管理的最大变化。政府部门对专业建设的服务，既体现在对院校的服务，又体现在对相关行业、企业参与职业教育的指导和协调，主要表现为制度性服务和经济性服务两个方面，制度性服务包括宏观规划、健全法规和机制、加强管理和组织协调等，经济性服务包括资金投入、扶持保障、奖惩激励等。

（二）行业、企业以及行业协会的利益诉求及其权利和责任

行业、企业是专业人才培养的直接受益者，它们要求获得高质量的专业人才和先进的技术，要求得到院校的人力支持和智力支撑。行业、企业以及由其代表组成的行业协会在专业建设中有较多共同的利益诉求和相似的权利及责任，因此将它们放在一起分析阐述。

从专业建设角度分析，行业、企业作为社会经济发展的主要动力，其社会化分工的发展程度从根本上决定着专业人才培养的方向和模式，其发展的水平状态决定着与专业人才对应的职业岗位的存在与需求，而行业协会则制定相应职业资格标准。因此，行业、企业以及行业协会在专业建设过程中，对专业的设置、人才培养规模和规格以及最终人才培养的质量等，有重要的发言权。

从直接利益获得者角度分析，行业、企业对社会不仅要负经济责任，还要负法律责任、道德责任和慈善责任，它要保持可持续发展，要站在一个更高的角度承担起对整个社会的责任，这种社会责任不仅是行为规范，还是实现企业效用函数最大化的行为方式（Cramer，2002；耿洁，2011）。因此，行业、企业及行业协会是专业人才培养中的直接利益获得者。另外，它们所拥有的权利和条件，必然决定了其在专业建设中要主动承担以下两大责任。

第一是发挥连接教育与产业的桥梁和纽带的作用，为专业建设发展及时主动提供实际需求信息。这些信息包括区域行业发展的规划，企业岗位需求的知识、能力和素质要求，行业企业对专业人才的需求规模和招聘计划等。

第二是指导、参与并逐渐主导专业建设和产学研活动。通过校企合作，加强产学研活动，在专业人才培养改革创新中发挥行业的指导作用，并整合企业的职业教育资源，为专业建设提供符合教学要求的实践基地和实践岗位，培养并保障足够数量和质量的技术带教老师和教学管理人员。随着理念和能力的

提升，行业、企业以及行业协会等将以更主动的姿态，与高校共同主导专业建设中的产学研活动。

（三）院校的利益诉求及其权利和责任

院校在专业建设中的利益诉求及其权利和责任应该是最明确的。作为专业人才培养机构，院校对专业建设的利益诉求可以从宏观和微观两个层面分析。宏观上，要求专业建设满足区域产业发展需求；微观上，要求专业培养的人才质量满足社会和行业需求。而在这两个层面上的诉求最终可归结为保障学校的生存和可持续发展。

为实现上述利益诉求，院校必须具备相应的权利——专业建设自主权。专业建设是高校，尤其是高等职业院校的核心内容，因此专业建设自主权是高校办学自主权中最主要的内容，其主要包括以下几方面内容。

第一是设置和调整专业的权利。高校可以根据国家和区域社会经济发展的要求，以提高教育教学质量和办学效益为目的，使专业设置更加能体现效能原则。

第二是自主教学的权利。高校可以自主地根据专业培养目标、任务以及师生特点，制订教学计划、选编教材、组织实施教学活动。

第三是开展合作科学研究、技术开发和社会服务的权利。高校可以根据自身条件，自主选择行业企业、社会团体等开展多种合作形式的研发和服务。

第四是自主招生的权利。高校可以根据社会需求和办学条件，制订专业招生方案、人数以及在国家允许范围内决定收费标准。

拥有专业建设自主权的高校，为达成专业人才培养的目标，其责任也就呼应而出。①专业设置和调整。高校作为发起者、牵头者，主动适应区域产业结构调整升级需要，主动联络政府、行业和企业，合作开展专业调整和设置的必要性、可能性、科学性的调研，及时调整专业设置和培养定位。②专业人才培养方案的制订和人才培养模式的改革。主动对接产业（行业），参照职业岗位任职要求，组织行业企业共同制订专业人才培养方案，开发系统化课程体系，创新教学方式和过程。③满足专业教学需求的教学资源建设，包括人力资源和物质资源两大类。人力资源即师资队伍建设，高校必须建立教师管理制度和激励机制，提供满足教学需求的专业带头人、专兼职专业教师、基础课教师以及实践基地带教老师。物质资源则包括与专业教学相适应的教室、校内实验室、校外实训基地、教材、相关教学仪器设备等教学资源。④教学管理和质量控制体系建设。建立健全教学过程中的相关管理制度和程序，并做好教学管理,建立涵盖整个教学过程各环节的教学质量控制体系,做好人才培养质量监控工作。⑤开展社会服务。利用专业的人才集聚优势,为区域社会的行业企业提供技术咨询、员工培训、产品开发、技术推广和转化,推动行业企业的技术革新与发展,为产业升级服务。

(四)其他社会组织的作用

在社会公共治理中,各类社会组织是其基本结构中的重要主体成分。专业建设作为一个开放的系统,也同样需要并已经有多种社会组织介入其中,比如行业协会、社会评价机构、职业鉴定机构、研究与信息机构等。这些社会组织并不能从专业建设中获得直接的利益,它们或者在企业与其他主体之间发挥桥梁纽带的公益性、中介性作用,或者通过购买服务等方式为专业建设提供技术咨询和技术服务,它们以自己特有的方式发挥特定的作用。

综上所述,政府、行业企业和院校等主要主体以及其他相关主体,在责任和权利运作过程中相互的关系不再是简单的自上而下的政府领导,而是表现为自组织网络式的多中心互动形式。主体之间以谈判协商为基础,把传统的命令、控制和现代的协商、契约、合同、竞争等方式相结合,构建起一个体现合作、平等、协调、伙伴关系的结构框架,这个框架包含了管理系统、实施系统和协作系统(见图3.1)。管理系统由教育、行业、人保、财政、税务等多个相关政府部门构成,其中教育和行业的主管部门为核心主体,其他为协作主体。实施系统由具有相同目标的院校、行业企业等构成,它们是政策措施的实践者,协同治理的行动者。协作系统主要由教育研究机构、行业协会、社会评价机构、职业鉴定机构等社会组织构成,它们对协同治理提供支持和协作。

二、多方协同治理模式的治理机制

治理机制是基于各主体的权利、职责及其能力,为使多方主体利益诉求达到最大化,使治理活动能有效和可持续运作而做出的一系列制度安排,使各主体在治理结构框架下形成相互分工和相互制衡的功能。

在专业建设实现过程中,各方主体在专业建设中追求的利益不完全一致,虽然这种不一致并非根本性矛盾,但在以合作、平等、协调为特征的治理活动中,均会表现出天然的避害趋利倾向,即更多倾向于对自己有利的行为或要求,而忽略对自己不利的职责或要求。这种趋势客观存在,无法完全消除,只能通过协商手段,在博弈中使其影响降到最小。如政府从自身社会发展的要求出发,利用行政手段或者财政资助的方式,过分干预专业建设,使整个专业

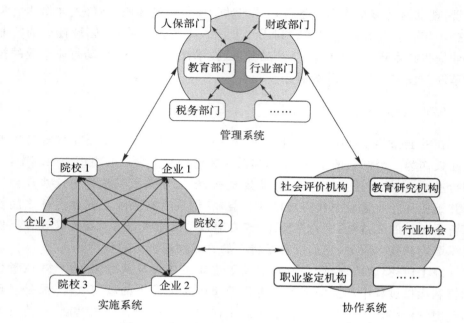

图 3.1　专业建设多方协同治理的结构框架

建设更多体现政治倾向；行业企业为在短期内获得所需的人才和技术，提供不够真实科学的市场需求信息；而院校则为迎合专业市场发展和自身利益的提高而进行盲目性和功利性建设。如果在治理活动中缺乏有效的协调，就可能造成行动冲突，影响专业建设的效果。因此，在专业建设多方协同治理中，治理机制的创新完善是非常重要的内容，它决定着治理活动开展的效率、质量和水平，最终决定专业建设总目标的实现程度。

　　多方协同治理模式的治理机制主要包括决策运行机制、激励机制和监督约束机制。首先，决策运行机制的建立。治理活动在治理的结构框架中开展时，必然存在"做什么""怎么做""谁来做"等问题，对应于德洛尔的最优决策理论，即决策准备、决策制定、决策实施和决策评价反馈四个环节构成决策运行过程。以往简单的政府领导，可以用行政命令代替决策，但在多方协同治理过程中，显然不能简单地以命令方式解决，而通常以协议、章程等契约形式，或者根据它们的精神制定相应的管理办法，来体现决策运行机制的内容。决策运行机制必须在平等自愿、互惠互利的基础上，围绕各方的权利与义务进行协商，针对每个决策环节都需要明确大家的职责内容和主要任务。

　　其次，激励机制的建立。激励机制存在于治理的结构框架内外。从框架外部环境看，目前多数企业经营者更关注当前利益，缺乏主动参与专业人才培养上的理念和行动,因此从政府层面应发挥有效的法律行政干预和政策激励手段,激发行业企业参与的积极性。比如从 2009 年宁波市率先出台《宁波市职业教育校企合作促进条例》以来,河南、湖南等许多地方也发布了相应条例,但这些条例在实施过程中都不同程度存在"在法律建设方面一条腿长,在实际实施效果方面一条腿短"的"跛脚现象",使法律本身的实际效果大打折扣。因此,除了要制定这样的激励政策,更重要的是要考虑其法律效果的有效实现。在治理框架之内,一方面要根据各方投入的人、财、物成本在学术版权、产品专利、信息资源以及人才队伍等方面建立合理公平的建设成果分享制度,另一方面要制定针对各主体及其相关人员的工作贡献建立相应的绩效激励制度。

最后,监督约束机制的建立。不同的专业建设主体拥有不同的价值观和高等教育理念,其间势必存在一定的差距甚至冲突,因此在治理运行过程中,必须建立制衡与纠错的监督约束机制(赵辉,2010)。这种监督约束主要表现在:一是监督治理内容和治理活动是否符合国家和地区的法律规定;二是约束参与各方根据法律和约定行使权利、履行义务,从目前的实际情况看,要着重注意政府权力是否再次被放大,行业、企业的义务履行力度的监督;三是监督各方在利益分配中的公平合理。

上述专业建设多方协同治理机制的表现形式为法律法规和社会契约,社会契约则包括行政契约和市场契约(楚旋,2010;卢晶,2008)。

法律法规提供了专业建设多元协同治理的外部大环境,它发挥刚性规制效应,以促进国家、地区高等教育的协调发展,不存在协商和选择,在一定历史空间中的相关人员在开展相关工作时都必须遵守和执行,如《职业教育法》《普通高等学校本科专业设置管理规定》《职业教育校企合作促进条例》等。

社会契约则在专业建设的不同层面、不同环节、不同角度,根据实际需要可以选择制定,发挥具体而个性的作用,比如科研合作协议、校企合作协议、课程共建协议、师资与信息共享协议,等等。在现代社会治理中,社会契约是在社会公众与政府处于平等的关系以及政府公民与社会团体等逐渐具备"参与""协商""谈判"能力的基础上产生的,是人们从理性和经验中引申出社会中人与政府、人与社会、人与人之间的相互权利和义务。社会契约根据制定契约者以及契约目的的不同,主要包括行政契约、市场契约两大类。

行政契约,也称为行政合同,是政府为达成行政管理目标,维护公共利益,在其职权范围内,与行政相对方相互协商,意见一致而签订的确立、变更或消灭双方权利义务关系的协议,是一种非强制性手段。行政契约是对行政命令、行政处罚、行政强制等管理手段的重要补充,是富有弹性和灵活的一种管理机制。订立行政契约,既可以使行政部门更好地行使行政职能,保证政府行政目标的实现,且避免因合同中双方权利义务关系的不明确性出现互相扯皮、推诿,减少不负责任现象的发生;又可以更好地发挥另一方的积极性,且作为依法保障其权益的依据。在专业建设中,政府部门会提供专业建设、课程体系改革、课堂教学创新、人才培养等工作项目,政府与院校之间的权利与义务就多以项目合同书这样的行政契约形式确定。

市场契约,是在治理模式下,政府把部分一般公共产品提交给社会和市场来承担,比如引进民间资本合作办学,形成由政府、市场和社会组织共同提供公共产品或服务的格局。在市场机制中,治理主体之间主要通过市场契约的形式开展管理。市场契约是市场中各相关主体为达成管理目标,在其职权范围内,通过相互协商,意见一致而签订的确立、变更或消灭各方权利义务关系的协议。在专业建设中,行业、企业、行业协会与院校之间的合作关系的建立,相应的权利、义务越来越多地以市场契约形式制订。

三、多方协同治理模式的治理内容

要回答专业建设多方协同治理的内容,首先必须明确专业建设多方协同治理希望达到的目标。

从终极目标看,教育是为社会主义现代化建设服务,培养德、智、体等方面全面发展的社会主义事业建设者和接班人,专业建设就是为完成此目的而开展的专门的、具体的活动。从具体目标看,专业建设的过程就是优化专业的生态系统各要素,使之保持动态的平衡发展。围绕这些目标,多方协同治理的内容主要可以概括为以下三个方面。

第一,优化专业结构和专业人才培养体系。无论是专业结构还是专业人才培养体系,均取决于一定的社会经济和科技发展水平、产业结构和社会分工等,反映一定区域内社会和经济发展对专门人才的种类、规格、能力和素质的要求。优化区域内专业机构和专业人才培养体系,一方面是政府对教育的要求,是专业人才培养目标完成的重要前提,另一方面是产业结构调整和行业发展的要求,因此其必然是治理过程中的重要内容。

第二,提升专业建设内涵。专业自身建设的质量决定了人才培养的质量和专业社会服务能力水平,专业建设是院校的最主要工作内容,因此围绕其内涵提升和特色建设,多方主体借助各种形式的载体平台,协作开展人才培养模式改革、课程体系构建、师资队伍建设、校内外实训实践基地建设、行业技术研发等,实现专业与产业、职业岗位对接,专业课程内容与职业标准对接,教学过程与生产过程对接,学历证书与职业资格证书对接,职业教育与终身学习对接,其应该是也肯定是治理活动中的主要内容。

第三,改善职业环境。一个成熟的职业环境应该具备完善的岗位结构(横向指相应行业工作链条上的岗位设置,纵向指岗位的职业发展层级设计)、职业准入制度和岗位能力标准以及对应的岗位劳动保障制度。成熟的职业环境是专业建设和发展的重要依托,也是吸纳聚集专业人才推进行业进步的基础,而职业环境的优化成熟与行业自身的发展密切相关,专业学科的成长则又将引领行业的进步,行业、职业、专业三者紧密相连,互为支撑又互为制约。专业建设的多方协同治理,目标并非仅为专业,而是促进三者的共生共长,那么职业环境的改善必然是其中非常重要的内容。

四、各种专业建设治理模式的比较

治理模式是各种治理结构和治理机制的不同组合,不同的治理结构与治理机制结合就形成了不同的治理模式(楚旋,2010;卢晶,2008)。

专业建设作为高等院校的核心内容,其所采取的治理(管理)模式取决于所依附的高等教育治理路径变迁。梳理目前我国职业教育专业建设的研究和实践,有四种主要治理模式,即政府管理模式、市场管理模式、社会治理模式和多方协同治理模式。四种治理模式的结构和机制比较如表 3.2 所示。

表 3.2　四种治理模式的结构和机制

治理模式	治理结构	治理机制
政府管理模式	政府、院校	法律法规、行政契约
市场管理模式	院校、行业、企业	市场契约
社会治理模式	院校、社会团体、行业、企业	行政契约、市场契约
多方协同治理模式	政府、行业、企业、院校、社会团体	法律规定、行政契约、市场契约

（一）政府管理模式

政府管理模式,是指专业建设完全由政府集权管理,不受社会及市场干涉。这种管理模式类似于我国以前的计划经济管理模式。中央政府与地方政府、地方政府与学校通过发布命令来进行管理,所有专业及其教学计划、教学大纲、生产实习规程由政府统一计划管理,高校的办学自主权几乎被完全上收,市场和社会基本不起作用。

政府管理模式是中央集权管理,有利于统一国家的教育方针政策,统一制定教育发展规划,其优点在于有利于调解各地区专业建设的不平衡,有利于国家根据国民经济和社会发展情况,实施职业教育的重点发展战略。但这种模式造成了多头管理、行政分割的局面,从属各行业的大学出现了学科、专业等的重复建设,造成了教育资源配置的效率不高,同时缺乏社会与市场的参与,不适合高等教育的可持续发展。

(二)市场管理模式

市场管理模式,是指专业建设完全处于市场的管理中,专业的设置与发展完全受市场的影响。在市场管理模式中,采取市场契约管理机制。市场契约是专业作为一种社会组织,在市场中与其他社会组织发生民事关系,有关行为、方式、内容遵照地位平等、自愿、协商一致并履行义务等原则订立的协定。

在只有市场进行管理时,可能会出现市场失灵的状态,也可能出现契约失灵,因此,可以说采用市场管理模式进行专业建设管理是一种理想化的状态,在现实中很难实现。

(三)社会治理模式

社会治理模式,是指人们从理性和经验引申出社会中人与政府、人与社会、人与人之间的相互权利和义务,以社会契约作为管理机制,并作为一切社会共同体的基础和政府权力合法性的来源。以社会契约为管理机制的社会治理不以法律为基础,而是按照人们约定俗成的规则进行管理。这种模式是以人们充分理性为前提的一种理想状态,如果政府不及时跟进开展相应的管理,可能使组织管理过于分散而处于无序的状态,因此往往见于短时间、小范围的一些组织运行管理中,如社区学校、企业培训。通常情况下,社会治理模式不会被单独应用于专业建设过程中。

(四)多方协同治理模式

多方协同治理模式,是指专业建设的多个利益相关主体通过契约调整各种矛盾和冲突,逐渐建立和发挥多主体的自组织作用,实现专业建设利益最大化的过程,是政府、市场和社会共同治理的模式。

这种模式不是前三种模式简单的综合,其核心在于多元、参与、合作,要发挥此模式的优势关键在于参与建设的政府、市场、社会等各方权利与义务的重新分配,建立起调节多方利益关系的新机制。一直以来,占据领导地位的政府要适度地放权给社会和院校等其他的管理主体,如院校、行业和企业,政府在各主体中仍将扮演"元治理"的角色,发挥主导作用,但此时的主导作用不是简单地监控和强制,而是服务型的领导,通过互动合作的方式协调发挥市场和社会的作用,积极鼓励社会各个群体或个人加入到专业建设中来,从整体上进行专业建设的决策。一直以来习惯于被领导的其他主体更要学会主动行使自身的权利,发挥自主管理和发展的能力,主动面向市场,积极引导专业向适应市场经济发展的方向运行。

在不同的社会发展阶段,结合当时的实际情况,可以采取上述四种治理模式中的一种或几种综合使用。从当前我国社会经济发展和高等职业教育建设的需求分析,多方协同治理模式显然更适合现代市场经济社会的发展,更能协调学校专业与市场经济发展、社会需求之间的关系,是适合市场经济条件下的专业建设模式。许多院校正在积极探索和实践,如深圳职业技术学院的"官校企行"四方联动、"产学创用"立体推进模式,宁波职业技术学院的"三位合一、三方联动"模式,浙江金融职业学院的"行业、校友、集团共生态"开放合作办学模式,宁波卫生职业技术学院的"政校行企"合作模式等,从根本上讲,这些都是多方协同治理模式在人才培养中具体实践的体现。

第四节　健康服务类专业建设多方协同治理的实现路径

一辆下线后的汽车如果要开得又好又远,除了依靠汽车自身质量因素,还必须为其提供充足的燃料、严谨的交通规则、合适的道路等条件。同样的道理,从组织结构、治理机制和治理内容等方面完成专业建设多方协同治理模式的建构,也需要必要的社会环境、保障条件和组织载体,才能真正发挥其内在的活力,这就是治理得以实现的路径。

一、多方协同治理的法规建设

专业建设多方协同治理在法律制度框架内的治理活动,受法律制度的保护,同时也必须遵守法律制度。随着专业建设多方协同治理实践的推进,相对而言,相应的法律制度建设已落后于实践发展的需要。例如现行的《职业教育法》从1996年颁布实施到现在已二十多年,这期间经济社会和职业教育的发展都发生了巨大变化,公共治理的理念已经扩展到专业建设的微观过程中,《职业教育法》则在治理方面缺少相应的规定,地方政府制定的相应实施条例也缺乏相应内容,使治理活动在开展过程中无法得到法规依据和法律支持。

要改变这种状况,需要尽快健全高等职业教育治理的法规体系,从法规制度上推进多方协同治理,为治理活动的有效开展提供良好的社会法律环境。首先,在完善《职业教育法》的同时,各相关管理部门和地方政府应结合各自的实际情况,积极制定与之相应的行政法规和规章,从法规、条例、决定、办法和意见等方面完善体系内涵。其次,针对行业企业参与职业教育积极性不高的情况,重点完善行业企业参与职业教育的有关制度,明确行业企业在其中的责任和权利。

二、多元主体的力量均衡性建设

我国在很长时期内,对专业建设实行的是从政府到高校的单向线性行政管理模式,教育行政部门以行政指令的形式开展专业设置及其相关建设,高校不太需要发挥自身的主观能动性,行业、企业更加游离在教育体系之外。久而久之,政府、高校和行业、企业的专业建设能力呈现不均衡性,表现为政府强而不专,高校专而不强,行业企业则是有心无力。而专业建设多方协同治理要求在治理过程中建立以不同环节、不同主体为中心的"多中心"网络体系,要求政府、行业企业和高校三个主体互相平衡和配合。因此各主体的力量均衡性建设成为该模式良性运作的前提条件之一。

第一,政府应简政放权。虽然目前各级政府都在大力开展简政放权,努力推进"小政府,大社会"的社会治理,但是政府一直以来居于领导的位置,习惯了发布命令指挥工作,如果没有强有力的约束和监督力量,治理很容易功亏一篑。因此,政府在治理活动中要做到不越权不越界,发挥好自身的宏观主导、监督约束以及适当的主动服务功能,不能只要求政府自身的自觉行动,而是应该建立相应的法制制度,所谓"把权力关进笼子里",最坚固的笼子就是完善的法律制度。

第二,高校应提高专业建设的主导能力。高校作为专业人员和专业技术相对集中的地方,也是学术思想最活跃的地方,在专业建设中应该发挥主导作用,但在目前的实际情况下,高校似乎沦为"姨太太"的位置。政府部门是高校的行政主管,掌握着各类资源配置的权利,高校在其面前不敢高声言;行业企业是高校的就业客户,也是人才培养的主要合作资源提供者,在目前校企合作高校一头热的情况下,高校尤其是职业类院校,在其面前也得观其色。这种现象的出现,一方面与协调"政府—高校—行业企业"之间关系的相应法律及政策体系相对不够完善有关,另一方面也与高校自身专业水平不足以发挥引领作用有关。因此在政府继续完善并推进相关法律法规真正实施的同时,高校应该注重自身专业服务能力和管理能力建设。

第三,行业企业应当更自觉地提高参与专业建设的能力。在我国,行业企业参与专业人才培养其实是有较好传统和基础的,比如我国最早的职业教育学堂——福建船政学堂,从成立之初就与中国造船业的发展紧密联系在一起,形成厂校一体化的相互依存关系(璩鑫圭等,1991),医疗卫生系统则一直建有较为完整、严格的实习生带教和管理制度。但也必须承认,这些做法大都是基于某种特定历史条件,或是在行政干预的基础上形成的。在行业企业逐渐走向市场化,其自身的主观能动性和社会意识不断提升的背景下,已经不可能再采用原来的做法和经验,而是更强调行业企业在专业人才培养中的责任和能力。在现有实践中,我们可以发现许多新的行业,比如健康服务业,在国际新理念的冲击下,很多行业领军人物在分析国内外行业发展趋势后,认识到专业型人才对行业发展的重要性,认识到行业企业要获得良好发展,必须主动参与到专业建设中去,这是一种社会责任,也是自身发展的需要。但当新行业以积极的态度参与到专业建设中时,却发现由于发展时间短、基础薄,无法为专业提供足够数量和质量的技术骨干和实践岗位资源,面对其在专业建设中应该承担的责任表现出有心无力、能力不足的现状。因此,行业企业提高自身参与专业建设的能力是当前的重要任务。借鉴德国、日本等先进国家的行业发展经验,当行业企业认识到自身的责任大和能力不足时,以上现状也只是一个暂时的困难罢了。

三、多方协同治理的顶层设计

顶层设计源于自然科学或大型工程技术领域的一种设计理念。它是一种自上而下的总体构想和战略设计,注重规划设计与实际需求的紧密结合,强调设计对象定位上的准确、结构上的优化、功能上的协调、资源上的整合,从系统和全局的高度,对设计对象的结构、功能、层次、标准进行统筹考虑和明确界定,强调从理想到现实的技术化、精确化建构,是铺展在意图与实践之间的"蓝图"(徐敦楷,2008)。

专业建设多方协同治理的良好运行,需要结合专业特点明晰其治理目标、治理内容,明确治理结构中不同主体的职能定位,制定出系统、可操作的制度和政策措施,这就需要首先做好相应的顶层设计。在顶层设计中,关于治理目标和治理内容的设计,是其引领性的内容,决定了治理的参与主体的选择和治理机制的制定;而由各主体构成的治理结构的设计,将成为治理运行的有力组织支撑;决策机制是治理机制中重要的制度设计内容,要保证参与治理各方的各种利益诉求能够充分协商,并从制度层面科学规范各利益相关者的权利关系。

四、多方协同治理运行载体建设

由多方协同治理的多个主体构建而成的组织框架要建立长效运行机制，必须形成相应的"政府导向的院校与行业企业一体化"运行载体。在具体运行中，各主体通过不同运行载体，按照它们各自承担的权利和责任，以及既定的各类运行制度，相互作用、相互配合，促进治理成效发挥。

（一）政府层面的载体

1. 中央到地方的职业教育联席会议制度

为统筹协调职业教育工作，及时研究解决职业教育工作中的有关问题，2004 年 6 月，由教育部牵头，发展和改革委员会、财政部、人事部、劳动和社会保障部、原农业部、扶贫办等 7 个部门和单位共同建立了中央职业教育联席会议制度，2007 年以来各省和区市也随之建立了职业教育联席会议制度，为协同治理创造了良好的环境。联席会议制度的职能是统筹协调全国和地区职业教育工作，及时研究解决职业教育工作中的有关问题；按照加强业务指导、协调各方力量、交流情况经验、研究发展措施、督促政策落实的要求，由各成员单位负责督促、检查、指导本部门职责范围内的有关职业教育工作政策措施的落实。联席会议制度的建立有力地促进了职业教育与产业的融合，职业院校与企业的合作。

2. 全国行业职业教育教学指导委员会

为促进职业教育更好地为产业发展服务，进一步发挥行业主管部门和行业组织在职业教育中的重要作用，加强职业教育与产业的协作，促进信息交流，2010 年开始组建全国行业职业教育教学指导委员会（简称"行指委"）。行指委是受教育部委托，由行业主管部门或行业组织牵头组建和管理，对相关行业（专业）职业教育教学工作进行研究、指导、服务和质量监控的专家组织。其主要职能是：分析研究国家经济建设、科技进步和社会发展，特别是经济发展方式转变和产业结构调整升级对本行业职业岗位变化和人才需求的影响，提出本行业职业教育人才培养的职业道德、知识和技能要求；指导推进相关职业院校与企业校企合作、联合办学，校企一体化和行业职业教育集团建设；指导推进本行业相关专业职业院校教师到企业实践工作，提高教师专业技能水平和实践教学能力；推进职业院校相关专业实施"双证书"制度；研究本行业职业教育的专业人才培养目标、教学基本要求和人才培养质量评价方法，对专业设置、教学计划制订、课程开发、教材建设提出建议；参与本行业职业教育教学基本文件、专业教学标准、实训教学仪器设备配备标准和教学评估标准及方案制订工作；参与职业教育国家级教学成果奖励实施工作；组织本行业相关专业教学经验交流活动等。我国已经建成安全、财政、餐饮、电力、纺织服装、工业和信息化、国土资源、环境保护、机械、交通运输、粮食、林业、卫生、中医药等56个行指委。

(二)校企合作层面的载体

1. 区域性校企合作联盟

区域性校企合作联盟指由一定区域范围内的企业、行业协会、行业主管部门和职业教育机构基于提高职业教育培养，提升劳动者综合素质，为企业培养更多高质量应用型技术人才的共同目标，本着平等的原则自愿结成的联合性、非营利性联合体，其特点是参与的企业、行业协会以及院校以集群形式加入，平台大、结构丰富、互补性强，例如浙江省嘉兴市海宁市校企合作联盟[①]、杭州职业技术学院与杭州经济技术开发区合作建立的"区校联盟"、浙江工商职业技术学院与浙江省宁波市宁海县合作建立的模具专业人才培养的"县校联盟"。

2. 区域性行业人才培养培训联盟

区域性行业人才培养培训联盟是根据一定区域内相关行业发展的社会要求，由多方相关主体共同发起、自愿组建的合作平台。根据参与的主体类别不同，其分为两种类型。一种是在相关行业行政管理部门的指导下，由相关行业协会、企业以及由相近专业院校，形成跨部门合作机制，以推进产学研合作，形成以行业与人才培养的良性互动，提高职业教育的契合度为主要目的的联盟平台。如宁波市家政与养老服务人才培养培训联盟，主要面向宁波区域的家政服务和养老服务产业发展需要，由宁波卫生职业技术学院牵头发起，在当地教育局、民政局和贸易局的支持下，发挥宁波市家庭服务业协会的作用，吸纳8家开设家政服务和养老服务类专业的职业院校和培训机构、18家家政服务和养老服务机构等组建而成。另一种是由若干所专业设置比较接近的不同层次结构的职业院校(中职、高职、本科)，为构建某个专业相互衔接的一体化人才培养工程而组建的联盟，如由宁波卫生职业技术学院牵头发起，浙江省范围

---

① 海宁市校企合作联盟有6个工业功能区和经济开发区、5个行业协会、55家核心企业以及6所职业学校参与。

内符合条件的中等专科学校自愿加入的健康服务类专业人才培养中高职一体化联盟。

3. 特色学院

特色学院是为了满足某个行业或企业人才培养的数量和质量,行业或企业有针对性地在院校选择一个或几个相关专业,提供经费、仪器设备、实践训练条件等方面资源,由行业、企业与院校共同建设的专业合作建设平台。比如宁波职业技术学院与宁波海天集团股份有限公司合作建设的开设机电一体化技术、机电设备维修与管理、模具设计与制造、电气自动化等 4 个专业的海天学院,宁波卫生职业技术学院与宁波市三甲医院合作建设的开展护理、助产专业人才培养的临床学院,宁波卫生职业技术学院与宁波市民政局合作成立的宁波家政学院、宁波养老服务与管理学院,杭州职业技术学院与大型主流企业合作建立的友嘉机电学院、达利女装学院、金都管理学院、新通国际学院、青年汽车学院和临江学院等。特色学院根据实际需要,有的建在院校,有的建在企业,有的是专业教学实体运作,有的是以承担合作管理为主的平台。

4. 校企合作共同体

校企合作共同体是指学校为了实现与职业岗位和实践环境的对接,提高自身社会服务能力,在人才培养、专业建设和技术研发等各方面与行业中龙头企业建立紧密合作的项目。这种载体的具体类型就更加丰富多样。

第五节　健康服务类专业建设多方协同治理的成效评价

专业建设多方协同治理的目标从大处说,是为了改善专业生态环境,从小处说则是为了促进某一个专业的建设发展,因此对治理成效的评价便有宏观评价和微观评价之分。宏观评价侧重于专业建设生态系统的整体改善情况,包括专业结构改善、行业成熟度和职业成熟度的提高以及专业建设内涵的提升等,宏观评价涉及面广,非一个专业、一个学校,甚至一个地区之力所能及。微观评价则是针对某一个具体的专业建设成效而进行,从专业建设目标完成的情况出发,围绕专业建设内涵的提升,对完成目标过程中的各项治理内容及其相关活动进行多方位的检查评估,主要包括专业设置、专业建设内涵和专业就业三大方面。另外,在对专业建设成效进行评价时,侧重于评价内容和指标的设计,相应的指标分值设置需要系统、科学、具体的测算,在此暂不做相应表述。

一、专业设置的评价

对一个具体专业而言,建设之初面临的便是这个专业是否需要设置? 或者专业的原有定位和培养方向是否需要调整? 这是开展专业建设的逻辑起点。一个好专业,将会充分发挥多方协同治理的作用,利用政府的政策导向和行业企业的市场导向,结合院校原有的基础和资源条件,使专业设置符合区域行业发展的需要和企业人才的要求。因此评价多方协同治理在专业设置中的效果,可以从两个方面展开,一是治理机制的建立与完善,二是专业设置和调整的效果。专业设置评价指标和标准见表 3.3。

表 3.3 专业设置的评价指标和标准

评价内容	一级指标	二级指标	评价标准
多方协同治理在专业设置中的效果	治理机制的建立和完善	相关机制的建立和完善程度	1.是否建立专业设置和调整的管理办法; 2.相关办法中是否体现出多方协同治理
		相关机制的执行程度	是否开展专业设置和调整相关的治理活动
	专业设置和调整的效果	专业定位	是否与区域相应行业发展需要契合
		专业培养方向	是否与行业岗位设置契合

二、专业建设内涵的评价

随着专业的定位和培养方向的确定,如何开展具体的人才培养就成为第二个需要思考和解决的问题,也就是人才培养方案的制订和执行,包括课程体系构建、教学组织和教学方式安排、实践教学条件建设、师资队伍建设,等等,与此同时,还必须思考如何开展学科研究和技术开发,以实现专业对行业的引领作用。这些便构成了专业建设过程中的主要内涵,也是评价多方协同治理成效的主要内容。专业建设内涵的评价指标和标准见表 3.4。

表 3.4　专业建设内涵的评价指标和标准

评价内容	一级指标	二级指标	评价标准
专业建设内涵	课程体系构建	课程体系及课程资源	1.是否合作开发系统化的学历教育与职业培训相融通的课程体系； 2.是否重视并开展校企共建课程； 3.是否建有集学生在线学习、教师实践改革、企业员工在职培训、社会大众知识普及等功能为一体的共享型专业教学资源库
		课程结构和教学内容	1.是否以工作任务、项目(案例)、工作过程为线索，确定课程结构； 2.是否以岗位职业素养、岗位核心技能为主线，确定课程内容； 3.是否及时引入并更新行业企业的新知识、新技术、新标准、新设备、新工艺、新成果和国际通用的技能型人才职业资格标准
	教学组织和教学方式安排	教学组织	1.是否试行多学期、分段式等灵活多样的教学组织模式，将学校的教学活动与企业的生产过程紧密结合； 2.是否强化生产性实习实训、与专业顶岗实习，及其占实践教学总课时的比例； 3.是否以典型产品(工作项目)为载体，设计教学组织形式
		教学方式	1.是否充分利用企业资源和网络资源，创新教学和学习方式； 2.是否改革教学方法和手段，以行动为导向，真正实现"教、学、做"合一； 3.是否建立以学生作品为载体，以职业知识、职业技能与职业素养为评价核心，过程考核和结果考核相结合的课程考核评价体系
专业建设内涵	师资队伍建设	专业带头人	是否实行校内校外双专业带头人制
		专任教师	1.熟悉行业企业应用技术的骨干教师占专任教师的比例是否达50%以上； 2.双师素质教师占专任教师的比例是否达90%以上； 3.是否鼓励支持教师参与企业新技术应用、新产品开发、社会服务等，并将其作为晋升职称推荐的依据
		兼职教师	1.是否积极聘用行业企业专业人才和能工巧匠担任兼职教师； 2.是否建立兼职教师库，实行动态更新； 3.由兼职教师承担的专业实践、实训课程学时比例是否达50%
	实践教学条件建设	校内实训条件	1.是否建有真实、仿真的项目教室、现场教室等； 2.专业技能训练项目是否都有对应的实训室； 3.实训条件是否满足理实一体的教学需要
		校外实践条件	1.专业核心技能训练项目是否有对应的生产性实训基地； 2.人才培养面向的岗位是否都有对口的顶岗实习岗位； 3.是否建立并实施校企共同管理顶岗实习质量评价制度
	社会服务	社会人员培训	1.是否充分开放教育资源，开发培训项目，面向行业企业开展高技能和新技术培训； 2.是否积极承接企业新员工培训、企业员工转岗培训与企业员工新技术培训任务，每年社会培训人次不低于本专业在校生数量
		技术开发	1.是否充分利用专业优势资源、校企合作等建立技术应用中心、产学研结合基地； 2.是否引导教师面向行业企业开展技术研究、产品开发、技术推广，促进科技成果转化，推动行业企业的技术革新与发展，为产业升级服务

三、专业就业的评价

专业毕业生的就业质量越来越成为衡量一个专业建设成败的评价内容。但是评价多方协同治理对就业的促进效果,不能只看就业率等指标,还要看各主体为达成这些指标所发挥的作用,以及在完善就业环境方面所做的努力和取得的效果,因此,专业就业的评价指标和标准参见表 3.5 中。

表 3.5　专业就业的评价指标和标准

评价内容	一级指标	二级指标	评价标准
专业就业	就业情况	就业数量	1. 专业毕业生初次就业率; 2. 毕业半年后的就业率
		就业质量	1. 专业对口率; 2. 工作能力企业满意度; 3. 学生毕业 1 年后的平均月收入
	职业环境	就业激励政策	1. 政府是否有针对相应专业的就业政策; 2. 行业企业是否有吸引就业的激励政策
		职业保障制度	1. 岗位设置是否明晰; 2. 对应岗位是否实行职业准入制; 3. 对应岗位是否建立了职业发展和提升的途径

第四章　健康服务类专业建设多方
协同治理模式实践

职业教育"跨界教育"的属性决定了其要求多方主体参与教育活动过程。从职业教育实践发展历程来看,改革开放以来,国务院分别于 2002 年、2005 年和 2014 年召开了三次全国职业教育工作会议。在全国第一次职业教育工作会议后,"政府主导、行业指导、企业参与、学校跟进"成为高等职业教育发展的基本模式,职业教育也走上了发展的快车道。如果说 2002 年、2005 年的全国职业教育工作会议确立了职业教育"校企合作、工学结合"多方合作的定位,那么 2014 年的全国第三次职业教育工作会议,则从顶层设计上明确了职业教育领域政府、行业、企业、高校各方的责任,并提出了"职业教育与经济社会同步发展"的价值追求。2017 年,教育部主持召开了"全国职业教育与继续教育工作会议",各项会议的召开对不同发展阶段的职业教育发展有着重大意义。

多方协同治理被明确界定为利益相关主体通过契约调整各种矛盾和冲突,逐渐建立和发挥多主体的自组织作用实现利益最大化的过程。当研究视角聚焦到具体的专业建设,职业教育的参与主体——政府、行业（企业）、高校、社会组织,则成为专业治理中的四种力量主体,这四种主体间的权力分配即专业治理的本质。围绕这四个主体,本章通过分析健康服务类专业建设多方协同治理实践的现实基础,包括各主体角色重构与能力建设、多方协同治理载体建设、多方协同治理运行机制建设,在相关理论支持下,阐述健康服务类专业建设多方协同治理模式的实践。

第一节　健康服务类专业治理各主体的角色重构与能力建设

在专业治理过程中,经济社会的发展推动了治理各主体角色自我重构。在协同治理视域下,从高职教育发展实践来看,有效汇集"资金、技术、信息"等要素资源,通过创建合作载体,搭建合作平台,突破政府、行业(企业)、高校、社会组织各主体之间的壁垒,成为职业教育发展的共同取向和主要路径。

一、各主体角色重构

治理的兴起,可谓公共行政领域的一场范式革命。治理理念最为核心的表现就是主体的多元化(秦启光,2013)。随着社会政治经济制度的变化,政府、行业(企业)、高校、社会组织在实践中,完成各自的角色重构。

(一)政府:从"管理"到"治理"

本节将政府界定于区域政府层面。一般来说,区域高等职业教育发展的功能定位主要有四种:教育功能、社会功能、经济功能和文化功能(周晶等,2014)。其教育功能表现为统筹教育资源,以教学为中心,促进学生成才;社会功能表现为面向再就业求职者、农村剩余劳动力开展职业培训,使其获得谋生的职业技能;经济功能表现为利用技术、信息、智力资本参与企业技术研发和员工培训,促进企业技术和人力资本提升;文化功能表现为作为独立的文化实体,培育、传播、传承和繁荣文化。

在多方协同治理体制中,政府依然发挥主导作用,充当"元治理"的角色。在社会管理网络中,政府被视为"同辈中的长者",虽不具有最高绝对权威,却承担着确定教育发展方向、目标、标准的重任,为多方主体参与管理提供共同的行动目标和行为准则(魏海苓等,2006)。由于我国长期实行计划经济体制,学校自主管理、自主发展能力较弱,而且市场、社会和中介组织发育相对不成熟,需要发挥政府在多方协同治理中的主导作用,以有效解决因多元主体带来的利益分歧和目标分化,以及治理活动的碎片化和不可持续等问题(严俊凤,2014)。

2002年,国务院颁布《中华人民共和国民办教育促进法》,开启中国高等教育体制改革新篇章,教育管理中的行政理念发生转变,教育教学不再是政府行政的单一功能。随着市场参与教育活动程度越来越高,高等教育政府分权、社会参与及市场机制介入成为教育活动新的社会背景,区域高等教育逐步从

"管理"转向"治理"。赵辉认为,在高等教育多元协商治理模式中,政府是"有限政府",具体表现为:政府通过宏观调控,把握高等教育发展与改革方向;通过扩大高等教育服务供给,满足公众对高等教育的需求,保障高等教育的社会公益性(赵辉,2010)。治理理论强调通过政府职能的部分转移,使更多的第三部门组织参与社会治理,实现社会管理权力的多元化(张恒,2001)。所谓"第三部门",目前尚无统一概念,经常被称为"非营利性组织""非政府组织"等,是相对公共部门、私人部门而提出的,其以实现公共利益为目标,强调非营利性、志愿性。政府不再是社会管理的控制者和支配者,而是协调者、引导者和参与者,区域政府的能力和责任逐渐明晰为通过新技术、新工具、新方法来控制和引导社会资源流动。

(二)行业企业:从"参与"到"另一个重要主体"

1.行业企业参与职业教育的政策变迁

20世纪90年代以来,职业教育系列政策法规,除了强调行业的作用,也重视行业协会的作用。1996年颁布的《职业教育法》明确提出,"行业组织和企业、事业组织应当依法履行实施职业教育的义务"。21世纪以来的三次全国职业教育工作会议后,行业企业在职业教育活动中的地位和作用逐步凸显。2002年,国务院发布《关于大力推进职业教育改革与发展的决定》,提出要充分依靠行业和企业发展职业教育与培训,充分发挥其在职业教育与培训中的作用。2005年,国务院颁发《关于大力发展职业教育的决定》,提出行业主管部门和行业协会要在国家教育方针和政策指导下,开展本行业人才需求预测,制订教育培训规划,组织和指导行业职业教育与培训工作;参与制定本行业特有工种职业资格标准、职业技能鉴定和证书颁发工作;参与制订培训机构资质标准和从业人员资格标准;参与国家对职业院校的教育教学评估和相关管理工作。而在2014年,国务院发布《关于加快发展现代职业教育的决定》,强调通过加强行业企业参与教育活动,激发职业教育办学活力,并第一次明确提出,企业要发挥重要办学主体作用。引导社会力量参与到职业教育里来改革办学体制,大力发展民办职业教育,积极开展职业院校股份制、混合所有制办学试点;推进政府主导、行业指导、企业参与的集团化办学体制改革;研究制定促进校企合作办学的有关法规和激励政策,深化产教融合,鼓励行业和企业举办或参与举办职业教育,发挥企业重要办学主体作用。

2.行业企业参与职业教育的角色分析

在我国,有关职业教育管理中,政府、行业、高校的关系在很长一段时间里没有被理顺。在政府、市场、企业中,职业教育管理对政府过度依赖,往往忽略了市场、企业的实际需求,行政指令成为职业教育管理的指挥棒,企业被排除在管理者范畴之外。在政府内部,职业教育管理经历了从行业主管部门到教育主管部门的嬗变。1994—1996 年,国务院办公厅连续三次召开高等教育管理体制改革座谈会,着手政府行业部门所属院校的管理体制改革。国务院机构大调整导致一大批产业部委撤并,由业务部门直属的院校转为由地方管理(兰小云,2013)。从行业主管部门到教育主管部门,职业院校布局、专业布点得到优化,但由于与行业部门的行政关系脱离,职业教育与行业也越来越远。由政府(非市场)、教育主管部门(非行业主管部门)和职业院校(非生产部门)开展的职业教育也随之出现了与社会需求不相适应的问题。解决职业教育与社会的适应性问题,归根结底是解决生产实际问题,必须有行业部门、生产部门参与。

职业教育的公益性、生产性和行业性,使得职业教育管理不能仅依靠教育行政部门或行业管理部门,还需要政府与市场的深度融合,合理分工;而企业的"分散性",使其不可能从整体上系统指导职业学校的发展,这就决定了必须有一个在行业企业之上又能了解行业企业需求的力量来指导职业教育,参与职业教育人才培养(程贵妞,2008)。而行业协会作为经济社会的产物,作为高校与企业的桥梁和纽带,理应承担起职业教育管理的责任。

原教育部职业与成人教育司司长葛道凯在解读《国务院关于加快发展现代职业教育的决定》时,指出这是改革开放以后第一次明确提出企业是职业教育的重要办学主体。他认为,此处的办学有两层含义:第一是举办学校,第二是组织教育教学活动。发挥企业重要的办学主体,即根据企业自身情况,经济社会发展情况,以及本行业企业、相关行业职业发展情况,来选择企业发挥主体作用是举办还是参与办学,是独立组织教育教学活动,还是参与组织教育教学活动。

行业组织教育教学活动的重要形式是现代学徒制。现代学徒制从构词上来看,由"现代"和"学徒制"组成。传统的学徒制,指的是一种技能传授方式,最直白的解释就是"师傅带徒弟"。对现代学徒制的定义林林总总,有的抽象,有的具体。目前认同度比较高的是由赵志群(2009)提出的,现代学徒制是将传统的学徒训练与现代学校教育相结合的一种企业与学校合作的职业教育制度。现代学徒制主要模式有两种(关晶等,2011),一是需求引导型。即在人才培养过程中,企业起主导作用,学徒主要在岗学习。也称为高企业合作与低学校整合型,其特点是雇主责任感高,企业培训强度大,学徒制与全日制教育结构相分离。如德国、奥地利和瑞士等国家。二是供给引导型。即在人才培养过程中,职业学校起主导作用,学徒以工学交替的方式完成学业。也称为低企业合作与高学校整合型,其特点是雇主责任感低,企业培训相对较弱,学徒制与全日制教育结构进行了较为密切的整合,如法国、澳大利亚等国家。

现代学徒制内涵中最本质的是校和企的关系问题,是产和教的融合问题。现代学徒制首先必须是学徒制,基于稳固的师徒关系来进行技术实践能力学习,是现代学徒制最为根本的要素。现代学徒制是一种更加深入的校企合作人才培养模式,其实施要以"校企合作"为前提,要"以企业的师徒关系"为基础(徐国庆,2017)。现代学徒制是以企业用人需求与岗位资格标准为目标,以学生(学徒)的培养为核心,以学校、企业的深度参与和教师、师傅的深入指导为支撑的人才培养模式。2013 年,教育部委托教育部职业技术教育中心研究所和华东师范大学等研究机构牵头理论研究,内涵特征、运行机制、条件保障等;委托广东清远职业技术学院等 8 家院校,双主体育人方案、学籍管理办法等。2014 年 2 月 26 日,李克强总理主持召开国务院常务会议,部署加快发展现代职业教育,提出"开展校企联合招生、联合培养的现代学徒制试点",这是我国官方第一次明确提出开展现代学徒制试点。

(三)高校:从"适应产业发展"到"与产业同步发展"

对高等职业院校治理模式的讨论主要集中在两个方面(孙云志,2014),从狭义上讲,高等职业院校治理主要指高等职业院校对自身内部常规事务的治理,也称内部性治理。内部性治理是高职院校作为主体对高校的管控,在这个过程当中,由于治理主体价值取向差异,治理模式呈现多样性,并呈现出统治型、管理型和善治型三种模式,其关注点分别为秩序、效率与公平以及公平正义。从广义上讲,高等职业院校治理是指整个社会对高校的治理,也称外部性治理。外部性的高等职业院校治理,指的是以整个社会为主体,实施治理的高等职业院校与政府、行业企业等行为主体之间相互关系行为的总称。

同步发展,是指高校规划、专业建设规划要与经济社会同步规划、与产业建设同步实施,与技术进步同步升级。葛道凯司长在 2014 年全国高职高专校长联席会议上提出,职业院校与产业同步发展,要深入推进四件工作。

第一,科学布局专科高职院校的三大功能。即培养服务区域发展的技术技能人才,服务企业特别是中小微企业的技术研发和产品升级,加强社区教育和终身学习服务。

第二,做深做细内涵建设。当前,高职的生源结构正在发生变化,初中和高中阶段毕业生日趋减少。高职院校生源将逐步变为由普通高中毕业生、中职毕业生、一线劳动者共同构成。学校的专业设置、教学计划、课程安排、教学方法要满足多元化生源的多样化需求。同时,要创新机制体制,促进作为职业教育重要办学主体的企业真正参与教育教学活动。

第三,改革高职招生考试。《关于深化考试招生制度改革的实施意见》提出,2015年通过分类考试录取的学生占高职院校招生总数的一半左右,2017年成为主渠道。改革考试招生模式,增强职业教育吸引力,是高职院校无法回避的命题。

第四,关注学分的积累与转换。在中央全面深化改革领导小组第四次会议上,习近平总书记指出,要深化考试招生制度改革,构建衔接沟通各级各类教育、认可多种学习成果的终身学习立交桥。"多种学习成果",包括全日制学习成果、非全日制学习成果,以及非学历学习成果。要关注多种学习成果学分的认定、累计与转换。

高校从"适应产业发展"到"与产业同步发展",是在经济发展转型、产业升级转型、信息技术大行其道的时代背景下,"技术进步、生产方式变革、社会公共服务"这三要素对高等职业教育提出的新要求。

(四)社会组织:成为越来越重要的组成部分

2010年,《国家中长期教育改革和发展规划纲要(2010—2020年)》提出:"根据培养目标和人才理念,建立科学、多样的评价标准,开展由政府、学校、家长及社会各方面参与的教育质量评价活动。"2013年,《中共中央关于全面深化改革若干重大问题的决定》再次明确"强化国家教育督导,委托社会组织开展教育评估监测"。2015年,《教育部关于深入推进教育管办评分离促进政府职能改变的若干意见》,具体部署"政府管教育、学校办教育、社会评教育"格局。2015年,《国务院关于统筹推进世界一流大学和一流学科建设总体方案》明确要求,"积极引入专门机构对学校的学科、专业、课程等水平和质量进行评估"。

目前,社会参与已经成为教育治理的重要组成部分,越来越多的社会组织、民间团体等成为学校办学、教育决策、教育评估和监督的重要力量。社会组织参与高等教育的主体形式为第三方教育评估,其主要表现形式为专业评估组织、专业认证评估、知名排行榜、第三方教育咨询机构等。

①专业评估组织。既包括全国性的评估中介,如高等教育教学评估中心、学位与研究生教育发展中心,又包括地方性的评估组织,如上海市教育评估院、辽宁省教育评估事务所、广东省教育评估协会等。

②专业认证评估。自 2006 年,成立了全国工程教育专业认证专家委员会,截至 2017 年,有机械类、计算机类、化工与制药类等 9 个专业认证分委会,矿业类、轻工食品类等 5 个试点工作组。2008 年,成立教育部医学教育认证专家委员会和教育部临床医学专业认证工作委员会。2017 年,教育部印发《普通高等学校师范类专业认证实施办法(暂行)》,正式启动普通高等学校师范类专业认证工作。

③知名排行榜。1987 年,中国管理科学研究院发布了中国第一个大学排行结果。目前国内比较知名,并被公众广泛接受的有武大排行榜、网大排行榜、中国校友会排行榜等,此类排行榜不以营利为目的,同时不受其他机构或个人委托,属自发行为。

④第三方教育咨询机构。在国内最典型的教育咨询公司,如于 2006 年成立的麦可思,就是一家第三方数据机构。这类机构直接或间接从评估活动中获取收益。

第三方教育评估是教育治理思路的重大转变,是推进教育治理体系和治理能力现代化的重要方面。第三方教育评估组织独立于政府和学校之外,以社会中介组织为操作主体,对学校办学活动、教育教学水平等进行评价。因其具有明显的中介性、独立性及专业性等特点,能够有效协调政府、学校和社会的关系,弥补以教育行政部门为主导开展的教育评估之不足。

二、各主体治理能力建设

(一)各主体治理能力现状

在"政管校办"模式下,高职院校在发展定位、资金来源、学生培养模式、社会服务能力等方面与社会需求存在较大距离,于是高职院校治理也开始陷入制度与体制设计的困局。

1."关键性资源"供给存在缺陷

任何一个组织的生存与发展都需要多种资源,其中某些资源的重要性比其他资源大很多,属于"关键性资源""稀缺性资源"或"异质性资源"(米斯克尔,2007)。政府、行业企业、高校彼此能为对方提供哪些关键性资源,这些资源的多元性、主体的相对性构成了复杂的组织关系。

在职业教育领域,产教融合过程中各主体的"关键性资源"或"稀缺性资源"供给存在缺陷。一是供给能力不足。区域职业院校作为城市战略资源,其在产业链、技术文化链、创新链中引领作用明显不足,高等职业教育作为区域应用技术源、创新源及技术文化创新源的主体地位尚未确立(周晶等,2014)。行业作为另一个办学主体参与人才培养过程的认识和能力(如现代学徒制试点、行业指导能力是关键)。二是供给机制不完善,缺乏行业企业参与职业教育的制度激励,以及参与的规范和标准。

2.相关主体深度融合机制不畅

高职院校大多由中专升格而来,其本身缺乏成熟完善的现代高校管理体系,而社会经济转型和产业升级对高职院校提出的新要求,又使得高职院校各主体沟通、衔接、融合机制不够顺畅。一方面,各利益相关者,如行业、企业、学生家长等并未真正参与高职院校治理,造成参与主体不完整;另一方面,高职院校本身高度专业化管理人员的缺失、自身管理能力的不足,以及对高层次人才吸引力不强,导致其治理机制尚未被理顺,尚不能很好地代表学生利益和社会发展需求。

3.各主体权限界定缺位

各主体权限界定缺位的根本原因在于缺乏相关法律法规。虽然国家层面各类文件一直在强调和要求高等职业教育人才培养需要校企协同育人,但此类文件并没有上升到法律法规层面,缺乏强制执行力和约束力。同时,各主体在人才培养过程中应该承担的职责和可以行使的权力其界限相当模糊,所以,高职院校在治理过程中,出现了治理各方的"权责博弈"。

4.政府管理越位或缺位

在现行的高等教育管理实践中,虽然确立了"统一领导、分级管理"的高等教育体制,但我国只笼统地划分了中央和地方的管理权限,对许多方面缺乏明确具体的规定,导致经常出现政府管理越位和缺位现象,即政府失灵(赵辉,2010)。政府失灵是经济学领域概念,主要是指个人对公共产品的需求在现代代议制民主政治中得不到很好的满足,公共部门在提供公共产品时趋向于浪费和滥用资源,致使公共支出规模过大或者效率低下、政府的活动或干预措施缺乏,主要表现在政府制定政策的低效率、政府实现职能的低效率、政府的权力寻租行为。高等教育管理实践中的政府失灵现象,往往造成教育行政管理部门教育资源分配不均,或干预过多或指导缺位,严重影响政府工作效率,同时也抑制了学校办学的积极性和活力。

（二）各主体治理能力关键

1.政府层面

（1）区域政府治理能力

在教育活动中，区域政府核心功能之一是合理配置教育资源。杨亮认为，一方面可以通过政府这只"看得见的手"推动，另一方面可以运用市场这只"看不见的手"对教育资源进行合理配置，最终促使区域内整体教育资源达到平衡（杨亮，2011）。就当前社会发展和教育现状而言，市场机制当然会对教育起到一定作用，但政府无疑应在区域高等教育资源配置中起到基础性作用。

在高职院校校企合作、协同创新中，政府除了履行基本的宏观规划，加强管理功能，还需要通过调整激励结构，以政策引导促进角色建构，我们称之为"服务型政府"。服务型政府通过建立法规、政策、制度、管理手段，对企业、职业院校等主体进行有效资源配置。服务型政府的治理能力主要表现在两个方面：一是制度性服务，包括政策制定、宏观规划、健全法规、加强管理、组织协调等；二是经济性服务，包括资金投入与管理、监督评价、扶持保障、奖惩激励等。

（2）区域政府治理能力实践

以宁波市构建服务型教育体系实践为例，探讨地方政府如何开展区域专业治理。宁波是高等教育后发地区，有各级各类大学15所，在校生规模达15万人。"为什么要办大学，办了大学后如何发展，对地方经济社会有什么促进作用，这是地方特别是中心城市举办大学绕不过去的问题。"（胡赤弟，2015）为持续推进高等教育发展，2005年，宁波市委、市政府提出构建服务型教育体系战略目标。在高等教育大众化之后，宁波市在全国率先提出，针对区域高等教育构建服务型教育体系，这是区域高等教育战略的一次重要转型。

此后，宁波市相继出台《宁波市应用型专业人才培养基地建设与管理办法》《关于深化服务型教育体系建设加快培养高素质应用型人才若干意见》《宁波市服务型教育重点专业建设管理办法》等，通过建立一批实施载体，搭建公共平台，构建政策体系，充分发挥了服务型政府在教育治理中的重要作用。

第一，搭建实施载体。主要表现为：①建设十大应用型人才培养基地。为建设适应宁波产业结构，具有特色优势的学科、专业结构体系，2010年，已基本建成石油化工、生物医药、纺织服装、机电模具、IT产业、旅游会展、文化服务、港口物流、经管经贸、金融保险十大专业人才培养基地。基地主要是宁波的高校、职业学校和相关企业，是以学科为依托，以专业为载体，开展专业技术创新的重要平台。基地建设根据产业及产业链需求，鼓励跨专业、跨学科、跨校之间的联合。基地建设要求有 2 家市级及以上骨干企业合作参与,企业必须具有相关在研项目。"面向现代健康服务业的多样化人才培养模式与体制研究""基于提高宁波市居民均衡营养水平的营养工作基地建设""医疗美容技术工学结合实训基地建设""校院合作基于工作过程的临床康复学项目课程开发"等 10 个项目被列入文化服务类基地建设。②建设服务型重点专业。为进一步发挥高校已有学科专业优势,创新专业教育新载体,为地方经济转型升级提供人才培养培训服务,宁波市于 2009 年启动服务型重点专业建设。建设经费为每个工科类专业群 350 万元,其他专业群 300 万元,并要求学校以不低于 1:1 的比例配套。服务型重点专业旨在全面提升专业办学水平与社会适应性,充分发挥重点专业在构建"双证书"应用型人才培养体系、改革教学内容与方法、建设"双师型"师资队伍、创新产学研一体化的办学体制机制等方面的示范作用,从而促进学生成长成才,增强学生的就业创业能力。③区域特色教材开发。宁波市于 2009 年实施地方特色教材开发计划。申报立项教材以专业为单位,所选专业原则上应对宁波市主要产业起支撑作用,以支撑宁波市《关于实施工业创业创新倍增计划的若干意见》和《今后五年宁波市服务业跨越式发展行动纲要》提出的先进制造业"5+5"重点优势产业、新兴产业,现代服务业"6+4"支柱产业、主导产业。

第二,建立公共平台。主要表现为:①建立大型公共职业技能培训平台。根据宁波市产业结构调整升级需要,充分利用和整合各类职业教育培训资源,在深入实施十大应用型专业人才培养基地、十大职业教育示范性实习实训基地建设的基础上,重点建设两个涵盖先进制造业和高端服务业的公共职业技能培训平台,为院校师生、企业职工和其他社会工作人员提供开放式职业技能培训;探索建立"政府主导、市场运作、面向社会、机制灵活"的培训平台运行机制,鼓励行业企业、国(境)内外高端培训机构参与合作,立足宁波、服务浙江、辐射"长三角"地区,建成集培训、鉴定、信息服务和项目开发为一体的多功能职业技能培训中心。②建立高教园区创新创业孵化基地。充分发挥高教园区教育、科技、人才资源相对集中的优势,积极延伸高教园区的创意研发功能,按照既有规划在高教园区内适时启动科技创新创业孵化基地建设,吸引国(境)内外著名科研机构、大学的科技项目以及高新技术企业落户,鼓励海外归国人才、国内高层次科技人员以及院校师生进驻基地开展项目研发、科技成果转化与自主创业,使高教园区成为集科技成果转化基地、高新技术企业孵化基地、创新和创业人才培养基地为一体的科教城。

第三,制订保障措施。主要表现为:①构建制度体系。从教育投入、奖励和评价,构建完整的政策体系,如《宁波市中等职业教育条例》《宁波市职工教育条例》《宁波市职业教育校企合作促进条例》《宁波市终身教育促进条例》等。超越传统教育教学体制和科研制度,打破传统的专业、学科分离的制度构架,建立以学科为依托,以专业为载体,以产学研合作为重要途径,实现应用型人才培养和产业技术创新的社会平台(黄士力,2011)。②加强经费投入。每年安排 5000 万元专项经费,并将每年市财政性教育经费的增量部分主要用于服务型教育重点专业建设,地方特色教材、公共实训平台建设等。市政府设立社会化的服务型教育专项基金,鼓励和支持企事业单位、社会团体和个人多渠道捐赠,并允许其由捐助者命名。③建立考核与奖励。各级政府建立和完善对院校和职业培训机构的考核评价制度,加大应用型人才培养业绩在考核中所占权重;建立由政府、行业企业、中介机构、家长、学生等共同参与的社会化评价系统,并将考核结果作为调整有关部门培训专项经费分配的重要依据。2006 年,宁波市出台《宁波市教育服务经济贡献奖奖励暂行办法》,对在构建服务型教育体系、促进教育服务经济社会发展中做出过突出贡献的企业、事业、社会团体、地方政府、党派等单位进行奖励。2011 年,出台《宁波市教育服务经济贡献奖奖励办法》,对 2006 年的文件进行完善。市政府启动"服务型教育先进县(市)区"创建活动,对工作业绩突出,成效明显的县(市)区进行表彰;启动学习型企业评选活动,每两年评选一批学习型企业。④营造良好的社会氛围。完善宁波市企业技工起档工资指导标准;定期组织开展全市职业院校、企业职工技能大赛,评选"十大甬城名技师""百名甬城金白领""百名甬城金蓝领",并对获奖者予以重奖。

2.行业层面

"政府主导、行业指导、企业参与"是职业教育的办学机制。职业教育的功能定位决定了它必须与行业企业紧密联系、深度合作,而企业是连接教育与行业的桥梁和纽带,在保障职业教育人才培养规格、人才供给规模、匹配产业发展实际需求方面有着不可替代的作用。自 2010 年以来,教育部加强顶层设计,发布《关于充分发挥职业教育行业指导作用推进职业教育改革发展的意见》;健全行业指导机构,成立行指委;完善行业指导机制,构建职业教育行业指导工作体系,积极采取一系列举措,促进行业指导能力的提升。

(1)行业治理能力

一是行业组织履责。发挥行业在重大政策研究、人才需求预测、职业资格制订、就业准入、专业课程设置等方面的重要作用。将适宜行业承担的工作,通过委托服务等方式交给行业承担,并给予政策和资金等方面的支持。

二是加强分类指导。对有行政职能的行业组织、由大型企业牵头的行业组织、由政府机构改革转制形成的行业组织、市场中自发形成的行业组织等分类制定指导政策。

三是健全体制机制。研究制定支持、鼓励行业主管部门、行业组织、企业指导职业教育的模式、方法和政策,在行业的职业教育工作中,建立研究、指导、服务和质量监控体系。支持有条件的行业组织充分利用其自身优势,构建企业与职业院校的产教合作平台,推进中高职衔接等工作。

(2)行业治理能力实践——健康管理与促进类专业指导委员会的成立

行指委由相关行业主管部门、行业组织聘任。行指委委员一般由具有较高专业理论水平、丰富实践经验、深厚行业阅历的专家、职业院校校长以及一线骨干教师等人员组成,每届任期四年。行指委的成立对调动行业企业积极性,推进产教结合起到了积极的推动作用。2015年,教育部在调整原有53个行指委人员结构的同时,又增设了3个行指委。根据国家社会、经济发展新趋势,医药卫生行指委以服务医药卫生类相关专业建设、人才培养为出发点,增设健康管理与促进类专业指导委员会,促进行指委的工作高度契合社会发展需求、契合健康服务业转型升级、契合人才培养需求。

第一,高度契合社会发展需求。随着生活水平的逐步提高,以及社会老龄化程度的加剧,我国居民疾病由以传染性疾病为主逐渐转向以慢性非传染性疾病为主,对健康的认识由"治疗疾病"转变为"维护、促进健康"。2013年9月,国务院发布《关于促进健康服务业发展的若干意见》(以下简称《意见》),明确健康服务业以维护和促进人民群众身心健康为目标,主要包括医疗服务、健康管理与促进、健康保险以及相关服务,涉及药品、医疗器械、保健用品、保健食品、健身产品等支撑产业。2004年,《普通高等学校高职高专专业目录(试行)》的出台使医药卫生大类实现了支撑高职高专层次医药卫生类相关人才培养的基本职能,健康服务对象包括患病人群、健康人群、亚健康人群;健康服务过程涵盖疾病预防、健康管理、疾病治疗、健康维护、养老服务等全过程;健康服务内容包括生理健康、精神健康、心理健康;健康服务方式包括直接为人群提供的服务、促进健康服务技术的服务。2015年,《普通高等学校高等职业教育专科(专业)目录》调整、优化了原专业目录分类,如将心理咨询从公共服务类、康复工程技术从医学技术类一起调整到健康管理与促进类,同时根据健康服务业发展,新增设老年保健与管理等专业,因此,在医药卫生大类下,增设健康管理与促进类非常符合社会发展需求。

第二,高度契合健康服务业转型升级。健康服务业将成为社会经济发展新的增长点,成为推动经济社会持续发展和解决民生问题的重要力量。健康服务业涉及药品、医疗器械、保健用品、保健食品、健身产品等产业,而在 2015年颁布的《普通高等学校高等职业教育专科(专业)目录》中,健康管理与促进专业类由 11 个专业组成,既包括直接提供健康服务的健康管理、医学营养、中医养生保健、心理咨询、老年保健与管理等专业;也包括提供健康服务相关技术的医疗设备应用技术、精密医疗器械技术、医疗器械维护与管理、康复工程技术、康复辅助器具技术、假肢与矫形器技术等专业,有效对接了健康服务产业结构。

第三,高度契合人才培养需求。健康服务业涵盖护士、养老护理员、药剂师、营养师、育婴师、按摩师、康复治疗师、健康管理师、健身教练、社会体育指导员等医疗类和非医疗类从业人员。《普通高等学校高职高专专业目录(试行)》对医疗类人才培养的体现相对充分,而对非医疗类人才培养的体现相对不足。非医疗健康服务业以健康管理与促进为核心,而健康管理与促进的职能是对个体或群体的健康进行全面检测、分析、评估,提供健康咨询,对不健康的生活方式等因素进行干预,防止和减少疾病发生。大部分资源配置在医疗服务及其涉及的支撑产业上,忽视健康素养提升、健康检测评估、健康咨询、非健康生活方式干预、公共营养管理、个人健康维护等。2015 年对专业目录的调整,为健康服务业发展提供了专业人才,与社会发展需求相吻合,落实了《意见》对人才培养的要求。

专业建设是一项系统工程,专业建设提升专业人才培养与社会经济发展、科技发展及职业岗位的适应性。2016 年 8 月,在全国卫生与健康大会上,习近平总书记强调要全方位、全周期保障人民健康。健康服务产业结构决定了专业结构,建立完善的全方位全生命周期的健康服务专业体系是健康服务类专业治理的重要目标。

3.学校层面

2014 年,国务院出台的《关于加快发展现代职业教育的决定》提出,要探索发展股份制、混合所有制职业院校,允许以资本、知识、技术、管理等要素参与办学并享有相应权利,由此可见,创新高职院校治理模式已经从学术讨论走向相关制度设计、探索实践阶段。

(1)高职院校治理能力

关于"教育主管部门与高职院校的关系",相关研究者提出不同构想,核心观点在于教育主管部门对高职院校履行政府所委派任务,而高职院校实施院校治理,需与教育主管部门联动,才能保障治理成效,同时要制约教育主管部门的管理权限,不断增强高职院校的自主发展权限(孙云志,2014)。

自国务院于2014年发布《关于加快发展现代职业教育的决定》以来,职业教育已经上升到"打造中国经济升级版,创造更大人才红利"的战略高度。作为承担高技能人才培养的高职院校,居于国家经济转型与产业升级衔接配套的关节处,在构建现代职教体系中起着枢纽作用。在治理模式的构建上,高职院校应破解其与有关社会机构团体权责分配的困局,明确各治理主体所承担的责任。

(2)学校治理能力实践——宁波卫生职业技术学院现代健康服务专业群建设

宁波卫生职业技术学院在推进现代健康服务专业群建设过程中,通过搭建产学合作平台,充分整合护理、康复等多学科资源,推进"双证书"应用型人才培养体系,改革教学内容与方法,建设"双师型"师资队伍,创新产学研一体化的办学体制机制,形成了多方协同治理的专业建设模式。

第一,建立专业群治理组织。主要表现为:①成立区域行业指导委员会。2012年由宁波市卫生局、贸易局与教育局牵头,学校率先发起成立卫生行业和健康服务行业两个职业教育教学指导委员会(任光圆等,2014)。②建立专业建设指导委员会。专业建设指导委员会是专业群与行业主管部门之间的纽带。每年至少召开一次专指委会议,具体负责研讨、指导专业育人平台建设、人才培养方案制订、教学团队建设、技术研发与服务等方面工作。③成立专业群建设专项项目组。专业群建设专项项目组由分管教学副校长,三个子专业负责人、教务处、计财处、人事处、科研处、地方合作处、后勤管理与服务处相关负责人组成,具体统筹、协调专业群推进过程中的问题。

第二,搭建多方协作平台。主要表现为:①与新兴健康服务产业发展对接,成立2个特色学院。依托行指委,整合专业群内优质教育教学资源对接新兴健康服务产业需求。与市贸易局合作成立浙江省首家宁波家政学院,与市民政局合作成立宁波老年照护与管理学院,利用多学科交叉、融合,培养培训专业人员和管理人才,承担行业相关技术、职业培训标准与行业规范等研究开发工作。②与卫生类服务人才培养要求对接,建立11个临床学院。依托行指委,专业群借力外部教育教学资源,实现人才培养的产教融合。学校与区域内行业影响力较大的医疗机构如宁波市医疗中心李惠利医院、宁波市第一医院、宁波市第二医院等共建临床学院。临床学院设在医院,聘任医院分管护理工作的副院长兼任院长,聘任护理部主任兼任临床教研室主任。

第三,促进专业与产业有效对接。主要表现为:①优化专业结构,完善专业体系。其对接"健康社会、健康生活、健康环境、健康照护"的全方位专业体系,覆盖"从出生到幼儿到成年再到老年"的全生命周期,动态构建适应区域卫生事业和健康服务业发展所需的全方位、全生命周期的专业体系。②根据产业发展积极开设专业方向。在行指委和专指委的协调、指导下,通过深入调研,在护理专业开设临床护理、社区护理、口腔护理、老年护理、康复护理、涉外护理、美容护理7个专业方向;在康复治疗技术专业开设物理治疗、作业治疗、康复保健3个专业方向;在口腔医学技术专业开设口腔工艺技术、口腔治疗技术2个专业方向,有效与产业发展对接。③按工作岗位设置课程模块。在全国、全省两个范围内展开3次调研,了解行业需求、发展趋势和专家共识,同时参照职业资格考试大纲,专业群各专业根据岗位设置课程模块。在康复治疗技术专业设置了物理治疗、作业治疗和康复保健3个岗位模块方向,满足社会人才市场需求变化与学生个性化培养的要求;在口腔医学技术专业增设口腔正畸工艺技术、种植义齿工艺技术、附着体义齿工艺技术3个技能模块课程。

第四,形成校企双方人员互聘格局。依托临床学院、校企合作共同体,建立专兼职教师校企产、学、研一体化工作模式,形成校企双方人员互聘格局。临床学院院长由医院院长担任;副院长2名,其中1名由医院分管护理工作的副院长担任,1名由护理学院院长担任。下设办公室,设办公室主任、副主任各1名,主任由护理部主任担任,副主任由专业骨干教师担任。护理学院的每位专任教师都会进入各临床学院,组成6个团队,共同开展护理研究、技术研发与服务、人才培养、教学团队建设。

第五,形成制度保障。在推进专业建设过程中,促进学校层面形成专业建设保障制度体系。制定优势特色专业建设办法,强调在行业指导下,根据市场需求、产业发展设置专业,与企业紧密合作实现一体化育人,实现五个对接;出台专业人才培养方案,要求专业以职业标准和岗位胜任能力为导向,实现双证融通,设置核心课程体系,开展专业标准建设。出台宁波卫生职业技术学院《加强协同创新、深化政产学研工作,提升专业服务行业发展能力的意见》,制定《校企合作管理办法》《教育教学工作奖励办法》《紧密合作型基地考核奖励办法》等,积极营造行业企业参与职业教育的氛围条件,促进校企合作育人。出台《宁波健康养老协同创新中心/健康服务研究所研究人员聘任及其有关政策的暂行规定》等,增强层次人才参与健康服务相关研究、技术研发推广的主动性和积极性。

第二节　健康服务类专业多方协同治理的载体建设

有研究者将校企合作模式分成政府主导型、院校主导型、行业企业主导型、自愿联盟型和中介主导型这五种形式（储诚炜等，2014）。健康服务产业"准公共用品"、私人用品的双重属性，及蓬勃兴起、行业发展不成熟的显著特征；健康服务业责任主体的多元，包括社会、政府、市场等，其既是个人事务、家庭事务，也是社会事务、政治事务和市场事务；健康服务需求的日趋个性化、多元化，除医疗、专业护理、康复技术外，心理慰藉、老年教育、社会融入等诉求也越来越高，各主体目标不一致，信息不对称，等等，这些特性决定了政府主导型、院校主导型是健康服务类相关专业治理的主要模式。

政府主导型的表现形式多为区域性多方协同治理组织，由区域政府牵头，立体整合区域内行业、企业、高校资源。政府的主要职能是根据社会需求对职业教育的发展取向做出宏观调控，并协调其他利益主体的关系。院校主导型的表现形式各有不同，在宁波地区，主要有特色学院、高校协同创新中心等，院校要完成自己的教育功能，实现高质量人才培养需要。

一、区域性多方协同治理组织

高职教育的利益相关者包括政府、学校、行业、企业等，它们是不同的利益主体。由于各利益主体有着不同的出发点，政府需要能促进社会经济、科技文化发展的人才来支撑，行业企业需要支持其发展升级的人力资源，而学校则追求培养高质量的人才，所以这种"利益"有交集、一致的部分，同时也有矛盾、冲突的部分。各利益主体不同的出发点，也决定了其各自的行为选择。职业院校与行业（企业）既有相互依存、共同发展的同一性，同时，也有利益冲突的矛盾性（赵军，2013）。健康服务产业属新兴产业，在行业标准和人才培养标准都缺失的状况下，更加需要政府、职业学校、行业企业等相关主体形成合力，促进产业所需人才的培养，促进行业发展规范，促进产业转型升级。

（一）京津冀卫生职业教育协同发展联盟

随着我国经济的持续发展和全面建设小康社会的不断推进，人民群众对提高健康水平有了新要求、新期待。医改的不断深化、健康服务业和养老服务业的不断发展，为京津冀卫生人才培养带来机遇。京津冀以"协同发展、资源共享、优势互补、合作共赢"为原则,全面整合卫生职业教育和行业优质资源,形成规模优势,在专业建设、教育教学、校院合作、社会服务和科研等方面加强交流合作,促进卫生职业教育与健康服务业对接,为京津冀健康服务业人才培养提供技术和人才支撑。

2015 年,天津医学高等专科学校向京津冀三地的相关院校、医疗机构、企业发出倡议成立"京津冀卫生职业教育协同发展联盟"(张婷,2015)。来自三地共 17 所相关院校和 21 所医院加入联盟,确定组织机构,表决通过了联盟章程,京津冀健康服务业人才培养正式进入联盟阶段。联盟以"协同发展、资源共享、优势互补、合作共赢"为原则,以实现京津冀三地卫生职业教育优质资源整合为目标,破除区域内阻碍教育资源自由流动的体制性障碍,形成资源共建共享、优势互补、校院(企)合一、共育人才的健康服务人才培养新格局。依托该联盟,各成员单位可以广泛开展职业教育发展政策研究,探讨卫生职业教育校院(企)合作办学机制体制改革创新,最终形成三地联动机制,实现卫生职业教育的协同发展。

(二)宁波行业职业教育教学指导委员会

宁波地处东部沿海经济较发达地区,经济基础好且老龄化程度高,健康服务需求旺盛。一方面,经济基础好。2014 年,宁波市城镇居民人均可支配收入为 4.4 万元,远高于全国城镇居民人均可支配收入的 2.9 万元。另一方面,人口老龄化程度高。截至 2014 年年底,宁波市 60 岁及以上户籍的老年人口达 125.5 万人,占户籍人口总数的 21.5%,宁波已进入中度老龄化社会,老年人口呈现高龄化、失能化、空巢化等特点。2009 年到 2014 年,近 5 年间,宁波老年人口系数平均增长 0.8%,而全国、全省分别是 0.4%、0.5%;80 岁以上的高龄老人占老年人口总数的 15.3%,其增速快于老年人口;全市失能、半失能老人总数为 9.2 万人,占老年人总数的 7.4%;全市近 65% 的老人处于空巢状态,其中独居老人占 27%。预计到 2020 年,宁波户籍老人将突破 160 万人,将占户籍人口总数的 25%。健康体检、健康咨询、健康养老、体育健身、保健养生以及健康旅游等新兴健康服务的需求快速增长。

作为与社会经济互动最为密切的职业教育,宁波市提出建立一批行指委,构建起教育行政部门保障、行业主管部门牵头、职业院校为主体、行业企业参与的职业教育办学新机制,强化行业在现代职业教育体系建设和职业教育改革发展中的指导作用。

2012 年,由宁波市贸易局、宁波市教育局发起,由宁波卫生职业技术学院牵头组建宁波市健康服务产业职业教育指导委员会。浙江工商职业技术学院、浙江纺织服装职业技术学院、浙江商业技师学院、宁波市甬江职业高级中学、海曙区社区学院，以及相关行业协会如宁波市餐饮业与烹饪协会、宁波市美容美发协会、宁波市家政服务业协会、宁波市沐浴休闲行业协会等作为行指委成员单位。这为行业、院校搭建有关职业教育与行业发展互惠互利的互动平台，并对健康服务产业相关专业领域内的校企、校地合作办学项目进行指导、支持，为家政学院筹建提供了决策咨询专家队伍。在宁波市卫生行指委、健康服务行指委的带动下，截至 2017 年 12 月，宁波已成立 7 个行指委。

二、多方协同治理建设平台

从本义上来看，协同就是指不同主体互相配合达成"共同目标"。当前政校行企协同合作还未形成一种"自觉行动"，协同平台的搭建就显得非常重要。关于对接健康服务业，宁波市呈现的多方协同治理平台有以下几种。①与新兴健康服务产业发展对接，成立特色产业学院。如宁波家政学院、宁波老年照护与管理学院。②与卫生类服务人才培养要求对接，建立临床学院。高校与区域内行业影响力较大的医疗机构如宁波市医疗中心李惠利医院、宁波市第一医院、宁波市第二医院等共建临床学院。临床学院设在医院内，聘任医院分管护理工作的副院长兼任院长，聘任护理部主任兼任临床教研室主任。③协同政校行企各主体，成立协同创新中心。如高校与宁波市贸易局、民政局、江东区嘉和颐养院等政府部门和养老机构；中国人民大学老年学研究所、台湾耕莘医院等高层次研究机构成立宁波健康养老协同创新中心。

（一）特色产业学院

特色产业学院的建设是宁波市加快建设国家创新型城市，服务创新驱动战略的重要举措；是深化校企融合、产教结合，加快培养紧缺的高素质应用型和技术技能型人才的重要载体；是创新办学体制和机制，集聚国内外优质高等教育资源的重要途径。特色产业学院的建设以学科专业建设为核心，创新办学体制机制，深化人才培养模式改革，提升国际合作与交流，将为服务地方重大战略和区域经济社会发展做出更大的贡献。

面对蓬勃发展的家政与养老服务事业，以及巨大的人才需求缺口，宁波市民政局、贸易局分别与宁波卫生职业技术学院共同成立了宁波家政学院、宁波老年照护与管理学院。两个学院以专业为纽带，以建设集人才培养培训平台、创业孵化平台、协同创新平台、服务与政策咨询为一体的特色产业学院为目标,坚持专业人才培养和产业人才需求导向相融合的原则,充分发挥"社会亟须"优势,打造与区域产业链发展相匹配的特色专业链,积极参与各级各类技能人才培养和专业师资培训。

1.宁波家政学院

(1)成立背景

家政服务是随城市经济繁荣、社区组织兴起、居民生活水平提高及服务需求日益多元化而产生的一个新生行业,是家务劳动社会化的产物。随着生活方式的改变,社会特征发生变化,老龄化、家庭小型化、新业态不断涌现、家政服务项目不断细分,这些使家政服务需求日益增加,对服务内容的专业化程度和职业素养要求也越来越高。

2012年4月,宁波市贸易局联合宁波卫生职业技术学院,着手开展家政服务专业调研。专门筹建领导小组,划拨专项启动资金。2013年1月,宁波市贸易局与宁波卫生职业技术学院共同成立浙江首家家政学院。学院办学地点设在宁波卫生职业技术学院,学院以校地共建为基础,依托宁波卫生职业技术学院现有教育教学资源,根据家庭服务行业职业能力标准所涵盖的知识、技能和职业素养要求,通过开设全日制相关专业和开发中短期职业培训项目等主要途径来培养家庭服务业经营管理人才和中高级技能人才。宁波家政学院开设了高职层次全日制家政服务专业,2017年已招生第五届。

(2)组织框架

①成立宁波家政学院理事会。2012年11月18日,宁波市贸易局与宁波卫生职业技术学院签订《战略合作框架协议》,同期组建宁波家政学院理事会,明确由宁波市贸易局主要领导担任理事长。学院实施理事会领导下的院长负责制,以共同建设、共享成果、合作共赢为基本原则,宁波市贸易局主要负责组织协调相关企业、行业协会参与学院建设、专业建设、人才培养以及职业标准制定等;出台相应引导性扶持政策,为办学提供政策环境、工作经费和学费资助等支持,为学生入学和就业提供保障。宁波卫生职业技术学院主要负责专业设置申报,专业人才培养方案制订,专业师资队伍、专业实训条件建设等;制订招生计划,实施学历教育;组织专家开展家政行业学术研究。

②组建宁波家政学院。根据《关于家政学院组成人员的通知》,宁波家政学院理事会聘任宁波卫生职业技术学院副校长担任宁波家政学院院长,聘任宁波卫生职业技术学院继续教育学院副院长担任宁波家政学院常务副院长,聘任4各宁波卫生职业技术学院二级学院的院长共同担任宁波家政学院副院长。

（3）职责功能

①提供家政服务类专业人才培养。充分依托专业学科特色，优质教育教学资源，开发家政培训项目，服务于区域家政服务业。

②促进家政服务行业发展专业化、规范化。组建团队，制定家庭服务业相关职业技能标准。

③促进家政服务从业人员从业环境的优化，完善政策环境，增强行业岗位吸引力。

2.宁波老年照护与管理学院

（1）成立背景

宁波市正逐步进入加速老龄化阶段，且其老龄化呈现明显的失能化、快速化特征，老年照护的服务需求将出现持续的爆发式增长，服务内容涉及生活照护、康复指导、医疗护理和心理护理等多方面，而开展社会照护和医疗照护等一系列支持性服务，需要大量的养老服务类专业人才。为适应经济社会发展和人口老龄化需要，提升老年照护服务和管理水平、老年照护与管理人才的专业化，2013年，宁波市民政局与宁波卫生职业技术学院共同成立宁波老年照护与管理学院。

（2）组织框架

制定《宁波老年照护与管理学院理事会章程》，分别聘任宁波市民政局局长、宁波卫生职业技术学院院长担任宁波老年照护与管理学院第一届理事会理事长、副理事长。理事会设理事长1名，副理事长、常务理事和理事若干名，秘书长和副秘书长各1名（从常务理事中产生）。理事会办公地点设在宁波市民政局，理事会每届任期三年，每年召开工作会议。

（3）职责功能

①开展全方位老年服务人才培养与培训。开展全日制学历教育，开设中、短期高级研修班。在吸纳国内相关专家基础上，组建高层次专兼职师资团队，充分发挥职业教育、成人教育、社区教育的优势，重点组织开展机构管理人员和养老护理员师资队伍的培训。开展技能培训与成人高等学历教育，提升从业人员专业化水平。

②强化老年服务技术研发与推广。组建专兼结合的专家团队，开展行业标准、政策及培训考核体系的研究工作。开展养老服务体系建设、养老产业模式、居家养老服务模式等政策标准的技术推广。通过举办论坛、年会等，为老年服务业搭建信息交流、资源共享、政策咨询、社会服务、学术研究的合作平台。

③承接养老评估工作。组建养老服务机构评估专家库，研究制订老年发

展计划和服务规范评定办法,统筹规划、协调及办理养老服务机构评定工作。

3.宁波健康养老协同创新中心

(1)组织架构

宁波健康养老协同创新中心(以下简称"中心")实行理事会领导下的中心主任负责制。理事会负责中心的重大决策、建设经费的筹措支持、研究项目的推进协调等;中心主任根据理事会决议,全面负责中心建设、工作推进和运行管理;学术委员会直接对主任负责,承担学术质量控制、技术指导和咨询等工作;首席专家负责具体研究方向的项目选题,并组织开展学术研究;研究所和特色学院与服务平台在相应实验室、工作团队和研究基地支持下,承担学术研究、人才培养和社会服务的工作。宁波健康养老协同创新中心组织架构如图4.1所示。

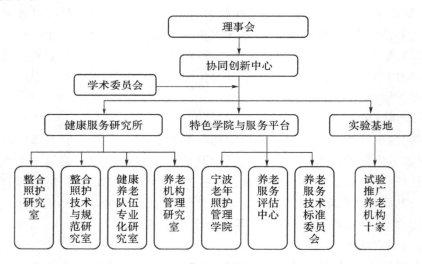

图 4.1　宁波健康养老协同创新中心组织架构

(2)运行机制

①建立多方协作机制。搭建政府部门之间、政府行业之间的联动平台,实现政校行企协同。以宁波家政学院、宁波老年照护与管理学院为载体,以基层医疗服务机构、养老机构、家政服务企业和康复保健机构等紧密型合作企业为技术推广基地,实现政校行企之间的信息流、物资流、人才流的有效流动。组建学科交叉型的研究团队,实现校内协同。依托学校已有的老年护理、康复治疗技术、医学营养、健康管理和家政服务等专业,通过不同专业的学科交叉,开展相关研究、技术开发和示范推广服务。创建合作研究联盟,实现高层次研究

机构的协同。中心与中国人民大学老年研究所、杭州师范大学智能健康管理研究院、宁波大学区域经济与社会发展研究院、台湾耕莘医养护集团达成协同合作协议，共同开展健康养老的研究和实践。

②建立保障机制。分管副校长任中心主任，同时配备常务副主任1名、副主任2名；成立健康服务研究所，配备所长、副所长各1名以及专职研究人员2名；健康服务研究所下设4个研究室。聘任校内外在相关领域有一定学术威望的专家组成学术委员会。中心实行理事会领导下的中心主任负责制，由主任负责协调政校行企协同创新工作的开展；实行研究团队的首席科学家负责制、首席专家（外聘）年薪制和专职研究工作岗制度；实行中心人员动态聘任和绩效目标考核机制；设立学术委员会，负责做好研究方向、研究内容和研究方法的业务技术指导。中心设有专项建设和研究经费，同时充分发挥协同创新理事会作用，积极拓宽经费来源渠道，积极吸纳政府、行业、企业等社会资金，统筹使用各级各类专业建设经费和人才培养经费。

（3）职责功能

①提高中心项目待遇。经中心认定的研究项目，其科研工作量按学校规定的原发放津贴标准的两倍发放，且享受市级项目同等待遇。

②加大中心项目奖励力度。被政府相关部门采纳或获奖的项目，按立项经费的30%进行绩效奖励。

③对中心研究人员实行优惠政策。由中心聘任的专兼职研究人员，优先考虑同类别项目申报、外出进修、业务培训与国内外学术交流活动。

三、建立多方协同治理联盟

（一）宁波市家政与养老服务人才培养培训联盟

1.成立背景

宁波市家政与养老服务人才培养培训联盟（以下简称"联盟"）由家政服务类企业单位、各类养老服务机构、职业院校自愿组建，本着互惠互利原则，实行开放式合作。联盟以提升家政与养老服务人才培养培训规模和质量为目的，以深入推进产学合作、校企合作，建立健全学校、行业协会、企业、有关职能机构的跨部门、跨地区的合作机制为主要任务，促使家政与养老服务人才培养培训和产业发展形成良性互动，提高家政服务质量，拓展社会就业渠道，提高教育服务社会的适契度，推进家政与养老事业的发展，更好地服务宁波市经济社会发展。

2. 职责功能

全面推进学校与行业协会、企业、主管部门间的联系和合作，整合各类教育资源，充分发挥职业教育、成人教育、社区教育的优势，积极引导并开展多形式、多渠道的家政与养老服务人才培养培训、家政与养老服务类专业建设、家政与养老服务标准化研究、产业发展研讨等方面的工作，探索构建各地区和各部门间相互支持、互惠互利、协作共赢、全面合作的新机制。

3. 组织架构

宁波市家政与养老服务人才培养培训联盟及浙江省家政服务人才培养培训联盟宁波分中心的日常工作由设在宁波卫生职业技术学院的联盟常务理事会秘书处和分中心工作委员会办公室负责。通过学术部和培训部两个机构，开展家政与养老服务相关的学术研究和教育培养培训工作。

（二）健康服务类中高职一体化职业教育联盟

健康服务类中高职一体化职业教育联盟（以下简称"联盟"）是一个容纳多方主体和整合多种资源的组织，其主体是浙江省内卫生健康相关类中职院校。联盟以人才培养为核心，以加强中高职教育教学贯通衔接和深化校企合作为重点，探索具有集聚优势和内生活力的联盟化专业发展模式，推进建立健全政府主导、行业指导、企业参与的专业建设与管理体制；充分发挥职业院校、行业、企业等的优势和主体作用，以联盟为平台整合社会多方力量，壮大规模实力，增强发展竞争力，为中高职专业一体化协调发展开拓更好的空间环境，推动职业院校在专业办学层面更好地适应社会经济转型，调整发展结构。推动职业院校在专业层面的集团化办学改革，创立集约化发展新模式，实现专业办学规模效应；切实促进中高职专业一体化建设发展进程，整体提高专业办学水平、人才培养质量和竞争力；将联盟建成中高职专业共同发展平台、教育教学平台、校企深度合作平台、资源共享平台。

1. 成立背景

2011年，为整合浙江省内优势健康服务类专业资源，贯通中高职一体化人才培养，宁波卫生职业技术学院以专业为纽带，在浙江省率先发起成立健康服务类中高职一体化教育联盟。嘉兴桐乡卫生学校、嘉兴海宁卫生学校、湖州卫生学校、金华永康卫生学校、绍兴护士学校、宁波甬江职业高中等6家中等职业教育单位加入联盟。2014年，温州护士学校、舟山市技工学校加入联盟，制订联盟章程，签订合作协议，明确合作各方的权利与义务，并根据各联盟单位的办学特点和规模,通过协商确定招生指标,以中高职一体化教育的名义联合招生,联合宣传。

2.贯通中高职一体化人才培养

(1)制订一体化人才培养方案

根据一体化人才培养的总体要求,与联盟成员单位共同研究制订中职、高职贯通式人才培养的目标、任务,分别制订不同阶段的课程体系、教学组织形式和教学目标要求。衔接培养目标和规格,中等职业教育重点培养技能型人才,高等职业教育重点培养高端技能型人才。已经制订护理、康复治疗技术、医学营养等专业的中高职一体化人才培养方案。护理专业与多个学校合作,康复治疗技术、医学营养专业与单一对口学校合作。

①强调实践能力的培养和多证书的获取。把高等技术应用型人才(或技师)所要求的能力作为教学目标,把职业技能训练贯穿五年教学全过程,实验、实训、实践的总时数应按总教学时数的 40%～50% 安排,使学生熟练掌握从事本专业领域实际工作的基本技能。毕业生必须具备"双证"——毕业证书和职业资格证书。

②体现中高职不同阶段教学的整体性。五年教学计划以高职院校为主导,与联盟中的中等职业学校共同研究制订。教学计划应结合两个阶段学习完整性与中高职一体化整体性,在五年的学习过程中,既要帮助学生在相应阶段有所侧重地达成预定的学习和毕业目标,避免学习内容的重复,又要兼顾学生毕业时应对专科化、多样化护理人才岗位要求的需要。

③强调中高职不同阶段培养任务的分工合作。前三年的中专学习,主要由各中职学校负责教学工作,以考出护士职业资格证书为教学目标设置课程和教学环节。根据浙江省教育厅规定,选择考核合格的学生进入后两年的高职大专学习,分别设置口腔护理、康复护理及临床护理等专业,由高职院校负责教学工作,以提升各护理方向人才的专业技能,实现护理人才培养专科化、多样化的目标。

(2)构建中高职贯通的课程体系

建立中高职贯通的"平台＋特色＋专业方向"课程体系。以护士职业资格证书考试内容为依据,设计平台课程;在中职阶段,学校根据自身特色,开设体现人文环境的特色课程;在高职阶段,开设专业方向课程。目前,有口腔护理、康复护理及临床护理三个专业方向供联盟成员单位学生选择。

(3)实施一体化的教学质量管理

①建立中高职联合备课制度。对量大面广的专业基础课,实行各联盟学

校联合备课制度,确保课堂教学质量、课程建设质量。

②建立教学巡查制度。通过随堂听课,召开学生座谈会、教师研讨会的方式,每年对联盟学校组织教学检查。

③建立师资培训与交流制度。出台委派指导教师、接收中职学校教师免费进修等政策。每年面向联盟学校开设专项课题。

3.建立中高职协调发展的运行机制

出台《中高职一体化教育联盟章程》《中高职一体化教育联盟工作项目管理办法》《中高职一体化教育联盟工作经费管理办法》等一系列政策制度,主要规范高等职业院校、中等职业院校在合作过程中的权利和义务、具体工作要求、工作项目申报及经费使用与管理等内容。

第一,日常管理机制。每年定期召开两次联盟工作会议,讨论一体化人才培养过程中遇到的问题,管理人员与教师分别召开。建立集体备课制度,对量大、面广的专业基础课,实行集体备课。

第二,经费管理机制。出台《中高职一体化教育联盟工作经费管理办法》,联盟成员单位按在校生人数每年缴纳会费,主要用于共同开展教研活动、科研项目。每年面向联盟学校开设专项课题。

第三,激励机制。出台《中高职一体化教育联盟工作先进评选与奖励办法》,激励各合作单位对联盟工作的支持,更好地推进一体化人才培养工作,在联盟工作、合作招生、教学质量等方面设置集体奖和个人奖,激发各成员单位的积极性和创造性。

第三节　健康服务类专业多方协同治理的运行机制建设

从"职业教育共同体"的内涵来看,一是政府、行业企业、学校形成合力,以市场需求为导向,建立伙伴制的共同体;二是跨区域,以产业为纽带组成职业教育集团或依据产业链分工对人才类型、层次、结构的要求,合理配置职业教育资源与职业院校布局,是联合招生、合作办学的共同体;三是各类办学主体、机构资源共享,信息互通,促进专业结构优化、课程创新(马庆发,2011)。不管是政府、行业主导的区域性多方协同治理组织,还是院校主导的多方协同治理平台,本质上都属于职业教育共同体,也是利益共同体。

各利益主体——政府、行业企业、学校主体都有各自不同的需求,但同时又存在需求的交叉点,即"共同需求"。从利益相关者视角来看,找寻"共同需求"的过程就是利益相关主体利益博弈的过程（赵军，2013）。各方关于"共同需求"的博弈，从宏观层面上看，表现为从社会总需求的角度，即从国家发展战略、产业结构调整、行业发展需求等方面出发寻找利益共同点，目标是实现总体利益最大化。从中观层面上看，表现为从企业发展和学校办学角度，即从多元合作主体办学、专业设置调整等方面出发寻找利益共同点。从微观层面上看，则表现为从具体的学校办学和人才培养过程的角度，即从人才培养、科技研发、信息服务等方面出发寻找利益共同点。"共同需求"是共同体得以构建的原动力，是各相关利益主体长效合作的前提。健康服务类专业治理主体是多元的，在治理过程中，建立良好的多主体协同治理机制是有效整合力量，达到资源效率最优，支撑"共同需求"的关键。

一、运行机制概述

机制，指事物的内在工作方式，包括有关组成部分的相互关系以及各种变化的相互联系（夏征农，1999）。简单地说，机制就是制度加上方法或者制度化的方法。运行机制，重在事物内部各部分的机理，即相互关系，涉及决策、信息、资源、法规等要素，主要研究决策体系、运行模式、法律保障机制和经费筹措机制等四个方面（耿洁，2011）。运行机制是决策落实的保证，具体到健康服务类专业多方协同治理运行机制，则指在健康服务类专业多方协同治理决策执行中，所有涉及的专业建设内部和外部要素通过内在的作用方式，使多方协同治理协调、有序地进行。

契约理论倡导人本主义思想的价值理性，崇尚公平互惠的工具性。在讨论校企合作运行机制中，契约理论是一种重要的理论框架。在契约理论框架下，政府需要依据社会发展目标向高校购买学术服务。政府与高校建立的契约关系，是实现政府目标、保障学术自治、维护各自职能的一种有效而可行的方式（马陆亭，2011）。运行机制设计是契约关系的逻辑起点。

二、多方协同治理模式的运行机制

以契约视角来看，政府与学校、行业企业与学校、学校与学生之间的关系均为契约性合作关系。各方在履行合作内容时，通过建立对话、协商等机制，建立完善引导、激励政策体系，驱动"共同需求"。

（一）职业教育与产业对话机制

我国高等教育治理最为缺乏的不是治理的各方主体甚至治理方法，而是高等教育集权体制沿袭下治理主体权力的均衡性以及有效的协调机制（秦启光，2013）。今天的管理活动已远离传统的、命令式的管理方式，治理理念倡导的是协商、对话、契约等方式，教育治理领域同样如此。

2002年，教育部就建立了职业教育校长联席会议制度，建立职业教育与产业对话制度。由行业主管部门、教育行政部门共同主办，委托行指委秘书处所在院校承办，每年开展1～2次职业教育与产业对话活动，促进知识链、人才链、产业链的有效衔接。2016年，全国卫生职业教育教学指导委员会健康管理与促进类专业教学指导委员会成立大会在宁波市召开，大会从宏观的健康中国战略、健康产业发展，到中观的健康服务与管理特色学院建设，再到微观的专业治理模式研究，为部门、健康管理与促进相关行业、企业及学校提供了对话交流平台。宁波老年照护与管理学院、宁波家政学院建立理事会制度，采取理事会领导下的院长负责制，理事会由相关政府部门，如宁波市民政局、财政局、人力资源和社会保障局、教育局、卫生局、全国老龄会工作委员会办公室，各县市区民政部门，和各类养老机构以及相关学校组成，秘书处单位设在宁波卫生职业技术学院，定期召开会议，商讨重大决策问题。从教育部层面，到行指委，再到区域的咨询组织层面，都为职业教育与产业发展的对接提供了平台。

（二）利益共同体育人机制

政府、行业企业、学校各利益主体均有自身需求。政府有促进社会经济和谐发展的需求；行业企业有获取利润、获取人力资源的需求；学校有自主发展、培养高质量人才的需求。每个利益主体需求的满足，都需要其他相关主体的积极配合与密切合作。因此，利益共同体的建立，可驱动校企长效合作。

宁波卫生职业技术学院通过区域行业教育教学指导委员会，协调全省卫生类重点中职院校，组建成立健康服务类中高职一体化教育联盟；通过宁波市贸易局、宁波市民政局、浙江省家政人才培养培训联盟的支持，联合宁波地区各家政服务业协会、行业企业、学校、培训机构、养老机构，成立宁波市家政与养老服务人才培养培训联盟及浙江省家政服务人才培养培训联盟分中心。联盟在优质教育教学资源共享、人才培养等方面需求一致。通过签订合作协议方式，明确各方的权利和义务。

（三）产业需求导向机制

所谓产业需求导向机制是能把产业或企业对人才、技术等方面的需求的有关信息迅速反映到高校，并及时调整高校的人才培养、科研和服务社会工作的一种方式和方法(胡赤弟,2009)。要建立产业需求导向机制,必须由政府、行业、企业、学校共同实现。在政府层面,从产业发展的战略角度,统筹设计全市学科、专业布局和分布,搭建更多基于产业链的人才培养平台,提供更好的政策和环境支撑。在高校层面,要加强了解产业动态,建立与产业对接的学科与专业,及时调整人才培养、科研与技术创新的方向。

宁波市通过建立应用型专业人才培养基地,把产业和企业需求与高校的学科和专业对接起来。这些基地针对宁波传统优势产业、高新技术产业和现代服务业而设置,立足学科、专业与产业之间的内在联系,在学科、专业与产业之间建立起服务链。制定《优势特色专业建设办法》,强调在行业指导下,根据市场需求、产业发展设置专业,与企业紧密合作实现一体化育人,实现五个对接;出台《专业人才培养方案制定意见》,要求专业以职业标准和岗位胜任能力为导向,实现双证融通,设置核心课程体系,开展专业标准建设;针对国家职业标准缺失或岗位设置不成熟的家政服务、老年照护等职业,充分发挥行指委作用,政校行企协同开展职业标准建设,并以此促进相关专业的建设,实现产教融合。

(四)政策驱动和激励机制

1.政策驱动机制

通过政策驱动,各方积极参与产教合作。《宁波卫生职业技术学院"十三五"事业发展规划》明确服务面向定位为,立足宁波、面向浙江、辐射全国,为城乡基层医疗卫生机构和健康服务相关企业培养技术技能型健康服务专门人才,提供相关应用技术服务与推广。建设目标为"国内健康服务技术技能人才培养基地、卫生发展和健康养老协同创新基地、'仁爱'文化弘扬和传承基地、健康管理与促进类专业建设示范基地"。

宁波卫生职业技术学院组建成立新兴健康服务协同创新中心理事会,成立现代服务技术推广中心,专业设立健康服务研究所,并制定《健康服务研究所建设与管理办法》,明确其主要职能、建设目标及组织架构。组建老年服务、社区康复、健康管理、健康产业政策等四个研究室。组建多学科交叉的研究团队。由老年护理、康复治疗技术、医学营养、健康管理和家政服务专业组成学科交叉型的养老模式、政策与管理、标准及产品研发、人才队伍专业化等四个研究团队。截至2017年年底,学校省部级及以上项目立项,新兴健康服务类占比达63.1%;学校年度社会服务收入,新兴健康服务类占比达46.0%。

2.激励机制

构建有效的契约关系来明确各合作主体间的关系,关键就在于形成收益共享、风险共担、互惠互利、共同发展的激励机制。在市场经济条件下,企业是技术创新的主体,在实现产学研协同中起主导作用。这具体可通过委托—代理关系实现:企业作为委托方提出创新需求,学院、研究机构作为代理方按照企业需求完成创新任务;企业吸收和应用创新成果,并根据其产业化价值给予学研机构相应报酬。根据合作程度不同,合作有技术转让、合作研发、产学研战略联盟等模式。不同的合作模式需要不同的激励机制,具体包括以下几种(董睿等,2015)。

①显性契约。技术转让是产学研合作的一种重要模式。合作各方按照合同,通过文献、报告和专利等显性知识载体,实现创新成果转移。

②事后商议。在产学研合作研发模式下存在两类创新活动,即可被事先测度的开发型创新活动和不可被事先规划的发现型创新活动,而后者往往是企业核心竞争力的真正来源。由于存在后一种创新活动,合作各方利益分配可以通过显性契约事后“讨价还价”来达成。

宁波卫生职业技术学院制定《宁波健康养老协同创新中心/健康服务研究所研究人员聘任及其有关政策的暂行规定》,协同创新中心自设项目,享受市级项目待遇,并安排 2 万～4 万元项目经费,验收合格的项目,按立项经费的 30％给予奖励。同时,项目科研工作量按照学校规定工作量的 1.5 倍计算。制定《重点岗位实施办法》,深化学校人事制度改革,加大对高层次人才的激励力度,探索“重要岗位、重大项目、重要任务”的双岗双聘制试点。对重点岗位发放津贴;承担省部级及以上重大科研项目期间可申请减免部分核定考核教学工作量;优先推荐国(境)外研修、高层次人才选拔。

（五）多主体治理的联动机制

1.多渠道筹措建设经费

对健康养老服务相关重大项目的推进,一方面,学校划拨专项经费。对于“宁波市健康养老协同创新中心”“宁波老年照护与管理学院”项目,学校每年分别给予 90 万元、30 万元的专项工作经费。另一方面,通过“政府购买服务”方式筹措经费。2014—2016 年,中心承接政府委托项目,包括人才培养、从业人员培训、标准制定、养老机构评估,项目经费近 800 万元。

2.建立日常联系制度

从健康管理与促进类专业指导委员会,到宁波市卫生职业教育教学指导委员会、宁波市健康服务产业职业教育指导委员会,再到宁波家政学院、宁波健康服务与管理学院,各级各类平台,都成立办公室和秘书处。

第四节 国外专业多方协同治理实践

在专业学科布局的不断调整过程中,政府、社会、高校和其他利益相关者彼此互相协商沟通,促进专业学科的动态调整,实现各方利益趋同,保证学科专业的良性发展。美国、英国、德国等发达国家基本上都形成了较为成熟的专业治理体系,尤其是在教育立法、多方主体参与机制方面,有着比较成熟的实践经验。

一、美国

美国高等教育机构的重要职能是社会服务,主要表现就是高等学校在课程和专业设置上满足社会需求。美国的高等学校拥有自主设置学科专业的权力,这项自主权是实质性自治而不是程序性自治。

前文阐述了我国专业设置管理的程序,先由教育部组织制定并发布专业目录,然后高校根据发布的专业目录,申报相应的专业,专业设置管理是自上而下的。在学科专业的管理上,美国联邦政府也颁发学科专业分类系统(classification of instructional programs,简称 CIP)。但与我国做法不同的是,联邦政府是对高校自主设置的学科专业进行收录,并按照一定标准进行分类。只要学科专业符合"已经有教育机构设置该学科专业;该学科专业必须有自己独立的特色课程或实践,且所有课程或实践构成一个有机的整体;完成该学科专业的学习后可获得相应的学位或证书"(鲍嵘,2004),就可以被 CIP 收录。目前,美国已经形成"学术型、专业应用型、职业技术型"三种类型的专业结构分类。

CIP 更多的是提供一种信息服务的方式,而不是强制性,它更强调所使用的代码和名称是反映当前实际状况的"统计工具",而非官方承诺的学科专业目录。同时,由于各高等学校的学科专业不断调整变化,CIP 会及时调整、增加或删减目录。CIP 一方面为国家实现宏观管理提供依据,另一方面根据收录的数据信息对学科发展的潜力趋势进行预测,为新学科专业设置提供信息服务。联邦政府会通过财政拨款和政策引导,鼓励高等学校对市场急需的专业领域加强研究和相关人才的培养。

由于多数专业与学科之间没有必然的对应关系,专业主要表现为一种"课程的组合"。一个专业可以属于某一门学科,也可能是跨学科,甚至跨多个学科(王建华,2015)。专业对人才市场的快速反应机制是以灵活而广泛的课程体系为基础的。在美国,有机的、整体的、有特色的课程体系是专业学校的实质所在。

高等教育机构、社会(捐赠者)及专业认证机构都是专业建设质量的参与者与评估者。一是,美国高等学校要负责审核其他高校开设相同或相近专业的申请报告,这赋予了高等学校更多的话语权,也在一定程度上大大调动其参与本区域学科专业活动的积极性。二是,美国高等教育机构经费的重要来源是社会捐赠。而大部分社会捐赠是有附加条件的,如要求开展相关的研究项目或开设指定的专业。一旦学校接受捐赠,开设新专业后,社会力量又理所当然地充当起专业建设质量评估者的角色。三是,美国拥有大量的专业认证机构,针对具体专业制定详细的专业认证标准。虽然联邦政府并不强制学校进行专业认证,但为了得到广大用人机构、学生、家长和社会的认可,大多数高等学校会选择申请专业认证。高等学校在开设新专业时必然也会将专业认证标准纳入专业建设、课程教学内容,从而实现专业认证机构对高校专业设置的间接管理(许文静等,2015)。

通过梳理美国的学科专业设置、建设管理方式发现,美国联邦政府对高校的专业学科并不进行直接、具体的管理,而是以 CIP 为宏观调控的主要手段,通过提供信息服务与统计分析结构,实现政府"服务与引导"的功能。高等学校专业调整过程更强调主体间的自愿、合作、协商与谈判,这个过程实质上体现了"专业治理的过程"。

二、英国

在职业教育治理框架中,充分调动和发挥企业的主体责任是重要内容。学徒制既是人才培养模式又是办学模式,无疑是研究职业教育主体责任的重要载体。言及学徒制,德国的"双元制"、美国的"合作教育"、澳大利亚的"新学徒制"等都是经典的学徒制模式。而英国的学徒制在主体参与的全面性、运作模式的系统性方面有其独特的优势。

(一)持续的学徒制政策支持

学徒制一直是英国技能开发政策的核心内容,许多政府战略性文件都将学徒制发展作为重点内容和发展方向。除了从国家立法层面来保障学徒制,如《英国福利改革和工作法案(2016 年)》要求政府每年要报告英国学徒制目标的实现情况;《英国企业法(2016 年)》对学徒制内涵、学徒协议内容进行规定,学徒被赋予与学位同样的法律地位。英国政府还颁布了一系列学徒制相关政策性文件。从表 6.1 可以看出,2009 年以来,英国政府关于学徒制文件政策的制定情况。

表 6.1　2009 年以来英国学徒制文件(政策)

年度	发布文件(政策)	文件(政策)核心内容
2009	《为增长而开发技能:国家技能战略》	扩大学徒制,建立一个新的技术员阶级
2010	《为可持续发展而开发技能》	所有年龄段的学徒制计划都已成功,3 级(而不是 2 级)成为学习者和雇主期望的层级
2013	《英格兰学徒制的未来:执行计划》	全面规定学徒制的内涵、对象、新方法、如何开展、评估等;决定用学徒标准取代学徒框架
2015	《英国学徒制:我们的 2020 愿景》	全面规定提升学徒制质量、雇主在学徒制中的地位、进入学徒制的路线,以及经费资助等
2016	《16 岁后技能计划》	学徒制作为以雇主为基础的技术教育类型,与以学校为基础的技术教育平行,被列入了英国16 岁后技能计划中

(二)企业主导培训标准的开发

英国希望通过立法和政策设计,推动"雇主成为学徒制的主要倡导者",保障雇主,即行业企业、用人单位成为学徒培养的主体。

英国在 1993 年启动的现代学徒制项目,主要通过国家职业资格框架以及行业技能委员会保障学徒培训内容的行业适用性,但实践发现,该项目对雇主需求难以保障。一是,行业技能委员会代表性不足,2010 年调查报告显示,仅34%的雇主知道其所属行业的行业技能委员会。二是,政府补助的有效性不足,截至 2012 年 8 月,英国资格与学分框架(QCF)的 12800 个资格中,只有11775 个能获得政府补助。在这 11775 个资格中,仅 30%满足专业注册要求。自 2013 年开始,英国便开始着手"雇主主导学徒制标准开发制度"改革,到2015 年,1300 多名雇主直接参与设计了 190 多个学徒培训标准。英国政府计划,在 2015—2016 学年,新的标准全面替代原有学徒制框架;在 2017—2018学年,所有新学徒项目均基于新的标准开展。

(三)成立专门的学徒制管理机构

英国教育部学徒制与技能教育事务国务大臣罗伯特·哈尔芬(Robert Halfon)表示,发展学徒制是英国的国策。于 2016 年通过的《企业法案》,明确要求成立独立于政府的学徒制学院(the Institute of Apprenticeships),负责管理学徒质量。2017 年 1 月,英国教育部发布《学徒制学院战略规划(草案)》,

就学徒制研究所的功能等内容向社会公开征求意见。学徒制学院是独立专业机构,作为第三方负责学徒制教学与培养标准的制定、评估方案的设计与实施。

（四）学徒资历与学位对接

英国现代学徒制体系由三个级别组成,中级学徒制（intermediate level apprenticeship,国家职业资格二级）、高级学徒制（advanced level apprenticeship,国家职业资格三级）和高等学徒制（higher apprenticeship,国家职业资格四级）。学徒制与国家职业资格对应,打通了学徒制与学术教育之间的通道,一方面保证学徒培养符合企业的用人标准,保障就业机会;另一方面保证学徒获得继续享受高等教育的机会,有效提升学徒的学习积极性。

三、德国

区别于综合性大学培养学术型人才,德国应用科学大学重在培养高层次应用型人才,其专业设置表现出明显的应用性、跨学科性和特色性。应用性表现在以解决行业发展的实际问题所需的人才能力结构为导向,同时注重与当地经济和产业结构接轨;跨学科性表现在注重复合型人才培养,服务越来越多的交叉行业学科;特色性主要表现在注重新开设专业与已有的学科专业形成优势互补,协调发展。

相对于美国高等教育机构专业设置的自主性,德国应用科学技术大学的专业设置必须严格遵循"市场调研—专业设计—专业论证"的思路。新专业的开设必须经过大量的市场调研。专业设计注重多方参与,除了学校领导、教授委员会成员,还必须要有校务委员会代表、行业企业人员、州委员会代表参加。专业论证也有严格的程序,德国建立了高校学科专业设置社会评价机制,所有的新开设专业必须通过第三方专业论证机构的动态评估认证。第三方专业论证机构会重点考虑"专业质量高低、各种程序是否满足博洛尼亚协议、学分设置是否符合（欧洲学分转换系统 ECTS）、资金来源等"方面（李志长,2014）。

第五章 健康服务类专业建设多方协同治理模式成效

储宏启(2014)认为,治理的典型特征是多元主体参与的共同治理,即共治,共治是路径,善治(good governance)是目标。善治的要素包括治理的有效性、回应性、稳定性,以及参与、公正、廉洁、透明、问责等。教育治理是多元主体共同管理教育公共事务的过程,它呈现了一种新型的民主形态。他还认为,教育治理的最终目标是建立高效、公平、自由、有序的教育新格局。其中,"高效"包括高效能和高效率。那么对专业建设而言,治理的目标也是通过合理配置资源,实现专业与产业发展同步。具体来说,在教育内部,优化专业结构,制定专业教学标准,提升专业内涵建设;在教育外部,制定行业规范,优化专业从业人员职业发展环境,最终实现专业与产业发展同步,完善政策保障体系。

第一节 多方协同治理模式的政策保障体系

职业教育的发展始终是在一定的制度框架中进行的。职业教育问题的解决,最终也将依赖职业教育政策和制度创新。伴随制度变迁,则是以治理方式为形式的对主体权利关系的调整。纵观职业教育发展史,制度的每次变迁和更迭,都是在不断地平衡利益冲突、平衡价值主张中进行的(陶军明等,2016)。在职业教育治理结构中,性质、权责差异较大的多元主体参与其中,利益驱动和利益契合才是根本动力,遵循"权责明晰"的契约精神是关键。我国职业教育法律法规不健全、整体结构不完善、校企合作有待深入、教育与企业需求的吻合度不高、多头管理和政出多门、资源缺乏整合等又是现实问题。

就国家层面而言,在专业建设的宏观政策、规范管理、发展导向等方面制定保障措施；就宁波区域层面而言，在创办特色学院、与县域政府合作过程中，政府改革传统的政策法规，建立将知识、技术、管理、信息、资金等要素作为利益分配依据的引导机制，以制度、政策吸引更多的市场要素进入高等职业教育领域；就学校层面而言，从人才培养、专业建设、师资队伍建设等方面建立完善多方协同治理制度的政策保障。

从各行业部委下属的高职院校来看，其专业设置真正做到了依托行业发展需求，体现"又专又精"的发展特点，兼具突出的行业性、相对的稳定性与公认的独特性，如财政部门下属学校的专业设置以财会类为主，卫生部门下属学校的专业设置以医药卫生类为主，住房建设部门下属学校的专业设置以建设类为主等。从专业设置的角度来看，行业性高职院校可谓一枝独秀（黄志良，2017）。行业性高职院校因其强烈的行业导向性，使得其专业建设的指向性非常明确，即专业建设的整个过程都应为学生的能力形成服务。

一、国家层面政策变迁

（一）专业建设宏观政策

从高校专业管理政策演变历史过程来看，自改革开放以来，我国高校专业管理政策经历了三次大的变革，政策演变的过程隐含了政府、高校与市场三者之间权利的博弈，也传递了高等教育工具理性和人本主义价值理性的冲突与融合（李峻等，2015）。第一个阶段是改革开放初期，高等教育处于"恢复整顿、初尝改革"时期，高校基本处于高度国家集权状态。教育部出台《关于高等学校专业设置和改造工作的意见》，专门成立学科专业设置与调整办公室。1985年，教育部出台《中共中央关于教育体制改革的决定》，指出专业设置属于高校自主办学权的范围，政府开始将专业设置权有限转移，从"直接管理"走向"间接管理"。第二个阶段是邓小平南方谈话。20世纪90年代初，邓小平南方谈话之后，国家教育委员会于1992年8月颁布了《关于国家教委直属高校深化改革扩大办学自主权的若干意见》，也被称为"高校16条"，虽然只是针对教育部直属高校，但高校在专业设置方面终于拥有了实质性的权利。第三个阶段是教育走向大众化时期，即高校自主权与政府控制权不断博弈。1998年，国家教育部出台《普通高等学校本科专业目录》；1999年，教育部颁布《普通高等学校本科专业设置规定》；2012年，教育部修订并形成了《普通高等学校本科专业目录（2012年）》《普通高等学校本科专业设置管理规定》，自此，政府、高校与市场三者走向权利均衡，同时也改变了过去一味强调的"专业对口"观念，确立了知识、能力、素质全面发展,共同提高的人才观。

高等职业教育既包括高等教育,也包括职业教育,所以,其专业设置政策的演变过程,不仅反映了政府、高校、市场之间的权利博弈,还体现了市场参与人才培养过程中的权重变化。1998 年,国家教育委员会发布《面向二十一世纪深化职业教育教学改革的原则》,指出专业设置、课程开发须以社会和经济需求为导向,从劳动力市场分析和职业岗位分析入手,科学合理地进行,强化市场需求导向。2000 年,教育部出台《关于加强高职高专教育人才培养工作的意见》,指出专业设置是社会需求与高职高专实际教学工作紧密结合的纽带,强调人才培养规格要按照技术领域和职业岗位(群)的实际要求设置和调整。国务院分别于 2002 年和 2005 年颁布《关于大力推进职业教育改革与发展的决定》和《关于大力发展职业教育的决定》,进一步明确了专业建设的政策发展方向和政策目标,强调专业建设应与经济社会相适应,密切联系经济体制改革产业结构、调整就业方式。在政策内容上,在 20 世纪 90 年代中后期确立了高职教育的法律地位;自 21 世纪初期,逐步从专业建设的政策目标、规范专业建设管理、专业建设政策执行的具体措施等方面进行完善。实际上,这反映了我国职业教育发展从国家、政府层面走向市场层面,专业建设逐步强调以就业为导向、以服务为宗旨的政策导向(卢洁莹,2010)。

2014 年,国务院出台《关于加快发展现代职业教育的决定》(以下简称《决定》),其核心是加快发展与技术进步、生产方式变革以及社会公共服务相适应的、产教深度融合的现代职业教育,简单地说,即推动职业教育和经济社会同步发展。《决定》首次明确提出,办学主体多元,企业要发挥重要办学主体作用。一是引导社会力量参与职业教育。以改革办学体制,大力发展民办职业教育,积极开展职业院校股份制、混合所有制办学试点,推进政府主导、行业指导、企业参与的集团化办学体制改革。研究制定能促进校企合作办学的有关法规和激励政策,深化产教融合,鼓励行业和企业举办或参与举办职业教育,发挥企业重要办学主体作用。二是提出职业教育办学的多元格局。多元主体办学、多种形式办学、多种渠道筹措资金、多种来源的教师队伍。明确提出专业建设的任务为院校布局和专业设置更加适应经济社会需求。调整完善职业院校区域布局,科学合理设置专业,健全专业随产业发展动态调整的机制,重点提升面向现代农业、先进制造业、现代服务业、战略性新兴产业和社会管理、生态文明建设等领域的人才培养能力。

（二）专业建设规范管理

专业建设规范管理的首要文件便是专业目录。专业目录是高等职业教育的基本指导性文件，是院校设置与调整高职专业、实施人才培养、组织招生、指导就业的基本依据。对专业目录的不断调整，反映了高校人才培养必须不断适应外部环境的变化，同时体现了教育生态基本原理。

在高职教育发展初期，国家没有颁布针对性的专业目录。对专业名称、培养规格、知识、技能、素质要求没有统一规定。当时高职院校开设专业很多是采用改造普通本科院校相关专业的做法。专业名称和专业内涵不吻合的现象比比皆是。随着高职教育发展，专业名称的不规范对高职院校人才培养带来诸多负面影响，社会实际需求与高职院校人才供给信息严重不对称。

为规范高职教育专业名称，2004年，教育部颁发《普通高等学校高职高专教育指导性专业目录（试行）》和《普通高等学校高职高专教育专业设置管理办法（试行）》（以下简称《专业目录》和《管理办法》）。《专业目录》有19个专业大类、78个二级专业类和532个专业。这也是我国第一个全面系统的专科层次专业目录。《管理办法》首次对高职高专院校专业设置条件、设置原则等做了具体规定，同时规定，原则上学校可在核定的专业类中自主设置和调整目录内专业，保障学校专业设置自主权。2015年，教育部出台《普通高等学校高等职业教育（专科）专业设置管理办法》，明确"高校依照相关规定要求自主设置和调整高职专业"。

（三）鼓励发展健康服务类专业

为满足人民群众日益增长的健康服务需求，加快发展健康服务业，2013年，国务院出台了《关于促进健康服务业发展的若干意见》（以下简称《意见》），《意见》把发展健康服务业提高到"稳增长、调结构、促改革、惠民生"的国家战略高度，并将其作为深化医改、改善民生、提升全民健康素质的重要任务，作为进一步扩大内需、促进就业、转变经济发展方式的重要举措，作为全面建成小康社会的重要内容。这一重要文件的出台给健康服务相关专业的人才培养提供了难得的、新的发展机遇。《意见》明确界定了健康服务业的概念，即健康服务业以维护和促进人民群众身心健康为目标，主要包括医疗服务、健康管理与促进、健康保险以及相关服务，涉及药品、医疗器械、保健用品、保健食品、健身产品等支撑产业，并明确指出支持高等院校和中等职业学校开设健康服务业相关学科专业，引导有关高校合理确定相关专业人才培养规模。鼓励社会资本举办职业院校,规范并加快培养护士、养老护理员、药剂师、营养师、育婴师、按摩师、康复治疗师、健康管理师、健身教练、社会体育指导员等从业人员。

为解决我国养老服务业人才培养存在的规模小、层次单一、质量参差不齐等问题,2014年,教育部、民政部等九个部门印发《关于加快推进养老服务业人才培养的意见》,并发布养老服务业人才需求预测与专业设置指导报告,引导和鼓励职业院校增设老年服务与管理、社会工作、健康管理、康复治疗技术、康复辅助器具应用与服务等养老服务相关专业点,并从完善教育体系,实训基地、教材、课程、师资队伍建设等方面提出具体要求。

(四)设立示范点带动引导

为贯彻落实全国职业教育工作会议精神和《国务院关于加快发展现代职业教育的决定》,全面落实《国务院关于促进健康服务业发展的若干意见》,加强职业院校健康服务类专业建设,提升健康服务业技术技能人才培养质量,2015年,教育部、国家卫生计生委、国家食品药品监管总局和国家中医药管理局联合下发《关于遴选全国职业院校健康服务类示范专业点的通知》(以下简称《通知》),决定开展全国职业院校健康服务类示范专业点遴选工作。

《通知》要求,通过开展职业院校健康服务类示范专业点遴选和建设工作,促进职业院校围绕国家和区域健康服务业发展实际,深化专业课程改革,强化师资队伍和实训基地建设,规范教学管理,创新人才培养模式,充分发挥示范引领作用,全面带动职业院校健康服务类专业点建设。遴选专业范围包括:高等职业学校制药技术类、食品药品管理类、临床医学类、护理类、药学类、医学技术类、卫生管理类相关专业,以及中等职业学校医药卫生类相关专业;职业院校涉及健康管理与促进、健康保险、医疗器械、保健用品、保健食品、健身产品等相关专业。全国健康服务类示范专业点建设一方面引导职业院校对接健康服务相关产业发展,另一方面通过典型示范作用,带动健康服务相关专业建设。

二、宁波区域政策扶持

1. 制定专门文件加强行业指导

2013年,宁波市教育局、宁波市发展和改革委员会、宁波市经济和信息化委员会、宁波市贸易局、宁波市文化广电新闻出版局、宁波市卫生局、宁波市旅游局共同出台《关于加强行业指导办学完善职业教育管理体制的若干意见》,提出发挥行业主管部门的规划引领作用、发挥行业主管部门的政策指导作用、发挥行业主管部门的行业指导办学作用、发挥行业主管部门的监督管理作用,并提出通过建立行业职业教育指导委员会,充分发挥行业指导职业教育办学的作用。截至 2017 年,宁波已成立了纺织服装行指委、电子商务行指委、卫生行指委、健康服务行指委、旅游行指委等 7 个行指委,建立了行业主管部门牵头、教育部门保障、职业院校和行业组织、骨干企业共同参与的行业指导职业教育办学的新机制。

2.加大政策倾斜

宁波市在出台的多项政策、文件,启动的多项行动计划中,加大对健康服务相关领域人才培养、专业建设的政策扶持。宁波市人民政府办公厅转发市教育局《关于宁波市国家职业教育与产业协同创新试验区实施方案的通知》,明确提出,主要任务是鼓励、支持职业院校与县(市)区、高新区、行业企业等合作组建家政、旅游、汽车、新材料、电商、知识产权、老年照护与管理等 10 个特色学院或技师学院,支持职业院校与行业主管部门合作建立卫生、健康服务、旅游、电子商务、影视、动画、纺织、服装、机械模具、创意设计等 10 个职业教育行业指导委员会,利用本行业资源、技术、信息等优势,对行业(专业)职业教育工作进行研究、指导、服务和质量监控。宁波市教育局、宁波市财政局出台《关于积极开展创建特色学院试点工作的通知》,明确了建设目标:"十三五"期间,重点在海洋、新材料、电商、汽车、旅游、健康服务、大宗商品、文化创意、纺织等区域战略性新兴产业、先进制造业、现代服务业和优势传统产业等领域,支持建设 10 所左右办学特色鲜明、体制机制创新、人才培养质量高、社会服务贡献大、国际化合作程度高、起示范辐射作用的特色学院。2015 年,宁波健康养老协同创新中心、宁波老年照护与管理学院、护理、医学营养、康复治疗技术中高职一体化教育试点被列为宁波市国家职业教育与产业协同创新试验区示范项目;2017 年,宁波卫生职业技术学院健康服务与管理学院被列为宁波市第二批试点特色学院。

3.政校协同促进行业规范

受宁波市民政局、宁波市商务委委托,宁波卫生职业技术学院组建专家团队,制定《浙江省家政服务的病患护理员标准》《浙江省家政服务的母婴护理员标准》2 个职业标准,并于 2014 年被浙江省教育厅采用并发布。制定《宁波市养老机构等级划分规范》和《宁波市养老服务行业规范》,于 2015 年被作为宁波市地方标准颁布实施。由护理(老年护理方向)、家政服务与管理等专业骨干组成编制组,研究制定的"家务助理员、病患陪护员、婴幼儿照护员、母婴护理员"四项培训规范,于 2016 年被宁波市质量技术监督局列入《2016 年度第二批宁波市地方标准规范制订项目计划》。出版《母婴护理员》《病患陪护员》《幼儿照护员》《家务助理员》等系列培训教材。

三、学校层面专业建设政策体系

在健康服务类专业建设多方协同治理模式实践过程中,学校在人才培养、专业建设、师资队伍等方面制定相关制度,形成健康服务专业多方治理的制度框架。下面以宁波卫生职业技术学院健康服务类专业建设的探索为例。

（一）人才培养多方技术

宁波卫生职业技术学院出台《关于制定人才培养方案的意见》(以下简称《意见》)、《教育教学工作奖励办法》(以下简称《办法》),明确人才培养的多主体协作,并在 2010 年《意见》和 2013 年《意见》的制定中都明确提出多方合作培养人才。2010 年《意见》要求"以就业为导向,全方位育人,全面提升学生综合素质",2013 年《意见》要求"建立外部对接,内部衔接的培养途径,更加注重校企一体化育人,三全育人"。《办法》将兼职教师纳入学校教学工作奖励体系。

（二）专业建设多主体参与

宁波卫生职业技术学院出台了《关于进一步深化校企合作加强专业建设全面提高人才培养质量的若干意见》《校企合作管理办法》《优势特色专业及特色专业管理办法》等制度,明确了专业建设的多主体协作。护理、家政服务与管理、健康管理等专业实施校内、校外双专业带头人负责制。

（三）"双师型"队伍建设

《加强师资队伍建设的若干意见》《紧密型合作基地考核与奖励办法》《校外兼职教师管理办法》《教师成长助推计划实施办法》《人才引进办法》《教职工培养管理办法》《青年教师专业化培养实施办法》《教师专业实践管理办法》等制度,涵盖人才引进、教师培养培训、专业实践、职称晋升、青年教师专业化培养、兼职教师队伍建设等各方面。积极落实筑巢工程,加大高层次人才引进力度;实施青年教师专业化培养项目,力促青年教师快速成长;实施教师成长助推计划,助推骨干教师成长;实施专业带头人成长项目,使专业带头人更具行业影响力;以"访问工程师(访问学者)"项目为引领,建立教师下基地实践制度,涵育"双师"素质。明确了人才培养、教师培养的多主体协作。

四、教育评估组织政策体系逐步完善

教育评估是质量保障、质量监控的一种手段，它本身就是一种具有诊断、监控、激励等功能的管理手段。随着教育评估体系的发展完善，逐渐形成由教育督导部门归口管理、为专业机构提供服务、社会组织多方参与的专业化教育质量评估监测体系。

（一）政策体系逐步完善

北京市政府于 2016 年印发实施了《关于深化北京市教育督导改革的实施意见》，构建督政、督学、评估监测三位一体的现代教育督导体系；山东省出台的《第三方教育评价办法（试行）》规范了第三方评价的范围、内容、程序，鼓励山东各地教育部门及高校结合实际大胆探索，组织实施第三方教育评价；上海、重庆等省市也研究出台了相关政策和配套措施，积极推进相关工作开展。

（二）工作机制逐步建立

全国各省、地、市教育行政部门积极探索设立教育评估院和评估监测中心等机构，或者直接委托有资质的第三方机构开展评估监测。北京制定实施《委托第三方机构开展教育评估监测工作暂行办法》；云南省出台《第三方机构开展教育评估监测工作暂行办法》。

第二节　多方协同治理优化专业结构

一、专业结构的界定

专业结构作为高等教育结构的重要组成部分，集中反映了一定时期社会经济发展对高级专门人才培养、知识、能力和素质的要求。它关系到教育培养人才的种类、规格和适应工作的能力，关系到教育为经济建设和社会发展服务的质量水平（苏金福，2010）。专业结构设置的合理与否，直接影响着区域经济的发展。在高等院校复杂的结构体系中，专业结构直接与社会经济结构挂钩。

专业结构反映的是一个高校各个专业门类之间的构成比例关系，包括专业之间纵向及横向的构成比例关系。专业横向层次结构是高校专业内部的横向构成，它是高等教育专业结构的核心（吴国卿，2011）。目前，我国学术界普

遍认为,根据专业口径的大小,专业结构分为三个层次。

第一层次为专业科目大分类,它由大的专业门类组成,如理、工、农、医等,也称专业大类,如医药卫生大类下有临床医学类、医学技术类;第二层次为专业学科的分类,由第一层次的专业分化而成,是中等"口径"的专业,如医学技术类下设有口腔医学技术、卫生检验与检疫技术等,也常称为专业小类;第三层次为专业学科小分类,由第二层次的专业进一步分化而成,如康复治疗技术又分为物理治疗、作业治疗和言语治疗。

高等学校专业结构的设置与调整是一个动态的、不断变化的过程,它随着社会经济的发展而不断发展,适应社会经济环境需求。专业调整既要符合经济社会发展需求,也要符合人才成长规律需求。要满足双重需求,势必有要遵循的原则。其一,随着学校专业设置自主权进一步扩大,建立专业运行机制,如动态调整、进入退出机制、专业质量监控等,显得尤为重要,促进专业的可持续发展。其二,专业结构调整要围绕区域产业结构调整和经济社会发展需求,对接战略性新兴产业,适度前瞻,通过设置专业方向,增强专业柔性。其三,专业结构优化要通过强化专业集群打造,优化专业教学资源配置来实现。

二、专业目录调整

随着经济社会形态变化,衍生出许多新的行业和岗位。2013 年 6 月,教育部印发《关于开展高等职业学校专业目录修订的通知》,启动高等职业学校专业目录修订工作。2014 年 7 月,发布《高职高专专业目录(修订一稿)》公开征求意见。与现行专业目录相比,专业大类维持 19 个不变,顺序和名称有所调整;专业类由原来的 78 个增加到 95 个;专业由原来的 1170 个减少到 709 个(其中保留 297 个,新增 60 个,取消 130 个,更名 146 个,合并 206 个),同时增设了 651 个专业方向。《高职高专专业目录(修订一稿)》共收到反馈意见和建议 1100 余条。2014 年 12 月,教育部发布《高职高专专业目录(修订二稿)》公开征求意见。2015 年 11 月,教育部正式颁布《普通高等学校高等职业教育(专科)专业设置管理办法》和《普通高等学校高等职业教育(专科)专业目录(2015 年)》。具体就医药卫生大类和健康服务类专业而言,通过对 2004 年版、修订一稿、修订二稿和 2015 年版的比较,可以看出健康服务类社会需求和人们认识过程的变化。从内容上,《高职高专专业目录(修订一稿)》中,将原"卫生医药大类"名称调整为"健康服务大类";《高职高专专业目录(修订二稿)》中,将"健康服务大类"名称改为"医药卫生大类",增设"健康管理与促进"专业类。而正式发布的《普通高等学校高等职业教育(专科)专业目录(2015

年)》,确定了《高职高专专业目录(修订二稿)》的提法,在医药卫生大类中,增设健康管理与促进类。内容的调整变化反映了从政府、教育行政部门到行业,再到学校,对大健康观念和对发展健康管理与促进类相关专业的认识和认同的过程。在组织形式上,反映了政府、行业、学校多方治理,专业目录的修订工作成立了综合组和行业专家组。综合组由教育部行业职业教育教学指导委员会工作办公室、行业组织、企事业单位、科研机构以及院校等单位专家组成,主要负责从宏观层面解决整体设计优化问题,提出修订原则。行业专家组由各行指委及专业分委会专家组成,主要从中观层面,负责形成本行业(专业类)相关专业调整方案,负责制定专业简介、专业教学标准等。

《国务院关于促进健康服务业发展的若干意见》规定,健康服务业以维护和促进人民群众身心健康为目标,主要包括医疗服务、健康管理与促进、健康保险以及相关服务,涉及药品、医疗器械、保健用品、保健食品、健身产品等支撑产业,覆盖面广,产业链长。可见,在国家层面上界定的健康服务业有3种:医疗服务业、健康管理与促进服务、健康保险以及相关服务。健康管理与促进服务是健康服务业的主体之一,包括个性化健康检测评估、亚健康管理、公共营养管理等,其职能是对个体(群体)健康进行检测、分析、评估,对不健康的生活方式等进行干预,防止(减少)疾病发生(殷仲义,2015)。其核心是健康的维护与促进。从健康服务对象来看,既包括患病人群,也包括健康、亚健康人群;从健康服务过程来看,涵盖了疾病预防、健康管理、疾病治疗、健康维护、养老服务等全过程;从健康服务内容来看,既包括生理健康,也包括精神、心理健康;从健康服务方式来看,既包括直接为人群提供的服务,也包括促进健康服务技术的服务(祁义霞,2015)。

对健康服务业内涵的界定不仅厘清了大众的认识,而且符合健康的内涵、医学科学发展趋势和最终目的。健康服务业的发展,既需要临床、护理人才,也需要养生保健、康复人才;既需要药品、康复器械生产研发人才,也需要各类经营管理人才,如健康保险人才、医药信息技术人才(储全根,2015),这些认识的逐渐统一,促进了健康服务类专业结构的丰富、合理和完善。

三、健康服务类专业调整的特征

(一)专业设置与社会需求紧密结合

作为与社会经济互动最为密切的教育形式,高职院校的专业设置必然要与社会需求紧密结合,优化调整专业结构。新兴健康服务类专业的建设发展更要紧密结合地区实际,立足于学校的办学属性,为区域经济发展需要服务。

(二)加强交叉学科、新兴学科类专业建设

学科是专业建设的基础,新兴产业相关专业建设成效很大程度上取决于交叉学科的建设。随着社会经济的快速发展,社会分工越来越细,科学技术发展迅速,新兴学科不断涌现。新兴健康服务产业,在高校学科上体现为多学科交叉性。因此,在健康服务类专业调整、结构优化过程中,也应充分考虑专业的综合性和交叉性,充分考虑与新兴学科、新的技术领域对接,设立交叉专业和新兴学科类的专业,引领和催生行业发展。

(三)建立专业结构调整联动机制

健康服务业覆盖面广、产业链长,涉及多个部门,健康服务类专业建设应建立由政府部门、行业、教育评估中介机构和高校参与的联动机制。其中,由政府相关部门制订专业结构调整规划,以社会经济发展为导向,以专业发展的动态平衡为准绳,按照高等学校的不同层次和属性,实现分类指导和分层次调控(缪楠,2012);行业充分发挥指导作用,整合行业内教育资源,引导和鼓励本行业企业开展校企合作;教育评估中介机构一般由本专业和行业领域内权威专家组成,对专业建设情况进行评估、认证和鉴定,其结果作为学校调整办学、优化人才培养质量的重要参考依据;高校在政府部门、行业指导下,按照学校办学定位和特色资源,自主设置专业。

四、学校实践

就宁波卫生职业技术学院的实践而言,学校根据区域卫生事业和健康服务产业需求,积极与行业需求对接,坚持"调整、发展、建设"的方针,在区域行业指导委员会、学校专业指导委员会指导下,调整改造老专业,积极拓展专业方向,合理开设新专业,建立服务于"卫生健康双领域"的专业体系。通过研究与实践推动了健康管理与促进专业类的产生。宁波卫生职业技术学院的专业设置及专业方向见表5.1。

表 5.1　宁波卫生职业技术学院的专业设置及专业方向

所属学院	专业	开设年份	专业方向	备注
护理学院	护理	2001	临床护理	
			社区护理	
			老年护理	
			美容护理	
			康复护理	
			中医护理	
			口腔护理	
			涉外护理	
	涉外护理	2012	不设方向	暂停招生
	护理(老年护理方向)	2013	不设方向	
	助产	2006	不设方向	
医学技术学院	医学检验技术	2001	临床检验技术	
			病理检验技术	
	口腔医学技术	2001	口腔工艺技术	
			口腔治疗技术	
	康复治疗技术	2005	物理治疗	
			作业治疗	
			康复保健	
	卫生检验与检疫技术	2008	生物检验与检疫	
			食品检验	
			环境检验	
	言语听觉康复技术	2012	言语康复	
			听力康复	
	老年保健与管理	2016	老年保健与管理	

续表

所属学院	专业	开设年份	专业方向	备注
健康服务与管理学院	公共卫生管理	2006	公共卫生服务	暂停招生
			食品卫生与安全	
	卫生信息管理	2006	卫生信息与事务管理	暂停招生
			信息系统维护与管理	
	健康管理	2013	健康管理服务	
			健康管理服务营销	
	医疗美容技术	2007	医疗美容咨询	
			美容保健技术	
	医学营养	2006	临床营养	
			公共保健营养	
	幼儿保育（幼儿发展与健康管理）	2012	幼儿保教	
			早教育婴	
	家政服务	2013	家政服务与管理	
			养老服务与管理	
	美容美体艺术	2016	美容美体艺术	

　　十九大报告中明确提出"实施健康中国战略,为人民群众提供全方位全周期健康服务"。"健康中国战略"是国家在新时代做出的重要战略决策,是人口老龄化和民众生活质量日益提高的必然要求,事关人的全面发展和社会全面进步。就宁波卫生职业技术学院的实践而言,学校充分发挥医学教育教学资源优势,主动与政府、行业、企业需求对接,坚持"调整、发展、建设"的方针,在区域行业指导委员会、学校专业指导委员会指导下,调整改造老专业,积极拓展专业方向,合理开设新专业,构建覆盖全方位全生命周期的健康服务专业体系。

　　1.调整改造传统相关医学类专业

　　通过设置专业方向,对医疗美容技术、口腔医学技术、医学营养等专业进行改造,使其专业定位更加清晰,初始岗位更加明确。目前,学校已招生的每个专业开设2个及以上专业方向,一个面向卫生行业,一个面向健康服务产业。15个招生专业,共开设34个专业方向。

2.合理设置健康服务类专业

依托医学教育优势,积极拓展健康服务类专业。2011年,学校通过调研,结合卫生事业和健康服务产业发展要求,确定了言语听觉康复技术、涉外护理、幼儿保育三个专业的人才培养目标,设计了相应的课程体系,并制定了课程标准,获教育部批准于2012年开始在全国招生。其中,幼儿保育专业的开办,被《中国教育报》等50多家媒体竞相报道。

3.积极开辟健康养老新领域

根据经济发展趋势和社会需求,学校积极举办老年护理、健康管理、家政服务等新兴健康服务类专业。2015年,学校根据区域经济发展和人才需求状况,积极筹办老年保健与管理等专业。

4.构建全方位和全生命周期的专业体系

对接"健康社会、健康生活、健康环境、健康照护",覆盖"从出生到幼儿到成人到老年",动态构建适应区域卫生事业和健康服务业发展所需的、全方位和全生命周期的专业体系(见图5.1和图5.2)。

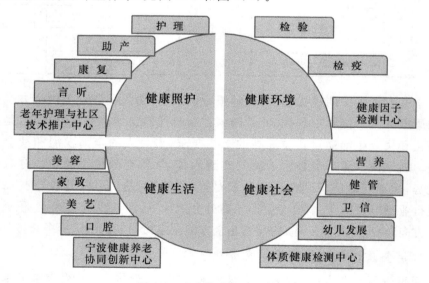

图5.1 全方位专业建设体系

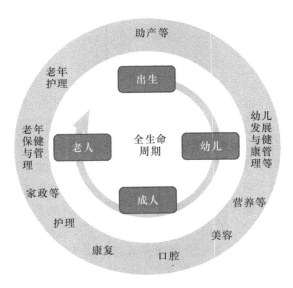

图 5.2 全生命周期专业建设体系

第三节 多方协同治理提升专业内涵

所谓内涵,指的是事物的本质属性之和。在发展形态上主要表现为事物内在属性,如规模、结构、质量等。关于专业内涵建设,不同学者从不同的视角予以解读,詹先明(2010)认为,专业内涵建设内容丰富,专业定位与人才培养模式是目标方向,课程建设是核心,师资队伍建设是关键,实习实训基地建设是保障,教学组织与管理是基础,此外,还包括人才管理、社会服务和特色创新等要素。张剑等(2013)认为,专业内涵建设应以提高人才培养质量为首要任务、以职业能力培养为本位、以基于工作过程的课程体系开发为基本要求、以坚持工学结合为根本途径、以形成性考评体系为保障。总而言之,专业内涵建设是一项复杂的工程。其内涵特征为:建设阶段性和过程性、实践性强、主体多元性、专业特色性。专业内涵建设的最终目标是专业建设水平和专业人才培养质量的提升,其核心要素包括了人才培养模式、教学资源(包括课程、教材等)、实训基地、师资队伍以及社会服务等。

一、人才培养模式改革

(一)人才培养目标

人才培养模式,指的是学校为学生建构的知识、能力、素质结构,以及实现这种结构的方式。其核心是要解决培养什么样的人,怎样培养人的问题。按照人才分类结构,学界较为认同学术型人才、工程型人才、技术型人才和技能型人才四类。教育部门对高职人才培养模式改革的宏观指导历来是清晰的,2004年,《教育部关于以就业为导向,深化高等职业教育改革的若干意见》提出,要"加大人才培养模式的改革力度,坚持培养面向生产、建设、管理、服务第一线需要的'下得去、留得住、用得上',实践能力强、具有良好职业道德的高技能人才";2006年,《教育部关于全面提高高等职业教育教学质量的若干意见》进一步将"高技能人才"定义为"高素质技能型专门人才",并要求"加强素质教育,强化职业道德""培养出一批高素质的技能性人才";2014年,国务院《关于加快发展现代职业教育的决定》,进一步明确了高职人才培养的方式是"密切产学研合作",服务面向对象是"服务区域发展的技术技能人才"。

(二)现代学徒制

从宏观上看,现代学徒制是一种社会制度,其作为产教融合的基本制度载体,已成为国际职业教育发展的基本趋势,并与主导模式达成共识。而从微观上看,现代学徒制又是一种人才培养模式。从人才培养模式来看,现代学徒制将学校本位的知识理论学习与企业本位的技能学习相结合,强调学校和企业共同承担培养责任,在工学结合上发挥最大优势。从教学过程来看,现代学徒制实现"做中学、学中做"教学目标,在解决理论与实践脱节,知识与能力割裂等问题上发挥最大优势。同时,现代学徒制是职业技能和职业精神培养的有效载体,在传授岗位特殊知识技能、解决实际工作情景中的应急处理能力上发挥了很大的优势。

1. 我国开展现代学徒制典型模式

2014年5月,国务院颁布《关于加快发展现代职业教育的决定》,将现代学徒制列为推进人才培养模式创新的重要举措,现代学徒制工作上升为国家层面的教育战略。2015年1月,《教育部关于开展现代学徒制试点工作的通知》正式启动了国家级现代学徒制试点工作,同年8月,教育部遴选165家现代学徒制试点单位,其中包括17个试点地区,8家试点企业,100所试点高职院校和 27 所试点中职院校。随着国家现代学徒制的推进,各省市也相继出台有关政策推进地方试点,广东、山东等 6 个省印发实施意见;浙江、江苏等 4 个省下发试点通知;嘉兴、佛山等 15 个地区联合发展和改革委员会、财政部等部门,下发实施意见。现代学徒制的国家、省(市区)以及院校三级,地区、行业、企业、学校四个层面的试点体系基本形成。

从我国现代学徒制办学主体上看,有以下几种(范家柱,2017)。①院校—企业合作模式。由院校与单一企业合作开展的现代学徒制模式。②院校—园区合作模式。由院校与产业园区或工业园区合作开展的现代学徒制模式,依托产业园区或工业园区力量,开展合作。③院校—行业合作模式。由院校与行业协会合作开展的现代学徒制模式,依托行业协会平台,行业内企业与职业院校开展合作。④院校—集团合作模式。由众多院校与企业或职教集团合作开展的现代学徒制模式,依托企业或职教集团平台,集团内企业与院校开展合作。⑤院校—联盟合作模式。由众多职业院校与行业企业组建的职教联盟开展的现代学徒制模式,依托职教联盟平台,联盟企业与院校开展合作。

2.广东省现代学徒制实践

全国各地正在逐渐推进现代学徒制,广东省表现较为突出,从政策设计到组织机构再到院校试点,有一条非常完整的路径。2015 年和 2016 年分别出台《广东省人民政府关于创建现代职业教育综合改革试点省的意见》和《广东省教育厅、广东省经济和信息化委员会、广东省财政厅、广东省人力资源社会保障局关于大力开展职业教育现代学徒制试点工作的若干意见》;由广东省教育评估院牵头,组建广东省高职教育现代学徒制工作指导委员会;进行理论研究、政策咨询,对试点工作进行指导、培训、监督与质量控制;在 19 所院校、51个专业中,以自主招生的形式,开展试点工作。

3.健康服务类专业现代学徒制实践

2016 年,宁波卫生职业技术学院成功申报"健康服务类专业现代学徒制人才培养试点"项目,并被列入浙江省现代学徒制试点单位。有针对性地探索在政策瓶颈无法突破的前提下,学校层面如何完成顶层制度设计与引导措施,选择科学的实践策略,制订切实可行的实施方案,构建有效的保障机制。

制订《宁波卫生职业技术学院现代学徒制试点工作方案》,明确其建设内容为探索建立校企共同招生机制、校企共同制订人才培养方案、校企共建专业课程与实践基地、校企共建双导师队伍、建立与现代学徒制相适应的管理与考核评价机制。根据校企合作基础好、岗位技能要求高的特点,遴选护理、言语听觉与康复技术、老年保健与管理 3 个专业为首批试点。其中,护理专业与宁波市医疗中心李惠利医院等临床学院,言语听觉康复技术专业与泰亿格康复服务科技有限公司,老年保健与管理专业与学校附属博美康复护理院签订协议,制订完成三个专业的"现代学徒制专业人才培养方案"。

校企共同制订人才培养方案。各专业以职业岗位需求为目标,通过调研,会同行业专家论证,确定适应职业岗位需求的人才培养方案。共同分析专业岗位,确定人才培养目标及人才培养规格;共同分析岗位工作任务与职业能力,确定专业核心能力。

校企共同开发课程。在分析职业岗位任务和工作过程的基础上,共同制订基于工作过程的课程标准及相应实习实训标准,共同开发和建设理论与实践一体的项目化课程。

校企共同完成教学任务。以工作任务为主线,通过工学交替的教学途径,形成"课堂单项实训—校内仿真实训—教学见习—毕业(顶岗)实习"的实践教学链,有利于学生形成良好的职业素养和熟练的专业技能。

校企共同完成学生学习评价。学生顶岗实习阶段的考核由校内指导教师和校外实习单位共同完成,实习成绩根据顶岗实习教学计划要求及学生的实习表现、现场操作、实习单位评价等考核因素综合评定。

二、教学资源

(一)课程教材建设

任何专业的学习目标只有通过课程内容的有效设置才能实现。目标指向清晰的职业教育,是课程内容设置的首要前提,必须满足职业岗位的需求。职业岗位的工作内容是通过职业标准来体现的。职业标准成为职业教育课程体系构建、课程内容选择最基本的依据,课程内容与职业标准对接也成为职业教育课程建设最基本的要求。这里的职业标准既包括与国家职业标准对接(主要以《国家职业分类大典》为依据),又包括与发达国家职业标准对接。课程建设要融入职业要素,其重要任务是分析职业任务、职业能力。

1."平台＋模块"的课程体系

宁波卫生职业技术学院根据区域卫生行业和现代健康服务业需求及技术领域和职业岗位(群)任职要求,构建"两平台＋多模块"的课程体系,在保证人才培养基本规格的前提下,突出专业特色。"两平台"由思政与公共素质课程教育平台、职业能力素质课程教育平台组成,保证了人才培养的基本规格;"多模块"由体现专业岗位方向特色的课程组成,实现了不同专业岗位方向人才分流培养,满足社会人才市场需求变化与学生个性化培养的要求。

建立"职业导向、融入专业"的思政与公共素质课程教育平台。从符合职业要求、体现岗位特点、培养学生职业素养出发,来确定教学内容。如体育课围绕不同专业学生的"职业体能"需求,采用"基础＋选项＋职业体能"的教学体系;大学英语课程在医疗美容技术等专业实施"语言基础知识及技能＋职业语言＋国际语言人文素养"的教学体系;开发健康人文、现代健康服务、人体结构与功能、基本救护技术等五门课程。

建立"能力贯穿、素质渗透"的职业能力素质课程平台。按工作岗位任务职业能力要求确定课程内容,按照任务驱动、项目导向等完成专业教学内容的整合。通过"一体化教学""项目化课程"形式,全面培养学生的职业意识、学习能力、沟通能力等综合职业素养。如康复治疗技术专业根据岗位核心能力要求,将项目化课程临床疾病康复重构为成人神经疾病康复治疗、骨骼肌肉疾病康复治疗、儿童神经疾病康复治疗和其他疾病康复治疗。建立突显"专业特色、学生个性"的"模块"课程。依据行业发展,各专业都开设了专业方向。根据美容产业发展需求,医疗美容技术专业开设了医疗美容、美容保健两个专业方向,医疗美容方向的专业开设临床美容实用技术、院内感染等课程,美容保健方向的专业开设美容院经营与管理、化妆技术等课程,满足市场需求和学生个性发展要求。

2.精品在线开放课程

近年来,随着信息技术的快速发展,大规模在线开放课程等新型在线开放课程和学习平台在世界范围迅速兴起,拓展了教学时空,增强了教学吸引力,同时也倒逼教学内容、方法、模式和教学管理体制机制进行变革。2015年,教育部出台《关于加强高等学校在线开放课程建设应用与管理的意见》,提出要"建设一批以大规模在线开放课程为代表、课程应用与教学服务相融通的优质在线开放课程"。2017年,教育部办公厅启动国家精品在线开放课程认定工作,共490门课程被认定为国家精品在线开放课程。其中,专科高等职业教育课程22门,健康服务类11门。

具有代表性的在线课程平台有爱课程(中国大学MOOC)、人卫慕课、智慧树、好大学在线等。爱课程(中国大学MOOC)是教育部、财政部于"十二五"期间启动实施的"高等学校本科教学质量与教学改革工程"支持建设的一个高等教育课程资源共享平台,也是国内注册用户数最多的中文MOOC学习平台。人卫慕课即中国医学教育慕课联盟官方平台,该平台是全球唯一医学专业慕课平台,提供医药学垂直领域专业慕课与公开课服务。人卫慕课有 21 门课程被认定为国家精品在线开放课程,其中包括宁波卫生职业技术学院主持的课程基本救护技术。

3.教材建设

教材建设是提高职业教育人才培养质量的关键环节。《教育部关于"十一五"职业教育教材建设的若干意见》和《教育部关于"十二五"职业教育教材建设的若干意见》都强调要"开发一批反映产业升级和结构调整对技能型人才新要求、体现职业教育课程改革新理念的教材";强调"教材内容与职业标准对接,职教特色鲜明;教材呈现形式多样,配套资源开发充足"。在内容选择上,要注重吸收行业发展的新知识、新技术、新工艺、新方法,对接职业标准和岗位要求,丰富实践教学内容;在呈现形式上,要注重运用现代信息技术,使教材更加生活化、情景化、动态化、形象化,并且积极开发配套补充资源;在编写团队上,要注重产教结合,行业一线专家、专业带头人跨领域跨区域合作。

宁波卫生职业技术学院组织开展"岗位胜任力"系列教材建设。"岗位胜任力"系列教材针对学生将来的职业岗位或岗位群,突出"强能力""重应用"特色,将提高本专业领域实际工作的职业技能和培养职业精神高度融合。在结构上,注重结合行业发展,行业(职业)标准要求,规范组织教材,形成先进的教材结构;结构体系设计科学合理,符合人才培养方案要求。在内容上,充分反映相关专业或学科的新发展、新要求,注重理论教学、案例教学和实践教学的结合;注重在继承经典教材优势的基础上体现学校专业、课程特色;体现现代高职教材立体化、信息化、国际化的趋势,辅以多层次的教学资源如助教课件、素材库、助学课件、试题库及相应的教学软件。

(二)专业教学资源建设

2010 年,教育部启动高等职业教育专业教学资源库建设。旨在"选择与国家产业规划及社会经济发展联系紧密、布点量大的专业,建设代表国家水平、具有高等职业教育特色的标志性、共享型专业教学资源库并推广使用"。首批启动了数控技术、护理、眼视光技术等 11 个项目。截至 2017 年,共立项专业教学资源库 97 个,带动了 1000 余个校级专业教学资源库建设。

宁波卫生职业技术学院联合金华职业技术学院、全国卫生职业教育教学指导委员会,共同建设国家级"康复治疗技术专业教学资源库"。该资源库以"系统整体设计、信息技术支撑、开放运行管理、即时动态更新"的原则,建设具有在线学习、辅教教学、培训认证、资讯交流和科普宣传等多重功能的教学资源库和应用体系。它的主要任务是为学生自主学习、就业、终身教育服务；为教师课程开发、课程教学、知识更新服务；为康复治疗从业人员继续教育、技术交流服务；为康复患者及家属康复医疗保健信息咨询服务；为实现教师教育教学改革实践、学生在线自主学习、康复治疗师业务素质提升、社会民众康复知识和技术普及服务。

三、实训基地建设

职业教育和普通教育的重要区别在于职业教育是"跨界"的教育，职业教育的这种跨界，至少包括两个区域，一是学校课堂的理论学习区域，二是学生实习实训车间、企业生产岗位等区域。通过校企协同，实现校内基地职场化，仿真职场环境；实现校外基地课堂化，承担相应的教学任务。学生在"两化"基地中，通过仿真实训、生产性实训、顶岗实习、工学交替等多种方式，逐步强化操作技能，熟悉本行业先进的设备、技术路线和生产工艺，实现教学过程对接生产过程。

2005年，教育部、财政部联合推进中央财政支持的职业教育实训基地建设项目。通过中央财政专项资金，在全国引导奖励、支持建设一批能够资源共享，集教学、培训、职业技能鉴定和技术服务为一体的职业教育实训基地。要求能积极培养区域社会急需的技能型短缺人才；在加强校企合作等方面有突破、有创新；特别是在开展社会培训、下岗职工再就业培训、农村劳动力转移培训等方面有显著成绩。根据教育部发布的《2016年全国高等职业院校适应社会需求能力评估报告》，高等职业院校的校内实践教学基地超过5.6万个，校均45个，形成了校内实践教学"做中学、学中做"的特色，推动了专业教学改革，促进了学生实践能力的培养，获得国家职业资格证书的学生比例超过50.0%，获行业和龙头企业颁发的职业资格证书的学生比例达31.2%。

宁波卫生职业技术学院实施"校内基地职场化和校外基地课堂化"建设。学校投入近3000万元对校内实训中心进行职场化改造，建成了以医学为背景，集卫生技术和健康服务工作项目实训、技能培训鉴定和社会服务于一体的校内职场化实训基地。截至2015年，学校内实训基地开展的各类实验（实训）总项目达1532项，平均每年承担学生实验（实训）155万人时数，对外承担培训4.5万人时数。与行业影响力较大的医院合作成立临床学院，与相关龙头企业合作成立校企合作共同体。在临床学院建立临床教研室，承担学生实习、见习实践教学任务。顶岗实习学生需经过顶岗实习前考核（考核小组由实习单位和学校教师共同组成）、核心岗位轮转与转岗考核、实习结束综合考试等三个程序考核。学校和企业（医院）共同制订顶岗实习方案，实施共同教育、共同管理、共同训练、共同考核的教学模式。

金华职业技术学院开展"校内基地生产化"和"校外基地教学化"建设。"校内基地生产化"，即按照工厂化、车间式进行布局的同时，引进企业设备或生产线，按照企业管理制度、工艺流程、生产设备和生产规程开展生产性实训，积极承担生产任务或参与对外技术服务，不断提高设备利用率，增强实训的效果，使学生在真实或仿真的生产环境中提高技能，积累经验，提高素质，从而缩短工作适应期。"校外基地教学化"，即建立具有教学功能的示范性校外基地，将部分课程带到基地，由双方教师组织教学，从而实现教学与训练、训练与生产的有机结合。

四、"双师型"教师队伍建设

"双师型"教师是高职教育教师队伍建设的特色和重点，大力加强"双师型"教师队伍建设，已经成为社会和教育界的共同呼声。截至 2016 年年底。全国"双师型"教师占专任教师比例达到 52.0%。企业兼职教师总量达 15.9 万人，智能制造、信息技术等一批行业技术升级较快的专业重视发挥兼职教师作用，专业点兼职教师授课总量占专业课学时总量的 25.0% 以上。

宁波卫生职业技术学院实施专、兼职教师一体化管理。结合专业建设和发展实际，聘请行业和医院的专业人才和实践能手充实教师队伍，将兼职教师纳入学校整体师资队伍建设中，依托校企合作共同体，组建教学团队。

"同聘用"。出台《校外兼职教师管理办法》和《校外兼职教师管理办法实施细则》，对聘用资格做出明确要求。兼职教师也实行试讲制，并建立业务档案。出台《教学科研基层组织管理办法》，由专、兼职教师共同组建专业、教研室或实验（训）中心团队。

"同培养"。搭建教学和培训平台，从校、院、专业教研室三个层面组织开展以高职教育理念、教学方法等为主要内容的培训，着力实现兼职教师教学化。选派优秀兼职教师与校内骨干教师同赴港参加"职教能力提升研修班"；并定期开展兼职教师临床教学工作研讨会，共同研究落实临床实习教学；每年举办临床带教老师学习班，进行临床教学培训；共同举办专业技能竞赛。

"同考核"。对承担教学任务的兼职教师按学期考核，主要考核教学任务时数、教学质量和学生满意度等；对指导学生顶岗实习的兼职教师按学年考核，主要考核指导教师的指导内容、指导方法和指导效果等。建立兼职教师资源库，并将考核结果作为续聘依据。

"同奖励"。对兼职教师在教学科研奖励等方面与专任教师同等对待,并开展校内兼职教师优秀课堂教学奖和实践教学优秀指导教师等的专项评比活动,调动教学积极性。

五、社会服务能力培养

教育系统主要包括普通教育、继续教育与职业教育三大类型,而职业教育是承载终身学习最主要的教育形式。职业教育不仅包括职前的学校教育,即入职前的技术技能型人才培养,还包括组织内部员工的各种在职培训与进修,以及社会个体的各种非学历教育与培训。

宁波卫生职业技术学院一方面积极整合资源,搭建培训平台,依托卫生部职业技能鉴定指导中心宁波分中心,建立校内职业技能鉴定中心,对护理员、口腔修复工、保健按摩师等 6 个工种、17 个等级进行职业技能鉴定。依托宁波家政学院、宁波老年照护与管理学院,整合护理学、营养学、康复学、家政学、老年学等多个学科,开展家政、养老相关人才培训。另一方面积极开展培训,充分整合护理、康复治疗技术、健康管理专业优势教育教学资源,逐渐建立国家、省、市三级培训体系,政校行企共同建立培训基地,开设了健康管理师培训、养老护理员培训、按摩师培训、浙江省社区护士岗位培训等项目。2013—2016 年,共培训健康服务类专业人才近 3 万人。

六、促进专业自治

在专业治理过程中,从政府与学校的关系上看,学校主要的角色变化是走向"自治";而从学校与教师、社会的关系上看,学校的角色是与其他主体一起对学校进行"共治"。基层学术组织和专业学生社团都是高校自治的元素。

(一)学基层术组织

高校基层学术组织是以学科和专业为基础的学术组织,依据学科结构进行细分。所隶属的学科不同,基层学术组织的具体目标和任务也不同。高校学科和专业的基本支点是高校基层学术组织(杨明,2010)。之所以说高校是以专业为基础,原因在于两个方面,其一,学科和专业是高校的基本组成要素。《中华人民共和国高等教育法》规定,大学必须设立三个及以上国家规定的学科门类为主要学科。其二,学科和专业是高校的基本单位,对高职院校而言,专业是学校开展人才培养、科学研究、社会服务的基本单位。以专业为依托,以学科背景为纽带团队是高职院校最基本的基层学术组织。

基层学术组织的治理模式因高校定位不同而有差异,研究型大学以学科为中心,教授起主导作用,行会模式的特点更凸显,教师对学科的忠诚高于对院校的忠诚;教学型大学以院校为中心,行政人员和学生起主导作用,科层模式的特点更突出,教师对院校的忠诚和依赖高于对学科的忠诚和依赖(周光礼,2014)。

激活基层学术组织的活力是高等教育治理现代化的目的和归宿。以宁波卫生职业技术学院为例,为推进健康服务相关研究和技术应用推广,自2013年开始,先后成立了现代健康服务技术推广中心、健康服务研究所、宁波健康养老协同创新中心。现代健康服务技术推广中心负责学校现代健康服务相关研究工作,并承接浙江省家政教育联盟宁波分中心的相关任务。健康服务研究所成立了四个研究室,主要开展健康养老服务模式、健康养老发展政策与管理、健康养老标准与产品研发、健康养老队伍专业化等研究。宁波健康养老协同创新中心聚焦健康养老,积极开展健康养老服务人才培养、老年服务技术等的科学研究,养老机构的评估咨询和先进养老服务技术、服务模式的实验推广。

（二）专业学生社团

以专业为背景成立的学生社团,具有专业性、自发性、开放性等特点(雷必成等,2012)。专业学生社团的内在发展规律,决定了其具有其他组织无法替代的作用。专业学生社团将专业渗透到学生社会活动中,使学生的积极性、创造性得以发挥。

具有浓厚职业烙印的专业学生社团是一种培养学生职业技能、熏陶学生职业素养的有效方法。根据专业特性,宁波卫生职业技术学院组建了言语听觉康复技术专业"爱撒无声"、护理专业"爱心天使"、康复治疗技术专业"康复保健协会"等多个学生社团,以充分利用其专业知识和开展社会服务。"情暖夕阳"爱心助老社团、关爱空巢老人志愿服务队、爱心天使志愿队、康复志愿者社区服务队等10余支学生志愿服务队,进入养老机构、社区、医院开展志愿服务活动,共服务1万余人次。"爱心天使"生命关怀志愿服务队获感动宁波高校十大人物、宁波公益人物(团队)、宁波十大慈孝人物。"孝心助老"志愿服务队获宁波市志愿服务20周年突出贡献奖。学生公益创业团队的"常青藤"社区健康服务站项目荣获浙江省第九届"挑战杯"泰嘉大学生创业计划竞赛决赛一等奖。

第四节 多方协同治理优化职业发展环境

影响职业发展的核心要素是制度环境、组织环境、学科发展、职业体系的培育(林卡,2009)。新兴健康服务类专业,由于传统观念并未扭转,大多存在社会认同度不高的情况,这既影响了毕业生的就业选择,也影响了从业人员职业稳定性,不良的职业发展环境大大阻碍了职业专业化发展。

何谓职业发展环境？职业是对人们参与社会分工并获得社会角色的描述,是对不同专门劳动岗位的统称。发展则是一个哲学范畴,指人类所处的现实世界,从低级到高级、从无序到有序、从简单到复杂上升运动的状态。从狭义上讲,职业发展主要指以职务晋升为标志的职业变动,从广义上讲,职业发展则是指人们不断实现职业生涯目标的过程,包括职务变动发展和非职务变动发展。《辞海》对环境的定义为,围绕所辖的区域或围绕人类的外部世界,一般意义上,包括物质环境、社会环境和精神环境。在讨论职业发展的前提下,真正起到决定作用的是社会环境,因此,可以将职业发展环境理解为,影响人们制订、实施职业生涯发展目标的一切因素的总和(卜春梅等,2014)。这些因素既包括内部因素也包括外部因素,外部因素指的是政治、经济、社会文化、地理位置等;外部因素指的是机构或组织内部所提供的资源条件、制度机制、文化氛围等。对健康服务相关从业人员而言,随着社会经济发展,相关部门协力推动,职业准入逐渐清晰、就业政策逐渐优化,岗位吸引力逐渐增强。

一、完善职业准入

职业与专业之间存在密切又复杂的关系。从社会分工、职业分类的角度来看,专业即专门性职业(刘捷,2002)。据《中国大百科全书·社会学》,职业是随着社会分工而出现的,并随着社会分工的稳定发展而构成人们赖以生存的不同的工作方式。职业准入机制,是指根据《劳动法》《职业教育法》有关规定,对从事技术复杂、通用性广,涉及国家财产、人民生命安全和消费者利益的职业(工种)的劳动者,必须经过培训,并取得职业资格证书后方可就业上岗的制度(张晓亮,2011)。

设置科学合理的职业准入制度是促进一个职业科学、健康发展的需要,也是国家实现其行政许可职能的需要,所以职业准入必须要通过国家权力予以认可。国家职业资格证书制度是国际上通行的职业准入方式,它提出了从业者必须具备的职业素质入门的最低要求,从制度层面排除了不具备从业资格者参与职业活动(肖凤翔等,2011),保护了劳动者和消费者的合法权益。职业教育人才培养目标是培养、服务和管理一线的技能型人才,这决定了其培养规格必须符合国家职业准入制度要求。

根据《中华人民共和国劳动法》规定,国家确定职业分类,对规定的职业制定职业技能标准,实行职业资格证书制度。《中华人民共和国职业分类大典》(以下简称《职业分类大典》)则为职业准入提供基本的编制要求。从1999年国家首部《职业分类大典》出版,到2015年最新版发布,职业设置有所减少,而小类职业却有所增加,这反映了随着经济社会的发展,社会分工的科层化趋势更加显著,《职业分类大典》更迭、完善的过程也体现了健康服务类从业人员职业发展环境逐渐优化的过程。

(一)《职业分类大典》的社会不适应性

我国于1988年根据《加拿大职业分类词典》编译出版《职业岗位分类词典》,该词典包含7000多个主要职业名称词条。每个词条明确了从业人员必须具备的职责、考核与提升要求。1999年,我国自主编制出版《职业分类大典》,将我国的职业划分为8个大类,66个中类,413个小类,1838个细类(职业)(陆晓东,2014)。

随着社会分工的逐渐细化、科学技术的飞速发展,职业新岗位不断出现,《职业分类大典》逐渐表现出与社会发展的不适应性。一是,分类标准不统一。对大类、中类、小类、细类不同层次设定了不同分类标准,分类结构的严谨性和分类标准的科学性值得商榷。二是,对从业人员任职资格要求,缺乏准确细致的说明,弱化了职业分类对高等教育、职业教育和职业培训的依据导向。三是,缺乏职业动态跟踪机制。随着经济社会的发展和科学技术的进步,新职业不断涌现,传统职业结构发生变化。虽偶有几次对内容进行增补,但所涉及产业、行业有限(苗月霞,2010)。

(二)《职业分类大典(2015年版)》健康服务元素

2014年,对《职业分类大典》的重新修订工作启动。随着国家对行业管理的进一步加强,新的《职业分类大典》明确了每个职业、工种、岗位所必须具备的专业知识、职业技能和工作能力的基本要求,即"职业资格",职业资格又分为从业资格和执业资格(南瑾等,2011)。可见,《职业分类大典》是推行国家职业资格证书制度、开展职业技能鉴定工作的工具,它的不断完善为各类人才建立了成长通道,引导了职业教育的发展方向。

《普通高等学校高等职业教育(专科)专业目录(2015年)》中的专业设置,遵循专业大类对应产业、专业类对应行业、专业对应职业岗位群(技术领域)的原则,突出职业性和高等教育属性。专业划分根据职业岗位群、技术业务领域同一性,主要参考依据为《国民经济行业分类》和《国家职业分类大典》,同时兼顾学科。具体到健康管理与促进类而言,2014年4月,国家统计局发布《健康服务业分类(试行)》;2015年8月,国家颁布《中华人民共和国职业分类大典(2015年版)》,为健康管理与促进类专业划分提供了依据。根据《健康服务业分类(试行)》,健康管理与健康促进类是在传统医疗卫生服务基础上,对服务对象、服务过程、服务内容、服务方式等方面拓展、衍生而成。其包括健康体检、健康管理等健康服务产业链前端产业,指向预防疾病、维护健康;同时,其涵盖体育健身、医学美容等产业链后端产业,指向更高层次健康服务需求(祁义霞等,2016)。

二、强化招生就业政策引导

高校毕业生就业政策应该包含经济学意义上的维持劳动力市场供需平衡的宏观经济调控政策,也应该包含高等教育学意义上的如何使人才培养满足现实需要的相关措施(周光礼,2014)。从管理部门角度来看,主要考虑就业政策如何起到积极效果,从高校角度来看,主要考虑专业结构设置、人才培养模式如何能提升人才培养与社会需求契合度。为鼓励大中专院校毕业生从事老年服务相关工作,增强养老相关岗位吸引力,教育部、民政部等九个部门出台《关于加快推进养老服务业人才培养的意见》,明确提出,有关部门要将符合条件的高校和中等职业学校毕业生纳入现行就业服务和就业政策扶持范围,按规定落实相关优惠政策。浙江省、宁波市根据区域实际,积极出台激励政策。

一是实行入职奖补。浙江省出台《浙江省社会养老服务促进条例》,这也是国内首部由地方人民代表大会通过的社会养老服务地方性法规,其明确规定:2013—2015年,凡入职浙江省各类养老服务机构的毕业生,入职满5年的,财政给予一次性奖补。其中,本科生奖补4.0万元/人,专科(高职)生2.6万元/人,中等职业技术学校的毕业生奖补2.1万元/人。宁波市民政局、财政局、教育局、人社局联合下发《宁波市老年服务与管理类专业毕业生到养老机构入职奖补办法》,入职宁波市养老机构(纳入事业单位正式编制的除外),直接从事养老服务、康复护理和管理等工作,并持有人力社保部门颁发的养老护理职业资格证书的全日制相关专业毕业生将获得奖补,标准为:本科毕业生奖补 4.0 万元/人,大专毕业生奖补 2.6 万元/人,中专(含职高)毕业生奖补 2.1 万元/人。奖补时限从签订劳动合同之日起计算,分五年按比例实施补助,第 1 年至第 5 年奖补比例分别为 10%、15%、20%、25%、30%。

二是实行培训补贴。将养老护理员列入宁波市统筹区域紧缺职业(工种)高技能人才岗位补贴目录,养老机构可前往人力资源和社会保障部门为符合条件的具有技师、高级技师职称的养老护理员申请补贴。在宁波市养老服务机构从事养老护理工作的人员,每年可享受一次培训补贴。参加初次职业技能鉴定并取得国家职业资格证的,可享受一次性鉴定补贴。

三是推行特殊岗位津贴。对公办和非营利性民办养老服务机构中取得职业资格证书的护理人员,按照初级、中级、高级、技师的不同等级,分别给予每人每月 100 元、150 元、200 元、250 元的特殊岗位津贴。

第六章 健康服务类专业建设多方协同治理模式展望

教育治理的核心是决策权力的分配问题,即谁具有教育决策的权力以及通过什么样的程序进行决策(李迎果,2012)。治理体系和治理能力是教育治理的两个主要构成要素。治理体系是一个有机、协调、动态和整体的制度运行系统(俞可平,2014)。治理能力则是制度执行能力。治理体系与治理能力组成一个有机整体,是同一过程中相辅相成的两个方面。

专业是一个生态系统,与专业发展有关的各个要素是这个生态系统内的生态因子。专业建设的过程,就是专业建设内部要素与外部环境进行信息流、物质流、人员交流和相互作用的过程。专业治理就是要通过建立专业治理体系,提高专业治理能力,使专业这个生态系统,与外部物质、能量和信息交换,使整个生态系统达到更合理的结构,发挥更高效的功能,取得更好的生态效益。

第一节 专业治理现代化

北京教育科学研究院副院长、北京师范大学教授褚宏启,山东省教育厅副厅长张志勇等专家认为,必须采取"确权""分权""放权""让权"等四个重大举措,科学配置教育行政权力,建立完整的公共教育权力制衡机制;建立权力边界清晰、权责匹配、相互制约、执行有力、接受监督的国家公共教育行政权力配置机制是建立现代教育治理体系的关键所在(易鑫,2014)。同样,有学者认为,职业教育治理的现代化首先应关注的是治理主体及其关系问题(蓝洁,2014)。在专业建设领域,专业治理的现实困境,反映的同样也是各参与主体的关系问题,尝试通过构建专业政府、行业、企业、高校、社会多方主体参与,权责明确,高度协同的专业治理体系,提升专业治理能力。

一、治理体系现代化

(一)教育治理体系现代化

治理是一种趋势,意味着需要调整国家与社会之间的关系,在调整的过程中,政府之外的力量得到高度重视,国家的中心地位在一定程度上被国家社会和市场的新组合代替(唐春等,2014)。治理体系现代化不是要建立一种新的体系来代替现行的办学和管理组织及其体系,而是改善现有体系,这是一种功能补救(唐春等,2014)。治理体系建设是在高等教育办学和管理体制改革中提出的课题,在宏观层面,建立政府宏观管理、中央和地方合理分治、社会组织和公民参与治理的体系;在微观层面,建立高校政治权力、行政权力、专业权力和社会参与共同治理的体系(别敦荣,2015)。

(二)专业治理体系现代化

专业治理体系现代化主要是厘清专业各治理主体之间的关系,建立各主体之间利益调整与分配机制。建立专业治理体系需要做好顶层设计,需要构建一个具有包容性、开放性的治理主体结构框架和治理规则体系框架,明确具体规定参与治理的主体、参与治理的事项以及参与程度(储宏启,2014)。在职业教育领域,为推进专业治理体系现代化,《职业教育法》的完善、国家资格框架的构建、专业设置自主权的下放以及专业认证的推进是不可或缺的考量要素。

1.完善《职业教育法》

虽然《职业教育法》已经实行多年,但是近10年来,我国的社会结构、经济结构和产业结构已经发生了很大的变化,相应的法律却没有及时调整,对职业教育发展的指导作用明显不足,尤其对校企合作缺乏有效的指导。职业教育的培养目标明确为"高素质劳动者和技术技能人才",并要求职业学校毕业生的能力与企业岗位要求的能力标准是"零距离"。这决定了职业教育人才既需具备必要的理论知识,又需具备很强的动手能力,还要有创新创业意识和能力,这些单靠课堂无法完成,单靠职业学校也无法实现,只有在真实的职业环境中,在实际的生产过程中才能习得。因此,职业教育人才培养的主体必须既有高校的参与,又有行业企业的参与;职业教育人才培养的过程也必须与生产过程对接。然而,目前企业承担人才培养责任缺乏法律约束,企业承担人才培养任务缺乏成本分摊,导致企业从客观到主观,参与人才培养的积极性都不高。2016年,十二届全国人大常委会第十九次会议完成对《职业教育法》修订草案的起草,进一步明确了职业教育的法律地位、体系架构、基本制度、条件保障、统筹协调等关键问题,推动一批深度参与职业教育的"教育型企业"发展,深化产教融合、校企合作。《完善职业教育法》,从立法层面明确企业育人的主体地位、社会责任,以及财税补贴方面保障企业的合法权益,是建立现代专业治理体系的关键环节。

2.建立国家资格框架

遑论前文所提到的德国、美国、英国和澳大利亚等职业教育先进国家,职业教育国家资格框架在发达国家普遍实施。"适应经济发展、实现中高职协调发展、体现终身教育理念"是现代职业教育体系的显著特点,国家资格框架有助于不同种类、不同阶段教育转换,有助于促进劳动者流动,实现纵向衔接、横向沟通,因而,建立国家资格框架是发展职业教育,构建现代职业教育体系的必然要求。国内对于国家资格框架的研究最早出现在20世纪80年代初,《国家中长期教育改革和发展纲要(2010—2020年)》明确要搭建终身学习的立交桥,促进各级各类教育纵向衔接、横向沟通,实现不同类型学习成果的互认和衔接,但国家资格框架实施运行的核心制度并未出台。

2016年10月,国务院印发《关于激发重点群体活力带动城乡居民增收的实施意见》,提出建立职业资格与职称、学历比照认定制度,国家资格框架再次引发广泛讨论与关注。2014年2月和2016年11月,姜大源分别在《中国青年报》和《光明日报》撰文"应有大视野:建立国家资格框架""职业教育应有突破建立国家资格框架",指出,建立国家资格框架,整合教育和培训等各类证书、资格标准,从而实现等值、互认,是现代职业教育体系建设在机制运行上具有战略意义的选项,职业教育要以国家资格框架为基准建立与普通教育学历(包括本科及以上)等值的职业教育(包括职业培训)的分级制度。

课程的衔接、设计、组织与安排是现代职业教育体系的核心问题;而国家资格框架体系却是课程衔接设计的基本依据。国家资格框架的核心是学历资格证书和职业资格证书的相互衔接、有机转换,其层次结构要规范各级各类教育、培训的内容和标准。专家研究认为,国家资格框架应该由三个部分构成:其一,各类教育证书,既包括教育部门管辖的职业院校、普通高校,也包括人社部门管辖的技工学校、技师学院颁发的相关证书;其二,技能等级证书,由人力资源和社会保障部门颁发的各种职业资格证书;其三,由专业相关部委或行业、企业,以及社会教育与培训机构颁发的各类职业培训证书,一般为针对特定的行业或企业的,专业性强的职业资格证书或技能等级证书。

3. 专业设置自主权

专业是高职院校实现其教育功能的重要载体,拥有专业设置自主权是其开展科学研究的根本要求,也是其实现社会服务功能的必然选择。专业设置权既具有权利的政治属性,也具有知识的学术属性,还具有市场导向的社会属性(张玥,2014)。专业设置权需要政府宏观监督评估,其运行始末都需要政府行政力量参与,因而具有政治属性;专业设置权实质是对专业知识的选择权利,是学术衍生权,因而具有学术属性;专业设置权必须以市场需求为向导,因而具有社会属性。

专业设置自主权下放,是政府与学校实现治理的共同指向。在宏观层面是政府转变职能的体现,是满足社会经济发展,适应区域产业发展,实现人才供需平衡的需要;在微观层面是学校办学自主权的进一步实现,是学校调整专业结构的必然要求,是培养区域紧缺人才的迫切需要,也是学校提升办学能力的本质要求。随着教育体制改革的进一步深化落实,高校专业设置自主权下放是大势所趋。

专业设置自主权下放,教育行政部门要加强宏观规划和监督评估。建立专业质量标准体系,规范专业领域人才培养基本要求。建立专业设置预警机制,加强宏观规划,对布局不合理、办学质量低下的专业建立退出机制;重视新设专业点的教学质量监测,对新设专业进行年度检查。加强社会监督,建立健全高校、省级教育主管部门和教育部三级专业设置专家评议和监督组织。高校要主动对接区域经济社会发展需要,设置和调整专业,增强专业社会适应性。

4. 专业认证

专业认证作为一种高等教育质量保障活动最早始于美国,在医学领域中实施。专业认证制度通过专业协会的介入、能力标准体系的形成以及专业教育院系与专业协会的合作等共同来完成对专业人才培养的质量保障(卢晶等,2009)。专业认证主要是对执业责任重大、社会通用性强、事关公共利益的一些专业性的学科去开展实施,如健康护理包括医药、卫生、工程、法律、师范等。

专业认证在发达国家开展得比较早,已经有一套比较成熟的专业认证制度。标准的制订及实施认证过程,都体现了一种政府、社会、公民等多种主体共同参与高校治理活动的制度安排,即通过共负责任、共同管理等形式整合不同领域的力量,形成协作网络,共同促进高等教育的发展。随着国际政治、经济、文化方面的交流日益增多,国际性的劳动力市场和人才市场逐步形成。专业认证制度已经成为市场准入制度的重要基础和前提之一。随着国际化程度日益加深,专业资格的相互承认都是建立在专业认证制度互相承认的基础之上的。由英国、美国、澳大利亚、加拿大、爱尔兰、新西兰6个国家中负责全国工程专业教育认证的组织酝酿发起,并于1989年9月正式签约生效的《华盛顿协议》,就是从专业认证的相互承认入手的。相互承认的核心内容是认证的可比较性和专业教育的等效性。

美国作为专业认证制度的起源地,近年来专业认证机构基本维持在45个左右,经其认证的专业性教学计划已远超20000个。在我国,对高等教育专业认证的研究于20世纪80年代中期伴随高等教育评估研究的开展逐步发展起来。2013年6月,在韩国首尔召开的国际工程联盟大会上,《华盛顿协议》全会一致通过接纳我国为该协议签约成员。按照协议规定,只有正式成员的认证方案才具备实质等效性,才能享受注册工程国际互认的权利,这也是我国工程人才走向"国际"的门槛。目前,在我国主要有工程教育认证、临床医学认证。2017年9月,教育部教师工作司发布《关于征求对〈普通高等学校师范类专业认证办法〉及三类认证标准意见的函的通知》,启动对师范类专业开展专业认证。专业认证具有以产出为导向、以学生为中心和持续改进三大基本理念,反映了现今国际高等教育发展的趋势,促使高校建立基于学习成果的人才培养体系,也是"一流高校、一流学科"建设的重要抓手。

二、治理能力现代化

(一)教育治理能力现代化

治理能力和治理体系之间是功能与结构的关系,软件与硬件的关系(高小平,2014)。治理体系是结构,治理能力则是治理体系的外显功能。治理体系中每个个体的治理能力都影响着整体治理能力,所以参与治理的多方主体,无论从整体层面还是个体层面,都需要提升治理能力。治理能力现代化就是要把治理体系的体制和机制转化为一种能力,发挥其功能,提高公共治理能力(唐春等,2014)。教育治理能力现代化至少应包括教育理念、管理体制、办学模式以及评价机制的现代化,具体表现为:树立既符合中国历史文化传统又与全球高等教育发展趋势相吻合的教育理念;改变传统的教育单向、垂直管理机制,强调治理多方主体相互协作的能力,即政府、高校、行业、社会之间高度协同,有机结合;高校提升自身内部管理水平,建立完善自我约束机制;社会、第三方机构对教育进行公平公正的评价,公开监督。

治理能力有自治和他治两个维度。对他治而言,主要是在政策环境层面;

对自治而言,教育治理有两类治理主体:一类是治理组织,另一类是治理组织的构成人员(周晓菲,2013)。在治理组织层面,治理能力现代化的重点为,根据教育现代化的要求,明确并落实各种治理组织的职责权限、运行规范、活动准则,以及与相关政府部门和高校党政领导及职能部门相互作用的方法;在治理人员层面,其人员来自政府部门、行业、高校、社会团体等,不同人员根据不同岗位要求有差异。

(二)专业治理能力现代化

专业治理能力现代化是指参与专业治理的主体所具有的达成治理目的的能力。对政府而言,要创造良好的多方合作的条件和政策。对行业企业来讲,一方面要提升自身参与教育、参与教学的能力;另一方面,在制订行业发展规划的时候应该将人才规划纳入其中,积极承担社会责任。对学校来讲,要培育专业核心竞争力,提升自身服务社会能力。对社会组织而言,要不断优化完善专业性,充分发挥第三方专业组织机构的评估、监督作用。

1. 出台校企合作激励政策

对于在校企合作实施过程中,涉及的学生安全、成果分配及学生顶岗实习待遇等问题,以及校企合作企业在信贷、税收等方面的政策优惠等问题,政府尚缺乏明确的倾斜政策和鼓励性措施,从而使其成为校企合作的瓶颈问题。在教育治理体系中,政府的主要作用,就是要为多方合作创造良好的政策环境。校企合作涉及的是多主体、跨部门、多领域的问题,首先需要的是在国家层面进行顶层设计,统筹设计政策。

借鉴国外的成功经验,我国应尽快建立完善有利于推动校企合作可持续发展的政策法规,并制定相应的实施细则。一是法律明确企业职业教育重要主体的作用,规定企业必须履行校企合作义务,要明确校企双方在合作培养人才中各自的地位作用、权利义务。同时,运用金融支持、税收减免等手段,对通过资质审核的企业参与职业教育给予政策优惠,如税收减免、贴息贷款、财政补贴等。二是在行业内部制定相关政策和措施,支持企业与职业院校联合培养人才。如企业人才培训基地、企业教育培训资金可获优先支持。

2. 增强行业指导能力

行业、协会具有庞大的组织机构和较高的组织化程度。行业参与和指导职业教育的能力、水平、力度是国家职业教育发展水平的重要标志。德国由行业组织制定的"职业培训条例",全国统一执行,是企业进行培训的基本依据。

行业组织负责培训标准的制定和考核的实施。加拿大法律不仅明确规定了政府、行业企业、职业院校在职业教育中所应承担的责任和义务，同时明确行业协会的职责之一是对学生企业实践成绩进行鉴定。

行业组织要努力提高自身的指导和服务能力，履行行业指导职责，发挥行业组织在政府、企业、院校中的桥梁纽带作用，做好服务和指导工作，深化产教融合，推动校企合作。建立专业设置情况、人才培养情况、就业状况信息资源库，通过定期发布各专业人才培养规模、变化趋势和供求状况等信息，为优化专业布局和调整人才培养结构提供信息服务和决策建议。分级成立由政府、行业企业和学校参加的行业指导委员会或专业教学委员会。通过定期组织召开不同层次机构的联席会议，加强政府、学校、行业和企业之间的沟通，促进信息的流通和交换。行业企业在制订产业发展规划时，应将行业产业人才培养规划作为产业发展规划的重要内容，并将信息主动公开给高职院校，为高职院校专业的动态调整提供参考。

现代学徒制的实施要充分发挥行业作用。发挥行业统筹规划，建立推行现代学徒制的专门机构，加强行业协调。国际经验表明，企业学徒制培养需要法律体系的支撑，明确学徒的学生和职工双重身份及其对应的职责权利。广东省已将现代学徒制写进《广东省职业教育条例》（以下简称《条例》）。《条例》通过广东省第十三届人民代表大会常务委员会第三次会议公布，于2018年9月1日实施。明确"县级以上人民政府应当引导职业学校、行业组织和企业开展现代学徒制和企业新型学徒制培养，明确学校、企业和学生三方的权利和义务。"《条例》的颁布明确了行业企业责任，为现代学徒制的实施提供法律保障。

3.建立专业动态调整机制

通过省、市级教育行政部门教学工作业绩考核常态化，引导职业院校主动对接区域产业布局、战略需求，优化调整专业结构，重点面向优势产业及潜力产业发展所需专业。及时发布专业设置预警信息，控制、减少社会需求不足的专业；实施退出机制。综合运用人才培养质量考核结果，停办与学校发展功能定位、区域及产业发展要求不相适应的专业。

专业评估是评价和衡量专业办学水平的有效工具。建立不同层面的专业评估机制。行政主管部门的专业评估机制主要观测点为专业人才培养与产业发展的适配程度、专业发展的竞争力和可持续发展能力等。校内自主专业评估的主要观测点为专业定位与人才培养规格、专业服务区域贡献度、用人单位对专业的满意度、毕业生满意度等。通过专业评估，有效检验学校教学资源的配置合理度、学生发展与专业建设的吻合度、专业建设与区域市场需求的契合度等,专业评估信息源为专业动态调整机制的建立提供决策依据。

4.建设健康服务类专业集群

专业群是将一个或多个办学实力强、就业率高的重点建设专业作为核心专业,是由若干个工程对象相同、技术领域相近或专业学科基础相近的相关专业组成的一个集合。专业群治理平衡专业群内各专业关系,形成合理结构,实现最大化集约发展。

教育行政主管部门要以优势专业群为抓手,引导职业院校围绕区域特色产业和新兴战略性产业,形成与产业深度融合的专业体系。职业院校有效整合分配优势的教育教学资源、行业资源,集中人力、物力发展特色专业集群。统筹规划考虑课程体系与教学内容、实验实训条件、专业群建设和运行机制等,带动和辐射其他专业建设。

从产业发展趋势看,2013年,国务院发布《关于促进健康服务业发展的若干意见》《关于加快发展养老服务业的若干意见》,健康服务业迎来快速发展提升的机遇。2015年11月,党的十八届五中全会公报提出,推进健康中国建设,"健康中国"上升为国家战略。"十三五"期间围绕大健康、大卫生和大医学的医疗健康产业的市场规模有望突破十万亿元。在健康中国战略背景下,"新健康经济"内涵将孵化并日益加深,整个医疗卫生行业以及大健康产业将进入蓬勃发展期,医疗保健、传统医药、医疗器械、健康保险、养老产业及互联网医疗等将率先受益。

从人才需求来看,2013年,国务院发布的《关于促进健康服务业发展的若干意见》《关于加快发展养老服务业的若干意见》明确指出,健康服务产业集群发展,形成内涵丰富、结构合理健康服务业体系,需要大量护士、养老护理员、药剂师、营养师、育婴师、按摩师、康复治疗师、健康管理师、健身教练、社会体育指导员等从业人员提供人才支撑。同时提出,全面发展中医药医疗保健服务,提升中医健康服务能力,推广科学规范的中医保健知识及产品。区域应加速发展与"生命健康产业"相吻合的特色专业群,积极谋划和培育新兴健康服务类和公共管理与服务类专业增长点,对接健康服务产业链,建立专业集群。

5.加强专业第三方评价

专业认证和专业评估都属于专业评价。专业评估是依据一定的评估标准,对专业的教育质量进行价值判断,通常由教育行政部门组织进行。而专业认证则是对密切关系公众安全、健康、生命财产等的专业(如医药卫生、工程、律师等)进行认证或评价,通常由专业性认证机构根据认证标准开展。专业认证属于专业的第三方评价,因其认证主体的独立性、认证标准的专业性、外部评价的客观公正性而日益应用广泛。

相比之下,传统的专业人才培养质量评价机制由教育主管部门实施,而第三方评价因为评价主体相对独立,评价主体与评价对象无直接利益关系,其评价结果更具公信力。专业人才培养质量第三方评价承担着检验高职教育开展水平、检查职业教育目标的落实状况以及度量专业设置与经济社会发展需求符合度的基本使命(汪功明等,2013)。第三方评价更强调人才培养过程及人才培养质量的社会属性,促进了专业建设与社会经济发展的契合度,是检验专业社会适应性的重要手段。

在第三方评价过程中,专业化社会组织发挥了积极的作用,除了针对高职院校学生就业情况发布年报以外,还关注了人才培养的全过程,如政策引导、信息服务、建立预警机制和评价体系等。如果说在计划经济体制下,专业目录的颁布与修订较好地满足了政府行政部门的直接控制,那么在市场经济体制下,专业目录的简单修补已经无法适应快速发展的社会经济的需要。专业学科管理的变革方向应该是从指令性和计划性向指导性和服务性转变,从目录向分类系统转变。

第二节　"互联网＋"与专业治理

知识发展的高度分化与综合、现代信息技术的普及、利益相关者研究素养的提升,为知识生产机构的异质合作提供了可能(曹东云等,2014),所以知识化与智能化、信息化与自动化、社会结构与经济结构变化成为现代社会的基本特征。随着全球新一轮工业革命——工业4.0的兴起及我国工业化和信息化的深度融合,我国亟待构建中国特色的职业教育体系,以培养数以亿计的高素质劳动者和技术技能人才。

"互联网＋"时代,由于跨界融合,人才需求发生变化,其表现出三个明显特征:一是学科背景强调交叉性,学科专业领域知识和技能储备跨度更大;二是更加突出创新创业意识和能力的培养;三是强调突出鲜明个人化特点。教育治理体系现代化和治理能力现代化,要探索教育治理体系和治理能力能否有效满足工业社会或后工业社会教育管理主体的权责关系及其对教育体系运行的需求,教育治理体系运行技术手段的先进性和智能化如何,能否实现教育治理的知识化和智能化等。

一、"互联网＋"与互联网思维

2014 年 8 月,习近平总书记主持召开中央全面深化改革小组第四次会议并发表重要讲话,指出"强化互联网思维,打造一批具有竞争力的新兴主流媒体"。第十二届全国人民代表大会第三次会议上的《政府工作报告》首次提出了"'互联网＋'行动计划",这意味着"互联网＋"已正式被纳入国家政策的顶层设计,成为促进经济社会各领域融合创新的重要战略,以助力国家培育更多新兴产业和新兴业态,形成新的经济增长点。

互联网思维是在移动互联网、大数据、云计算等科技不断发展的背景下,对市场、对用户、对产品、对企业价值链,乃至对整个商业生态进行重新审视的思考方式(周鸿祎,2014)。它是一种全新的思维模式,是我们在云计算、大数据、移动互联网等背景下思考企业发展、产品创新、营销推广、传播信息、创造价值的过程。

"互联网＋"的概念就是利用信息通信技术以及互联网平台,促进互联网与传统行业之间的深度融合,创造新的发展生态(李致群,2014)。当下,互联网对经济社会各领域产生的影响越来越大,已成为人类重要的信息媒介、发展空间和社会形态,改变了生产方式和生活方式。由于生产和生活方式的改变,互联网对传统的社会治理也形成了极大的冲击。如何运用互联网思维引导信息化与工业化、产业化的深度融合,鼓励跨领域、跨行业的合作和创新,跨政府部门、跨区域的协作和创新,成为治理现代化的关键问题。

二、"互联网＋"与教育治理

从治理工具角度来看,互联网思维"开放、平等、协作、分享"的属性,及"便捷、参与、数据思维、用户体验"的特征,转变了传统的政策调研和观点式决策方法,建立了以大数据为助力支撑的现代教育治理模式,是破解治理难题的有效途径之一。

关于"互联网＋"在教育领域的应用,很大程度上被解读为教育信息化和智慧校园、数字校园,关注的焦点主要在教学理念、教学手段和教学评价上。在新型教育生态中,人才培养要与生产生活方式变革、社会公共服务多样化需求保持同步。

新时代的人才培养应该关注思维能力。随着经济发展升级、产业发展转型调整,对相关从业人员的素质结构要求也会随之变化。要培养互联网思维,树立"用户意识",关注"用户体验"。重视工匠精神培养。新理念、新工具可以改变课堂的呈现方式,但关键技术的培养和传承必须要融入生产实际、现场实践,注重职业精神的培养、精益求精的专注。重视创新意识和创业能力培养。互联网时代,大量创业平台涌现、创业门槛降低,创新精神、创业意识和创新创业能力应作为评价人才培养质量的重要指标。

三、"互联网＋"与专业治理

在"互联网＋"背景下,推进产教深度融合,促进学校与产业之间的深度融合,要借助互联网所具有的时间泛在、空间泛在和主体泛在等特性,要充分利用云计算和大数据处理等信息技术,改变当前校企合作中信息不对称、信息传递效率低等状况,促进职业院校快捷挖掘企业和社会需求,迅速应对市场变化,及时、科学调整专业及课程体系设置;同时,提供可定制的个性化教育服务,最大限度满足企业对现代职业教育及人才培养的需要(堵有进,2017)。构建专业围绕产业动态调整机制,用信息化改造传统专业,建设交叉融合专业,试点新专业。

(一)建设大数据平台

近年来,随着信息技术的高速发展与普及,种类多(variety)、增长迅速(velocity),且体量庞大(volume)的信息都在实时地产生并被记录。这种借助大数据库与大数据的科学化政策有明显优势(陈霜叶等,2014):一是聚焦于政策对象的微观层面,将原本模糊的教育活动通过数据逐步清晰地描述出来;二是政策反馈过程更迅速,符合当下信息流动的时代特点;三是大数据的预测视野更广阔。

发达国家通过长期的数据统计和积累,形成了较为完善的职业教育基本信息数据系统,为国家教育决策的定量分析提供了有力的支撑。如澳大利亚开发的职业教育关键绩效考核系统,制定了关键考核准则,明确了考核措施,并形成了一整套基于产出和结果的职业教育信息管理体系。该系统可以收集、报告有关职业教育活动的信息,准确了解和评估政策效果。而德国《职业教育(年度)报告》的对象包括职业教育和继续教育,内容不仅包括基础的统计数据,还包括对研究项目的广泛分析,这为德国职业教育发展未来预期提供了全面、系统的信息。

目前,关于专业建设,我国从 2010 年开始启用专业建设与职业发展管理平台,由于高等职业教育的区域性、职业性和开放性等,现有数据仍然难以全面、真实、整体地反映高等职业院校专业建设和学生职业发展的现状,无法反映生均支出与产出效益的关系,尤其是无法反映行业企业对职业教育的参与度与满意度。全国职业院校专业设置管理与公共信息服务平台,仅提供专业设置查询服务,专业招生计划、招生人数、就业状况等信息无法查询。

网络平台由于具有开放、共享、实用、即时等特征,为整合校企合作各方主体的分散资源,为信息的交流与共享提供了便利。通过以区域为单位搭建的由政府部门牵头,相关院校、行业企业为主体,信息资源共享互通的联盟,学校可以实时追踪毕业生就业信息,掌握行业企业的用人需求;行业企业可以及时了解高职院校人才培养状况,发布用人信息;建立专业信息数据库,教育行政部门可以判断专业建设发展水平,建立专业结构预警调整机制;掌握区域内行业企业、学生对高职教育的参与度与满意度,了解职业教育对区域经济社会发展的贡献度;掌握不同地区的生均办学成本,为制订教育投入预算和相关政策提供依据。

数据大平台的使用与普及,如学生校外实习的移动互联网平台,保障校外实习质量的实时监控、及时反馈;校企合作网络平台,除了信息收集、项目管理外,同时也为创业就业提供信息,同时也对专业治理模式提出要求。

(二)重新定位人才培养目标

基于互联网技术对行业、产业带来的深刻影响,通过设置新专业、新方向等形式,探索专业领域的拓展;互联网在催生新产业的同时还能进一步推进传统专业的转型升级;业态的革命性变化必然需要教育做出相应的适应性变革。新时代,对人才培养目标的要求就不局限于获取一项专门技能,更注重职业素养、创新精神的培养。人才培养目标应该定位于具备可持续的就业能力和岗位迁移能力,具备基本素质和职业素养的复合人才。

互联网作为一种服务性工具,由于泛在性,使行业界限不断模糊,发展空间迅速拓展,为分工协作创造了良好的条件。对人才的培养要求是,既熟悉技术业务流程,又掌握信息技术,还拥有网络平台开发与管理的复合型人才。因此,"互联网+"背景下的专业人才培养不能局限在单一的工作岗位,要培养岗位迁徙能力。在课程体系的解构与重构过程中,要打破原有课程结构体系和课程边界,借鉴互联网平台使人才培养走进工作场所,融入工作场景(南旭光等,2016)。要以岗位群为依据,构建"基础课共享,专业核心课程独立,专业拓展课程互选"的"平台+模块"式课程体系。基础平台课程包括基本的知识、技能和素质,能够夯实学生宽厚的专业基础;核心专业课程紧贴岗位需求,培养学生适应岗位的关键能力;拓展课程满足学生跨学科知识的获取,适应新业态跨界需求(王博,2016)。这既有利于教学建设的相对稳定和不断积累,又能对行业变化做出快速反应,有利于多学科交叉的复合型高素质技术技能人才的培养。

(三)丰富教学资源形态

互联网作为一种现代化教育技术,也被广泛运用于课程建设。通过课程中心、空中教室等数字化资源学习平台,实现教学的开放、互动与共享。目前,以微课、慕课为代表形式的新型教学资源已被广泛应用于教育教学当中。

互联网催生各种新的交往模式和教育形态,而新的教育现象必然要求管理方式实施同步的创新。"互联网+"职业教育的新生态带来了资源形态、教学形态及学校形态的变迁。资源形态从传统的教科书、教案走向数字化教育资源;教学形态从传统的课堂上教师教学生,走向学生课下听课上的释疑,学生主体地位更加突出;学校形态也出现了以慕课为代表的打破围墙的混合式学校形态。

(四)转变教学模式

在"互联网+"背景下,每个人的角色都会发生变化,每个人既是教育的消费者又是教育的生产者。教学模式由教师管理学习者的模式转为学习者管理自己或一部分学习者管理另一部分学习者的模式。

"互联网+"教育模式将信息化与实践教学深度融合,塑造学生探究式的学习环境;通过搭建师资培养、特色建设和就业服务的线上线下相结合的平台,打造"人找人社区"、智慧教室,利用"虚拟社会环境",学生可在校体验岗位实习,通过网上"角色扮演"找到适合自己的岗位。微信平台、各种课程学习App(application)为授课者与学习者搭建了"教与学"互动平台,双方可以通过设置教师工作账户和个人学习账户,通过网络实时地交流与互动,同时自动生成教师业绩档案和学生成长档案,为个人职业生涯规划提供基本材料。

(五)建立虚拟仿真实训

结合智慧校园建设,统一数据标准,在专业综合实验实训教学资源完备的基础上加速各专业综合实验实训室的互通与融合,为技术技能型人才培养搭建良好平台。传统医学课程资源累积受各种条件的限制,网络在线资源满足了学习者学习课程资源的需求,大规模开放在线课程(massive open online courses,MOOCs)越来越多地走进了学校、走进了课堂。虚拟仿真实验室为学生提供了仿真的实验环境,学校尤其是医学类院校建设虚拟仿真实训中心是大势所趋。除了基础医学、临床医学的教学过程使用仿真教学平台,有些院校在考试、实训练习中也应用仿真虚拟技术。当前,医学类专科院校的虚拟仿真实验室建设,切入点主要还是教学资源建设,主要包括临床仿真实验室建设和虚拟实验网络教学系统建设。

(六)开展"健康+"创新创业教育

随着"健康中国"上升为国家战略,健康服务业迎来广阔的发展空间,传统的健康服务与"互联网+"背景下的新型健康服务新业态深度融合。

创新创业教育要全面融入新人才培养方案。围绕"健康+、专业+、实践+",具有学校特色的创业实践品牌,设计阶梯式课程体系,实施类别化创业教育,根据学生专业学习的进程及对创新创业教育的差异化需求,开设创业启蒙班、创业实践班等不同类型的双创教育试点班,满足个性化的学习需求。针对不同专业、行业类别,实施不同的学生创业实践活动,形成科研类、技能类、实践类、竞赛类等四大类别创新创业项目,形成"专业+""互联网+"、公益、电商、综合等五个类别创新创业项目布局。搭建多元化实践育人平台。以大学生创业园区、大学生"创客空间"、开放式创新实验实训平台为平台,探索"园区式"自主创业型、"创客式"岗位创业型、"技能式"岗位创业型等创业实践的培养模式。

(七)探索完善的保障机制

1.建立学习成果认证转换制度

《国家教育事业发展"十三五"规划》对建立学习成果认证、转换制度和国家学分银行提出明确要求。学习成果认证、累积和转换制度是建立人才成长立交桥的最基础性制度。建立课程证书、结业证书、职业资格证书、毕业证书、学位证书等多证书衔接的管理运行框架,对于促进各级各类教育纵向衔接、横向沟通;促进学历教育与非学历教育、正规教育与非正规教育、线上教育与线下教育的相互融合,有着十分重要的作用。

2.建立促进教师应用信息化激励机制

《关于加强高等学校在线开放课程建设应用与管理的意见》要求,高校应切实承担在线开放课程建设应用与管理的主体责任,课程平台建设方应切实承担课程服务和数据安全保障的主体责任。对于所有立项课程,学校均定为校级教改项目,并给予经费支持。课程立项后,学校将配备专业的团队来提供技术支持,对相关老师进行培训、指导,并全程、全方位提供课程建设运行所需的技术保障。建设慕课的老师,在申报各项质量工程项目等方面还都有相应的政策倾斜。探索慕课教学管理,通过慕课促进教学组织方式转变,初步实现学生学习、考核、考试的线上线下结合,增进学生学习效果。开展基于慕课的共享学分认定试点,通过学生在线上观看课件、测验、作业、讨论等的数据评定,以及参与线下翻转课堂教学、考试等的表现综合评定课业成绩,增进教学管理的科学性。探索建立校际教学管理对接机制,鼓励学生跨校选课修读,扩大慕课教学的受益面。不仅要有政策上的经费支持、项目级别支持,更要有技术团队支持。

参考文献

埃贝勒,2010.健康产业的商机[M].王宇芳,译.北京:中国人民大学出版社.

鲍嵘,2004.美国学科专业分类系统 CIP 的特点及其启示[J].比较教育研究(4):1-5.

别敦荣,2015.治理体系和治理能力现代化与高等教育现代化的关系[J].中国高教研究(1):29-33.

卜春梅,卜叶蕾,2014.高校辅导员职业发展环境的内涵和研究意义[J].华北电力大学学报(社会科学版)(6):132-136.

曹东云,谢利民,2014.新课改以来课程与教学研究知识增长方式的探究[J].江西师范大学学报(哲学社会科学版)(3):104-109.

曾冬梅,唐纪良,2008.协同与共生:大学"学科—专业"一体化建设研究与探索[M].北京:北京理工大学出版社.

陈霜叶,孟浏今,张海燕,2014.大数据时代的教育政策证据:以证据为本理念对中国教育治理现代化与决策科学化的启示[J].全球教育展望(2):121-124.

陈振明,政策科学:公共政策分析导论[M].2 版.北京:中国人民大学出版社,2003:260.

程贵妞,2008.行业协会参与职业教育的角色分析[J].教育与职业(6):11-13.

储诚炜,吴一鸣,谭维奇,2014.职业教育联盟框架构建和运行机制实践探索与研究[J].职教论坛(12):21-24.

储全根,2015.人才培养须适应健康服务业发展需求[J].中国中医药报(3):1-3.

楚旋,2010.我国职业教育的治理模式分析[J].职教论坛(7):9-12.

褚宏启,2014.教育治理:以共治求善治[J].教育研究(10):4-7.

褚宏启,2014.自治与共治:教育治理背景下的中小学管理改革[J].中小学管理(11):16-18.

董睿,李全喜,2015.靠什么把产学研拧成一股绳[N].人民日报,2015-2-4.

堵有进,2017."互联网+"背景下高职服务类专业建设的跨界融合——以 S 职业学院为例[J].职教论坛(3):81-84.

杜本峰,2005.健康—人力资本—经济效应[J].经济问题(3):74-76.

范家柱,2017.混合模式:现代学徒制的中国选择[N].中国教育报,2017-4-11.

方蓉,2010.论协同理论在教育领域中的移植[J].黑龙江教育学院学报(2):17-18.

高伟,张燚,聂锐,2009.基于价值链接的高校利益相关者网络结构分析[J].现代大学教育(2):94-100.

高小平,2014.国家治理体系与治理能力现代化的实现路径[J].中国行政管理(1):9.

葛道凯在"全国高职高专校长联席会议 2014 年年会"上的讲话[EB/OL].https://www.wenkuxiazai.com/doc/e6fa86de284ac850ad0242b9-2.html.

葛玲妹,2015.浅谈高职酒店管理专业发展中的问题及对策[J].福建质量管理(12):84-85.

耿洁,2011.职业教育校企合作体制机制研究[D].天津:天津大学.

龚勤林,2004.论产业链构建与城乡统筹发展[J].经济学家(3):121-123.

关晶,石伟平,2010.西方现代学徒制的特征及启示[J].职业技术教育,32(31):77-83.

郭俊朝,2008.中国高等职业教育发展的回顾与展望[J].中国高教研究(2):59-61.

国家统计局.新中国 60 年人口适度增长结构明显改善[EB/OL].(2009-09-11)http://www.gov.cn/gzdt/2009—09/11/content_1415054.htm.

和震,2013.职业教育校企合作中的问题与促进政策分析[J].中国高教研究(1):90-93.

胡赤弟,2004.教育产权与大学制度构建的相关性研究[D].厦门:厦门大学.

胡赤弟,2009.论区域高等教育中学科—专业—产业链的构建[J].教育研究(6):83-88.

胡赤弟,2015.高等教育理论研究的实践价值[J].中国高教研究(1):6-7.

胡赤弟,田玉梅,2010.高等教育利益相关者理论研究的几个问题[J].中国高教研究(6):15-19.

胡子祥 2007.高校利益相关者治理模式初探[J].西南交通大学学报(1):15-19.

黄士力,2011.论教育服务的转型提升[J].教育研究(6):48-51.

黄志良,2017.行业性高职专业建设的关键在哪[N].中国教育报,2017-3-21.

江丰,2009.基于胜任力的护士培养模式研究[D].南昌:南昌大学.

姜大源,2014.学历资格与职业资格应等同,职业教育与普通教育应等值[N].
　　中国青年报.2014-2.

姜大源,2014.应有大视野:建立国家资格框架——关于建立现代职业教育体
　　系的建议(上)[N].中国青年报,2014-2-10.

姜大源,2016.职业教育应有突破建立国家资格框架[N].光明日报,2016-11-15.

焦笑南,2012.美国、英国、澳大利亚的大学治理及对我们的启示[J].中国高教
　　研究(1):51-53.

兰小云,2013.行业高职院校校企合作机制研究[D].上海:华东师范大学.

蓝洁,2014.职业教育治理体系与治理能力现代化的框架[J].中国职业技术教
　　育(20):9-13.

雷必成,王韬,2012.浅议电气信息类专业学生社团的建设与发展[J].中国电
　　力教育(11):130-132.

李超玲,钟洪,2008.基于问卷调查的大学利益相关者分类实证研究[J].高教
　　探索(3):31-34.

李进,2014.中国很缺健康管理师　相关人才缺口近2000万[N].生命时报,
　　2014-9-12.

李福华,2007.利益相关者理论与大学管理体制创新[J].教育研究(7):36-39.

李福华,2008.大学治理与大学管理:概念辨析与边界确定[J].北京师范大学
　　学报(社会科学版)(4):19-25.

李卉群,2012.人才培养如何融入产业发展——来自日本的经验及启示[J].人
　　民论坛(7).

李峻,陈鹤鸣,颜晓红,2015.权力博弈与价值嬗变:我国高校专业设置政策演
　　变的双重逻辑[J].现代教育管理(5):60-64.

李龙,贾让成,2014.长三角健康产业发展对策研究[J].卫生经济研究(12).

李铭辉,2014.新兴产业发展背景下的职业教育改革[J].教育与职业(29):
　　17-19.

李迎果,2012.国家促进高等学校毕业生就业政策的理论与实践研究[D].昆
　　明:云南大学.

李玉静,2013.职业教育的专业化:内涵及策略[J].职业技术教育(31):1-1.

李玉静,古峥,2014.国际职业教育治理的理念与实践策略[J].职业技术教育

（31）:78-83.

李玉梅,陈国裕,2007.依靠科技推进医疗卫生改革发展[N].学习时报,2007-10-08.

李志长,2014.德国高等职业教育专业建设研究及启示[J].继续教育研究(2):141-142.

李致群,2014.基于互联网思维实现政府治理能力现代化的思考[J].领导科学(33):7-9.

林卡,2009.论中国社会工作职业化发展的社会环境及其面临的问题[J].社会科学（4）:62-70.

林涛,2013.基于协同学理论的高校协同创新机理研究[J].研究生教育研究(2):9-12.

刘纯姣,1996.学校家庭协同教育构想[J].怀化师专学报(3):328-330.

刘贵富,赵英才,2006.产业链:内涵、特性及其表现形式[J].财经理论与实践(3).

刘红岩,2015.职业教育的成就、问题与对策[J].宏观经济管理(10):63-66.

刘剑虹,秦启光,2013.政府协调机制:我国区域高等教育治理的重要课题[J].国家教育行政学院学报(5):10-14.

刘捷,2002.专业化:挑战21世纪的教师[M].北京:教育科学出版社.

刘伟忠,2012.我国协同治理理论研究的现状与趋向[J].城市问题(5):81-85.

龙献忠,2005.从统治到治理[D].武汉:华中科技大学.

卢洁莹,2010.试析我国高职院校专业建设政策[J].职业技术教育(7):42-45.

卢晶,2008.专业认证制度的治理模式研究[D].天津:天津大学:82.

卢晶,尹贻林.2009.专业认证制度的治理模式研究[J].高教探索(2):54-58.

陆晓东,2014.基于国家职业分类大典的"专业职业系谱"研究[J].职教通讯(21):18-22.

麻宝斌,李辉,2010.协同型政府:治理时代的政府形态[J].吉林大学社会科学学报(4):11-14.

马陆亭,2008.我国高等教育管理体制改革30年——历程、经验与思考[C]//改革开放与中国高等教育——2008年高等教育国际论坛论文汇编:12-17.

马陆亭,2011.制定高等学校章程的意义、内容和原则[J].高校教育管理(5):1-6.

马庆发,2011."十二五"职业教育发展方略八大关键词[J].职教通讯(3):1-6.

米斯克尔,2007.教育管理学:理论·研究·实践[M].范国睿,等,译,北京:教育科学出版社:237

苗月霞，于欣，蔡学军，2010.关于完善我国《职业分类大典》的建议[J].人事天地(20):36-67.

缪楠，2012.天津市属高校本科专业结构优化研究[D].天津:天津大学.

南国农，2006.成功协同教育的四大支柱[J].开放教育研究(5):9-10.

南瑾，包务业，2011.从《大典》修订看卫生行业职业分类[J].中国卫生人才(3):62-63.

南旭光，张培，2016."互联网+"时代职业教育的价值取向与实现路径[J].教育与职业(8):8-12.

宁滨，2017.以专业认证为抓手推动"双一流"建设[J].中国高等教育(Z1):24-25.

潘海生，张宇，2007.利益相关者与现代大学治理结构的构建[J].教育评论(1):15-17.

祁义霞，2015.宁波健康服务业专业化发展的路径研究[J].中国农村卫生事业管理，35(10):1233-1235.

祁义霞，任光圆，董晓欣，2016.健康管理与促进类专业设置的研究与实践[J].中华医学教育杂志(4):506-508.

秦启光，2013.区域高等教育治理中的政府协调机制研究:省、市政府间关系的视角[D].宁波:宁波大学.

璩鑫圭等，1991.中国近代教育史资料汇编·学制演变[M].上海:上海教育出版社.

任光圆，贾让成，祁义霞，2014.大健康背景下卫生类高职院校办学定位及发展战略研究[J].中国大学教学(11):1-3.

萨缪尔森，诺德豪斯，2013.经济学[M]，萧琛，译.北京:商务印书馆.

申海进，2014.医药卫生类高职高专院校发展现状及思考——以江浙地区为例[J].职业教育研究(9):5-7.

宋朝霞，2013.技能型人力资本积累路径初探[J].高教探索(6):144-148.

苏金福，2010.福建省普通高校专业结构与产业发展的适应性分析[J].福建论坛(社科教育版)(12):100-102.

孙云志，2014."有限主导　合作共治":高职院校治理模式的新路径[J].教育发展研究(13):67-71.

唐春，唐建华，2014.教育治理体系和治理能力现代化研究[J].重庆电子工程职业学院学报(5):83-85.

陶军明，庞学光，2016.职业教育治理:从单维管理到多元共治[J].中国职业技术教育(21):18-24.

童卫军,范怡瑜,2012.行业企业参与职业教育运行模式研究[J].教育发展研究(11):25-28.

汪功明,杜兰萍,姚道如,2013.高职院校专业人才培养质量第三方评价研究[J].巢湖学院学报(5):160-164.

王保华,张婕,2007.重新划分高等教育管理阶段:范式的视角[J].教育研究(10):29-32.

王博,2016.以专业建设为抓手提升高职院校核心竞争力[J].中国职业技术教育(5):5-9.

王育飞,孟赵,唐军栋,2011.医疗卫生人才需求趋势调查报告[J].出国与就业(6):15-17.

魏海苓,孙远雷,2006.论治理视野下的教育行政管理体制改革[J].辽宁教育研究(6):29-31.

吴国卿,2011.战略性新兴产业背景下安徽高等学校专业结构调整研究[D].合肥:安徽农业大学.

吴晓隽,高汝熹,2008.发展健康服务业——新时期上海支柱产业营造的必然选择[J].城市(12):29-33.

夏天阳,1997.各国高等教育评估[M].上海:上海科学技术文献出版社.

夏征农,1999.辞海(中册)[M].上海:上海辞书出版社.

肖凤翔,所静,2011.职业及其对教育的规定性[J].天津大学学报(社会科学版)(5):435-440.

邢晖,2014.职教体制改革,行至水深处[N].中国教育报,2014-3-17.

邢晖,2014.职业教育管理实务参考[M].北京:学苑出版社,2014:124-141.

徐敦楷,2008.顶层设计理念与高校的科学发展[J].中国高等教育(22):11-13.

徐国庆,2017.我国职业教育现代学徒制构建中的关键问题[J].华东师范大学学报(教育科学版)(1):30-38.

许文静,张晓,2015.从管理到治理:高职专业动态调整机制建构——基于中美比较的视角[J].职教论坛(28):40-44.

闫俊凤,2014.我国行业特色高校发展战略研究[D].徐州:中国矿业大学.

杨海江,2009.中国健康服务业展望[EB/OL].(2009-10-19).http://www.globrand.com/2009/284674.shtml.

杨亮,2011.市场手段作用于区域教育共同体资源配置过程中存在的问题分析[J].教育与职业(9):169-170.

杨明,2010.论中国高校基层学术组织创新的问题和对策[J].浙江大学学报

（人文社会科学版），40（7）：58-70.

杨银付，2016."互联网+"时代的教育改革与创新[J]. 教育研究（6）：4-6.

姚建莉，张晓庆，2015. 浙江企业扎堆大健康五年打造万亿级产业[N]. 21世纪经济报道，2015-8-12.

易鑫，2014. 聚焦：如何推进教育治理体系和治理能力现代化[N]. 中国教育报，2014-3.

殷仲义，2015. 目前最迫切最需要加快发展的健康服务业是健康管理与促进[EB/OL].［2015-12-12］. http://www. chinareform. org. cn/people/Y/yinzhongyi/Article/201509/t. n483690126. shtml.

余英华，2011. 关于高校发展战略性新兴产业相关专业的思考[J]. 中国大学教学（3）：43-45.

俞可平，1999. 治理和善治引论[J]. 马克思主义与现实（5）：37-40.

俞可平，2014. 推进国家治理体系和治理能力现代化[J]. 前线（1）：5-8.

詹光明，2010. 高职院校专业建设内涵及其策略[J]. 职业技术教育，31（4）：37-41.

张恒，2001. 公共选择理论的政府失灵说及其对我国政府改革的启示[J]. 广西社会科学（4）：125-128.

张建，2014. 教育治理体系的现代化：标准、困境及路径[J]. 教育发展研究，9：27-33.

张剑，于久光，2013. 高职专业建设：内涵、结构及其相关性研究[J]. 北京经济管理职业学院学报，28（1）：67-70.

张萍，王溯，2008. 科学健康观与体育营销健康[J]. 桂林航天工业高等专科学校学报（3）：124-125，128.

张清慧，2009. 基本医疗卫生制度的公共产品属性及供应方式分析[J]. 地方财政研究（11）：11-12，15.

张婷，2015. 健康服务业人才培养有望一体[N]. 中国教育报，2015-7-14.

张旺，2005. 自由与约束：美国高等教育认证中的制约机制[J]. 高等工程教育研究（5）：91-94.

张晓亮，2011. 幼儿教师职业准入制度改革研究[D]. 成都：西南大学.

张玥，2014. 我国高校专业设置自主权及其实现研究[D]. 武汉：武汉理工大学.

赵成，2006. 治理视角下的大学制度研究[D]. 天津：天津大学.

赵辉，2010. 中国高等教育治理模式探析[D]. 济南：山东大学.

赵建峰，2014. 协同育人视角下的高职专业建设研究[J]. 职业教育研究（11）：

26-29.

赵军,2013.职业教育共同体研究[D].上海:华东师范大学.

赵志群,2009.职业教育的工学结合与现代学徒制[J].职教论坛(36):1-1.

郑继伟,马林云,2013.区域视角下的健康发展战略选择——以浙江为例的实证研究[M].北京:科学出版社.

职业教育人才培养要提前嵌入三项"互联网＋"新技能[EB/OL]. http://www.gzedu.org.cnhtmlnewslist/? 2639-0.html.

中国高职发展智库.专业群建设:高职迈向"一流"的必由之路[EB/OL]. http://learning.sohu.com/20170317/.

周光礼,2014.中国高等教育治理现代化:现状、问题与对策[J].中国高教研究(9):16-25.

周光礼,吴越,2009.我国高校专业设置政策六十年回顾与反思——基于历史制度主义的分析[J].高等工程教育研究(9):10-13.

周鸿祎,2014.周鸿祎自述:我的互联网方法论[M].北京:中信出版社.

周建松,2011.高等职业教育的逻辑[M].杭州:浙江大学出版社.

周晶,万兴亚,2014.从管理走向治理:区域高等职业教育发展范式转型的路径研究[J].职教论坛(19):44-49.

周晓菲,2013.治理体系和治理能力如何实现现代化——专家解读"全面深化改革的总目标"[N].光明日报,2013-12-4.

朱成良,2014.高等职业学校专业建设的四大要素[J].国家教师科研专项基金科研成果(教育学刊卷):22-23.

祝士明,吴文婕,2014.五个对接:现代职业教育内涵发展的路径选择[J].职教论坛(27):10-13.

邹春霞,李泽伟,2013. 中国养老人才缺口巨大持证养老护理员仅 5 万余人[N].北京青年报,2013-7-15.

左彦鹏,2003.美国社区学院的发展历程及办学经验[J].中国职业技术教育(11):55-58.

CRAMER J,2002. From financial to sustainable profit[J]. Corporate Social Responsibility and Environmental Management(6):99-103.

索　引

后 记

本书为宁波市高等职业教育综合改革试点重点项目"基于行业指导的高等职业教育办学机制研究"的研究成果之一。宁波卫生职业技术学院为该项目的牵头单位,联合在甬其他高校共同推进;贾让成教授为该项目的负责人。

本书研究主体为健康服务类专业建设模式,主要内容由四个部分共六章构成。前面两章对"健康服务类专业建设模式的演进"进行了铺陈;第三章对"健康服务类专业建设多方协同治理模式的建构"进行了比较与论述;第四至第六章对"健康服务类专业建设多方协同治理模式的应用及展望"进行了阐述。其中第一章由贾让成撰写;第二章由李龙撰写;第三章由郭春燕撰写;第四章、第五章由祁义霞撰写;第六章由贾让成撰写。

由于健康服务业尚处于初步发展阶段,产业体系尚不完善,以产业发展为导向的专业建设也相应地处于摸索阶段。针对健康服务类专业多方协同治理的理论研究与实践探索,迄今尚未见系统的论述,希望本书的研究能有抛砖引玉之效,对这一领域做更高水平、更为深入的探讨与研究。

由于编者水平有限,不足和疏漏之处在所难免,欢迎同行和读者提出宝贵意见。